护士操作技巧与常见疾病护理

主编 刘美菊 李梅 魏静 李茂英 刘海芹 冯慧

天津出版传媒集团

天津科学技术出版社

图书在版编目（CIP）数据

护士操作技巧与常见疾病护理 / 刘美菊等主编. --
天津 ：天津科学技术出版社，2023.7
ISBN 978-7-5742-1427-9

Ⅰ．①护… Ⅱ．①刘… Ⅲ．①护理－技术②常见病－
护理 Ⅳ．①R47

中国国家版本馆CIP数据核字(2023)第133223号

护士操作技巧与常见疾病护理
HUSHI CAOZUO JIQIAO YU CHANGJIAN JIBING HULI
责任编辑：梁 旭

出　　版：天津出版传媒集团
　　　　　天津科学技术出版社
地　　址：天津市和平区西康路35号
邮　　编：300051
电　　话：（022）23332369（编辑部）
网　　址：www.tjkjcbs.com.cn
发　　行：新华书店经销
印　　刷：天津印艺通制版印刷股份有限公司

开本 787×1092　1/16　印张 19.25　字数 400 000
2023年7月第1版第1次印刷
定价：70.00元

编委会名单

主 编

刘美菊　枣庄市立医院
李 梅　枣庄市立医院
魏 静　山东国欣颐养集团枣庄中心医院
李茂英　枣庄市精神卫生中心
刘海芹　枣庄市立医院
冯 慧　枣庄市立医院

副主编

陈 晴　枣庄市中医医院
孙希玲　枣庄市台儿庄区人民医院
张可春　枣庄市立医院
孟 静　枣庄市立医院
周 云　枣庄市立医院
陈启凤　枣庄市台儿庄区人民医院
周玉芬　山东国欣颐养集团枣庄中心医院
晁代震　山东国欣颐养集团枣庄中心医院
吕亭亭　山东国欣颐养集团枣庄中心医院
李婷婷　山东国欣颐养集团枣庄中心医院
张 伟　山东国欣颐养集团枣庄中心医院
秦萍萍　山东国欣颐养集团枣庄中心医院

目 录

第一章　标本采集技巧

第一节　静脉血液标本采集技巧

血液是由血浆和血细胞2个部分组成，在体内通过循环系统与全身各组织器官密切联系，与机体各组织间发生物质交换，并且参与机体的各项功能活动，对维持机体的新陈代谢、功能调节和维持机体内、外环境平衡起着至关重要的作用。在病理情况下，血液系统疾病除了直接累及血液外，也可以影响到全身组织器官，而组织器官的病变可直接或间接引起血液发生变化。故血液检查是判断体内各种功能异常变化的最重要指标之一，是临床最常用的检验项目，它不仅可反映血液系统本身的病变，也可为判断病人病情进展程度，以及治疗疾病提供参考。

临床收集的血标本分3类：全血标本、血清标本、血培养标本。①全血标本：用于血沉、血常规检查和测定血液中某些物质的含量，如肌酐、尿素氮、尿酸、肌酸、血糖。②血清标本：用于测定血清酶、脂类、电解质、肝功能等。③血培养标本：用于查找血液中的病原菌。

静脉采血是临床上一项常见的护理技术操作，静脉采血的部位有头皮静脉采血、颈外静脉采血、四肢静脉采血、股静脉采血等方法。但由于采血部位的不同，在方法技巧上也存在一些差异，现将采血操作过程中常见的且易于掌握的操作技巧阐述如下。

一、婴幼儿头皮静脉采血技巧

婴幼儿静脉采血穿刺技术要求高、难度大，而且婴幼儿缺乏对操作的配合能力，更加大了穿刺的难度，为提高穿刺成功率，避免反复穿刺给婴幼儿造成的痛苦，应根据婴幼儿的血液循环、局部血管的情况及标本需求血量的多少选择合适的方法，具体有以下几方面的技巧。

1.用物准备技巧　准备剃毛刀，根据需要剃去穿刺部位头发；根据采血标本要求准备不同类型的试管，一般提倡使用真空采血管，此管透明并配有采血穿刺针。根据取血量设计，有2 ml、5 ml、10 ml各种规格血量收集管。真空管内有负压,并有定量的抗凝剂，且有充分的空间便于血液和抗凝剂混合。也可选择5 ml注射器接上头皮针进行穿刺，头皮针宜选用5.0~5.5号，因为这种型号的头皮针能减轻婴儿疼痛、减少对血管壁的损害，既有利于血液顺利的抽出，穿刺针头紧贴血管壁又可减少皮肤针眼出血及皮下淤血。由于婴儿血管管径小，若穿刺针头过大，易使针头斜面紧贴管壁，反而使血液抽出缓慢，或无法抽出，甚至血管破裂出血。其余用物准备同常规采血。

2.静脉选择技巧 2岁以下小儿四肢静脉显露不清，而婴儿头皮静脉表浅、显露，交通支多，血流丰富，不宜滑动，易于固定。静脉采血时应体位舒适。便于观察、止血，尤其在冬天选用头皮静脉，病儿不易着凉，便于保暖，家长容易接受。一般可供选择的静脉有颞浅静脉、额静脉、耳后静脉、枕后静脉。

3.体位准备技巧 ①前额静脉穿刺：病儿取仰卧位，助手面向婴幼儿，用双臂按住病儿躯体及上肢，两手扶住病儿面颊部。②颞浅静脉、耳后静脉穿刺：病儿取仰卧位，头偏向一侧，用双臂按住病儿躯体及上肢，两手扶住面颊及枕部。

4.操作时技巧 婴幼儿采血时一般均会出现哭吵现象，此时静脉充盈更明显，更易于穿刺。使用注射器接头皮针采血时，常规皮肤消毒，操作者左手拇指、示指绷紧病儿头皮，右手持一次性5~5.5号头皮针，进针点选择静脉最清晰处的稍后少许，先快速刺入皮肤，然后平行沿静脉方向徐徐刺入，当见针头内有少许回血或有落空感，表明穿刺成功，用单条胶布横向固定穿刺针翼，右手持注射器，抽吸所需的血量。采血完毕后应轻轻回抽注射器活塞。竖着提起头皮针，使头皮针内血液流入注射器，然后将注射器内血液沿着试管壁注入试管。

如为真空采血管采血，左手固定针头，右手拇指、示指持采血针，将采血针另一端的穿刺针沿采血管轴心方向垂直刺穿采血管胶塞。穿刺成功后，由于负压吸引，血液会自动流入真空采血管内。采血过程中，若出血较慢时，大多为针头斜面紧贴血管壁，可稍改变头皮针角度。如出血不畅时，应考虑采血管是否损坏，导致采血管内负压不足，必要时重新更换采血管。

如需多管血样本，将管塞穿刺针沿采血管轴心方向拔出，再用同样方法刺入另一采血管进行采血。负压采血完毕后，先拔出静脉穿刺针，让硅胶软管中的血液流入采血管内，当滴血停止后再拔出胶塞穿刺针。

二、颈外静脉采血技巧

对头皮静脉显露不明显的婴儿可选择颈外静脉穿刺采血。颈外静脉是颈部最大的浅静脉，具有管径粗、外露好、易穿刺的优点。

1.用物准备技巧 同婴幼儿头皮静脉采血技巧。

2.病儿准备技巧 根据婴儿胃排空的特点决定穿刺的时机，如水的胃排空时间为1~1.5小时，母乳为2~3小时，牛奶3~4小时，因此母乳喂养后至少1小时后才可进行穿刺，以防止病儿呕吐，甚至窒息。对易呕吐者取侧卧位，头偏向一侧。婴儿正在进食，应待咽下或取出食物后方可进行穿刺，以防因穿刺时婴儿哭闹引起食物阻塞呼吸道导致窒息。

3.体位准备技巧 需有一名助手协作完成，操作时在病儿颈肩部垫一小枕，使头部位置稍低，尽量后仰，头侧向一边，充分暴露穿刺部位，助手固定头部后。操作者即行操作。

4.操作技巧 先用消毒液消毒2遍注射部位皮肤，待干。待婴儿啼哭，静脉怒张时，操作者迅速在颈外静脉上段中点进行穿刺，见回血后再沿静脉方向平行进针少许，固定针柄，抽取所需血量。如果进针太深，无回血时可将针头慢慢后退.边退边抽，见回血后即固定针头，抽至所需血量。

穿刺点部位选择要适当，如穿刺点距颈静脉窦较近时，易造成采血后因按压止血时用力过大或压迫不当刺激颈静脉窦，导致迷走神经受刺激，致使婴儿心率突然减慢，出现暂时意识丧失的危险，因此穿刺点要远离颈静脉窦。对于颈静脉不充盈者.操作者可用左手示指先压迫胸锁乳突肌后缘中点以下，待颈外静脉上段充分充盈后以其中点为穿刺点，穿刺针与静脉平行进针，可大大提高穿刺成功率。

5.拔针、按压技巧　拔针头时，动作要迅速，用棉签按压时采取直压法，棉签顶端超过皮肤针眼近心端 1~2 cm，皮肤针眼及血管针眼同时按压，在针尖离开皮肤的瞬间，迅速沿血管方向同时按压皮肤针眼及血管针眼，这样可以防止损伤血管壁，按压时不可松动棉签，按压至不出血为止（一般为 5~10 分钟）。按压的力量不可过大，位置要正确，对于哭闹不止的婴儿，更应充分按压，以减少皮下血肿的发生，采血完毕将病儿头部抱起，避免头部位置过低，防止体位性压力过大，造成出血时间过长，甚至皮下血肿。对于有出血倾向的病儿，应延长按压时间。

三、股静脉采血技巧

一般成人很少用股静脉采血，但在特殊情况下如大面积烧伤、失血性休克等病人可经股静脉采血。股静脉采血相对适用于年龄较小的婴幼儿，因婴幼儿反抗力弱，体位相对易于固定，但采血时普遍会哭闹躁动，而股静脉位置深，不易暴露和保暖，穿刺技术要求高，且易损伤股动脉和股神经，危险性大。穿刺后压迫不当易造成局部血肿或深部感染，家长有恐惧感，难以接受。股静脉采血存在一些弊端，但对于住院时间较长，需经常采血做检查，头皮和外周血管不能满足需要时，也可采用股静脉采血的方法。

1.用物准备技巧　根据采血量，准备不同试管及注射器，5 ml 注射器因针尖较10 ml 注射器针尖短，便于操作，如采血量不多，选用 5 ml 注射器较合适。穿刺采血前，要做好"三查"。采血前检查注射器，对可疑有倒刺的针头用无菌干棉签顺针头方向擦拭针尖，如无棉丝遗留针尖方可使用。将注射器乳头与针栓旋紧，以免在抽血的过程中因抽吸力量过大。导致乳头处分离。

2.体位准备技巧　股静脉穿刺时，由一名助手协助操作。助手为病儿脱出需采血侧裤管.将脱出侧裤管覆盖于腿部，以便于保暖。病儿仰卧于操作台上.上半身稍抬高，助手立于婴儿身体一侧，将穿刺侧大腿外展，与身体长轴成 45°角，臀下垫小枕或沙袋，小腿弯曲与大腿成 90°角，充分暴露穿刺部位。同时用浴巾盖住婴儿胸部、操作侧小腿及对侧下肢，防止受凉感冒。

3.操作技巧

(1) 触摸法定位操作者以左手示指触摸股动脉定位，以示指指端触觉最敏感，而不宜用拇指去触摸，因拇指动脉的搏动可影响触摸的准确性。股静脉位于"股三角"区，从外至内依次为股神经、股动脉、股静脉。股神经位于"股三角"的最外侧，股静脉位于股动脉内侧约 0.5 cm。

触摸定位后，采血部位用聚维酮碘（络合碘）消毒 2 遍，面积约 8 cm×8 cm，75%乙醇脱碘待干后，以同样方法消毒操作者左手示指。指尖轻按于搏动点，右手持注射器将针尖紧贴左手示指内侧，以股动脉搏动点内侧约 0.5 cm 处垂直进针 1~2 cm，或在腹股沟下 1~2 cm 处呈 45°角进针 2~3 cm，持续轻轻抽吸，以便进入静脉后即有暗红色血液回流，未见回血可边退边抽吸，至所需血量。

抽吸过程中，针栓位置要固定稳妥，避免针尖在血管内滑动，以防针尖穿透血管壁，血液溢出，形成皮下淤血。如一次穿刺不成功，不要反复上下穿刺，以免刺破血管引起血肿。抽吸时负压不要过大，以防损伤血管壁造成血肿。

(2) 直视法定位对于某些偏瘦的新生儿、婴儿可采取不触摸股动脉搏动，肉眼观察股静脉所在位置，直视法进针。协助病儿仰卧，将其大腿外展、外旋，小腿弯曲 90°角呈蛙状，穿刺侧臀下垫一小枕，充分暴露局部。此时在腹股沟中点的下方可见一略高于周围皮肤的隆起，正对着此处呈 45°角进针，一般进入针梗的 1/2~2/3，边提针边抽吸，见抽出暗红色血液，提示针尖已进入股静脉，即停止提针，根据需要抽取血标本量。

4.拔针、按压技巧 同颈外静脉采血。但股静脉因位置较深，采血后常因拔针、按压方法不当导致局部血肿形成。①拔针时速度过快，针尖、针刃对血管机械切割损伤，血液从血管穿刺点溢出，造成局部皮肤皮下血肿。②按压时间过短，也是造成皮下淤血的另一个主要原因。股静脉位置深，采血人员或家长往往认为表皮针眼不出血即压迫已到位。不再继续压迫，实际上血管针眼处仍在溢血，局部皮肤可无隆起，造成皮下血肿。采血完毕后，要用 3 根棉签贴着穿刺点及周围稍微用力按压 5 分钟，有出血倾向的病儿要延长按压时间，直至不出血为止。不能过早或过量用患肢进行活动或跳蹦等动作.使血管内血流压力突变，再次冲开闭合的针眼，形成皮下血肿。

四、四肢静脉采血技巧

四肢静脉采血操作较简单，对于成年人和年长儿来说。操作无特殊。以下重点介绍新生儿手背静脉采血技巧。

1.新生儿手背静脉采血技巧 本法适用于需要静脉输液治疗的新生儿，以保护头皮静脉不被破坏。将新生儿抱人开放的暖箱，早产儿要根据体重和出生日数将箱温调到 32℃~35 ℃。操作者将左手拇指和示指放于新生儿手背上方呈半圆形，其余 3 指在下方握住小儿腕关节及手指处，顺势将病儿腕关节向内屈，使手背皮肤绷紧。常规消毒手背皮肤，待干后操作者用右手拇指及示指持 5 号头皮针头进行静脉穿刺，不用扎压脉带，进针角度约为 15°，顺着血管方向，慢慢刺入。

由于新生儿皮下组织薄、血管细，在穿刺过程中进针动作要轻柔，同时还要密切注意有无回血。若见回血应立即停止进针，避免进针过度而造成静脉破损和皮下出血，并将已准备好的试管置于针栓的末端，使血液逐滴滴入试管，采集到足够的血液后，可更换下一支试管。此时，如遇到血流较慢，助手可用左手有节律地轻轻挤压小儿手腕部，血管受到有节律地挤压后可使血液流出速度加快。

采集完标本后用棉球压迫穿刺部位，拔除针头按压 1 分钟，贴上胶布即可。

2.压脉带捆扎技巧采　采血时病人的肢体应放松，环境温暖，防止静脉挛缩。压脉带的压力要尽可能小，压力过大及束缚时间长可引起局部血液浓缩和内皮细胞损坏，将引起纤维蛋白溶解（简称纤溶）活性增强.血小板受到破坏。

3.防止采血时血液凝固技巧　根据采血量加入适量的抗凝剂，以免凝血；采血时，回抽针栓的速度要慢而均匀，使血液匀速地进入注射器，防止气泡的产生；拔针后迅速将血液沿试管壁注入抗凝管中，轻轻摇晃试管，使血液立即与抗凝剂充分混匀，必要时请助手协助；采血时尽量选择较粗的血管，注射器针头不宜过小；采血量不够时，应重新选择血管，更换注射器及针头，重新取血；冬季采血时应注意给病人保温，必要时可在采血部位的上端放置热水袋，以防抽血时间过长引起凝血；用真空负压抗凝管能有效地预防凝血；如果抽血时血液流出太慢或不顺利，可能激活凝血系统，试验结果将会显示凝血因子活性增高、血小板假性降低等异常结果。

4.防止皮下血肿产生的技巧　采血点上方衣物不能过紧，如过紧则压迫血管，回流心脏的血液受到的阻力增加，血液回流受阻，使得血液从血管针眼处溢出.形成血肿。按压的同时，勿用棉球揉搓针眼处，因为这样做易使血管上针孔刚黏合又被揉开，影响血小板在局部的聚集，延长凝血时间，加重出血。

五、特殊病人采血技巧

1.肥胖病人　皮下脂肪多，静脉较深，不易显露，但较固定，摸准血管后再行正面刺入。

2.消瘦病人　皮下脂肪少，静脉较滑动，但静脉较明显，用手固定静脉的上、下端、正面或侧面刺入。

3.水肿病人　静脉不显露，左手拇指常规消毒后，按静脉走行的解剖位置，按压局部注射部位，暂时驱散皮下水分，静脉显露后再行穿刺。

4.脱水病人　静脉塌陷，用热毛巾热敷或按摩局部，待血管扩张显露后再穿刺。

5.老年病人　因皮肤松弛，静脉硬化，脆性增加，血管易滑动，针头不易刺入，可用示指和拇指与血管平行轻轻绷紧皮肤，将血管固定后直接刺入皮下及血管。最好选择头皮针采血，因住院的老年病人血管弹性差，脆性大，由于长期输液，血管破坏严重，采集血生化标本时很难一次成功，临床可采用头皮针连接注射器的方法采集。

老年病人静脉采血步骤：选择合适的静脉，扎压脉带，常规消毒，头皮针采血法成功后，胶布固定针柄，抽至所需血量，松开压脉带，分离头皮针，注入试管。

如需输液，则进一步固定针头，接上预先准备好的液体；无须输液则拔出针头，直接将固定用的输液胶贴按压 5 分钟。

用头皮针采血时穿刺点上方 5 cm 处压脉带不松开，阻止血液回流，使局部静脉充盈压力增大，故成功率高，可满足所需血量。头皮针采血的优点：①避免了因细静脉瘪陷，导致血液无法持续不断地流出。②不容易产生泡沫，混有泡沫的标本迅速干燥，造成血细胞破坏。③避免了因反复回抽注射器活塞，造成血细胞的机械损坏，而导致溶血。

六、不同血标本采集技巧

采集血标本后应将注射器活塞略向后抽，以免血液滴出，污染其他部位。

1.血清标本　须用干燥注射器、针头和干燥试管。

2.全血标本　需注意抗凝血。血液注入含有抗凝剂的试管后，立即轻轻旋转、摇动试管 8~10 次，使血液和抗凝剂混匀，避免血液凝固，而影响检查结果。凝血标本最好不与其他检验标本一起采集，否则由于标本的分配、分装等使血液停留在针管的时间延长，导致检验结果改变。血液采集后注入容器与送检流程应正确，所需时间越短，所分析的凝血因子保护得越好。

3.二氧化碳结合力测定　抽取血液后，立即注入含有液状石蜡（石蜡油）的抗凝试管。注入时针头（长针头）应插在液状石蜡液面以下，以隔绝空气。或将血液注入抗凝管后，立即盖紧橡胶盖送检，否则血液中二氧化碳逸出，测定值降低。

4.血培养　临床常用的培养瓶有 2 种。①密封瓶：瓶口除橡胶塞外另加铝盖密封。内盛培养基，经高压灭菌。使用时将铝盖剔去，用聚维酮碘消毒瓶盖，将抽出的血液注入瓶内，摇匀送检。②三角烧瓶：瓶口以棉塞子和纸严密包封，使用时先将封瓶纸松开，注入血液后将棉塞经火焰消毒后盖好，扎紧封瓶纸送检。一般血培养采血 5 ml。亚急性细菌性心内膜炎病人，为提高细菌培养阳性率，采血量可增加至 10~15 ml。

5.若同时需抽取不同种类的血标本　应先注入血培养瓶，再注入抗凝管，最后注入干燥试管，动作应迅速准确。

6.严禁在输液、输血的针头或血管处取血标本，最好在对侧肢体采集　如有同时输液，先备好液体，抽完血后固定针头，将采血针一端的胶塞穿刺针拆除，直接接上已备好的液体，调好滴速，既减少了病人静脉穿刺时的痛苦，又可减少护士的工作量。

第二节　动脉血气标本采集技巧

血气分析是应用现代气体分析技术，对血液中所含气体的分压、离子浓度进行直接的定量测定，并由此推算出有关参数，从而估计肺部气体交换能力以及血液运输气体的能力。

一、动脉选择技巧

动脉的选择原则：①表浅、固定，经过触摸能判断其位置。②动脉必须有侧支循环，不会因采血而发生动脉痉挛、血栓栓塞而导致组织坏死。③应选择穿刺安全、易于止血、周围没有重要的神经及其他特殊组织伴行的部位。采集动脉血气标本可选择以下动脉。

1.桡动脉 该动脉位置表浅，容易定位，且与尺动脉之间存在交通支。此外桡动脉贴近桡骨，易于压迫止血，又无大的神经伴随，故十分安全。是临床上最常选用的动脉。

2.足背动脉 该动脉特点与桡动脉相似，表浅、易定位、易止血，与足底外侧动脉之间存在足底动脉弓，也多用。

3.颞动脉 表浅，特别是在早产儿、新生儿，其分支清晰可见。侧支循环丰富，血管下为颅骨，易于止血。

4.股动脉 该动脉粗大，在股三角区位置，易于暴露，急诊采血时便于操作，该动脉与股神经和股静脉伴行，易于损伤股神经和误刺入股静脉，且动脉位置较深，不易压迫止血而形成血肿，压迫过久又易形成血栓，很难建立侧支循环，故临床上尽量不用。

二、用物准备技巧

治疗盘 1 个；肝素化毛细玻璃管 1 根；一次性 4.5 号或 5.0 号头皮针 1 个.因其针管直径小，对血管的损伤较小，易于止血及穿刺痛苦较小等而选择；棉签；聚维酮碘；磁铁；铁芯；清洁剪刀。

三、桡动脉采血技巧

选好血管，初步定位后先做 Allen 实验。Allen 实验的方法：嘱受检者握拳抬高于心脏水平以上，紧压手部桡动脉和尺动脉 5 秒后，松开手指.见手掌苍白，松开尺动脉后 15 秒，手掌转为红色为 Allen 实验阴性，表明尺动脉通畅。如未转红色则为 Allen 实验阳性，说明尺动脉阻塞，则不能做桡动脉穿刺。Allen 实验阴性后，暴露手腕处皮肤，以海绵垫高手腕。

用聚维酮碘消毒前臂下端以穿刺点为中心直径 5 cm 的皮肤及操作者左手示指。在头皮针软管距针柄连接处 1 cm 左右以斜面形式剪下头皮针针头，接在毛细玻璃管一端，注意避免污染操作者已消毒的左手示指。操作者左手大拇指按压在病人手掌上，左手示指摸桡动脉搏动。右手拇指、示指持头皮针，于 2 条腕横纹之间、搏动最明显之处与皮肤成 30°~40°角进针。见回血后停止进针，让血液顺利流出，3~4 秒即可把毛细玻璃管充盈，随即拔出针头.并迅速用棉签或无菌纱布压迫止血。

取下毛细玻璃管上头皮针，将铁芯放于毛细玻璃管中，用橡皮塞堵住毛细玻璃管两端，防止空气进入血液中。将磁铁在玻璃管外左右移动，使血液与毛细玻璃管上的抗凝剂充分混匀，防止血液凝固。

四、血标本处理技巧

1.血标本唯一的抗凝剂是肝素 抗凝肝素液的配制：试管 7~30 IU/ml；注射器 40~l 20 IU/ml；微量管 50~250 IU/ml。

2.血标本必须在无氧的条件下获得，并立即与空气隔绝 因为空气中的氧分压（PaO_2）接近 20 kPa，而二氧化碳分压（$PaCO_2$）接近 0，当血标本与空气或混入的气泡接触后 PaO_2 将大大提高，而 $PaCO_2$ 明显降低。

3.血标本必须立即送检 超过 10 分钟，应将标本放于冰块中保持 0℃的低温，并于 2 小时内测定。因为在室温下，每过 10 分钟标本中的氧将消耗 1 ml/L [13.33kPa（10mmHg）]或 PaO_2 下降 1/3，$PaCO_2$ 增高 0.133 kPa（1 mmHg）、pH 值下降 0.01。而在 0℃低温下，血细胞的代谢显著降低，各种参数的变化则很小，2 小时内结果无明显变化。

4.取出铁芯 血气标本放入血气分析仪之前应先取出铁芯。

五、注意事项

（1）如血液呈高凝状态，或有出血倾向，或抗凝血治疗期间，避免采血。

（2）Allen 实验阳性者，不能行桡动脉采血。

（3）不能在同一部位反复采血。

（4）拔针后压迫点在穿刺点近侧端。不同部位的动脉压迫的强弱及时间不一，成人股动脉需压迫 10 分钟，桡动脉、足背动脉 5 分钟，小儿一般 3~5 分钟。压迫止血后仍不止血者，应加压包扎至完全止血。

第三节　小便标本采集技巧

一、容器准备技巧

留取小便标本的容器要符合其目的，容器标签清晰、牢固。

1.小便常规标本采用清洁、干燥的玻璃瓶或一次性尿杯，其容量为 20~30 ml。

2.12 小时或 24 小时小便标本清洁带盖的大口容器（3000~5000 ml）、防腐剂。

3.小便培养标本带塞无菌试管。

二、留取小便标本技巧

1.小便常规标本采集技巧 晨尿不受饮食的影响，浓度较高，检出的阳性率较高，因此小便常规最好留取清晨第 1 次排出的尿液。留取小便标本时注意不能将大便混入标本中，女性病人注意白带和经血。女性病人经期不宜留取小便标本.必要时先清洗外阴，再用干燥棉球塞住阴道口后留取。昏迷或尿潴留病人可通过导尿术留取标本。一般成年人及年长儿留取小便标本不难，昏迷病人采用导尿法留取小便标本，下面重点介绍婴幼儿小便标本的采集。

婴幼儿小便常规标本的采集：取清洁小玻璃瓶 1 只，瓶口必须光滑，将 3 条胶布分别沿瓶口的长轴方向粘于瓶口，再用 1 条胶布围绕瓶颈，使 3 条胶布固定。将瓶口对准女婴尿道口或将男婴阴茎放于瓶内，1 条胶布贴于阴阜上.其余 2 条分别贴于大腿内侧，使小瓶不下垂，然后松兜尿布。

比较有排尿规律的婴幼儿于早晨起床后督促排尿时收集标本。没有排尿规律的男婴幼儿还可用集尿袋收集小便标本。

2.12 小时或 24 小时小便标本的采集技巧　容器标签上注明留取标本的起止时间，向病人详细交代留取标本的意义和方法，充分取得病人的配合。各班详细交班. 督促病人正确、及时留取标本，嘱病人于早上 7 时排空膀胱后开始留取标本，至晚上 19 时或次晨 7 时排完最后一次尿液，将 12 小时或 24 小时尿液均留于容器内。应将集尿容器放于阴凉处，并根据检验要求加入防腐剂，以免尿液久放变质。

3.常用防腐剂的作用与用法。

4.小便培养标本采集技巧　小便培养标本采集有 2 种方法：通过导尿术留取和留取中段尿法。

（1）导尿术留取小便培养标本方法同导尿术操作。

（2）留取中段尿法采集标本必须在病人膀胱充盈的时候进行。会阴部的清洁方法同导尿术。护士用长试管夹夹住试管，前段尿弃去，接取中段尿，留取尿培养标本的量为 5~10 ml，标本留好后立即塞上塞子，标本内勿混入消毒剂。

第四节　大便标本采集技巧

一、容器准备技巧

根据留取大便标本的目的进行物品准备。留取标本的种类有：常规标本、隐血标本、寄生虫或虫卵标本、培养标本。

1.常规标本容器　蜡纸盒、小瓶、塑料盒，竹签，便盆。

2.隐血标本容器　蜡纸盒，竹签。

3.寄生虫或虫卵容器　带盖容器或便器，竹签。

4.培养标本容器　大便培养管或无菌蜡盒.无菌竹签或无菌棉签，消毒便盆。

二、留取大便标本技巧

1.常规标本留取技巧　嘱病人排便于清洁便盆中，用清洁竹签取 5 g 左右大便(约蚕豆大小)。腹泻病人取脓血、黏液等异常部分。

2.隐血标本留取技巧　病人在留取标本前 3 日禁食肉类、鱼、肝、血、大量绿叶蔬菜等食物及含铁食物，防止出现假阳性。

3.寄生虫或虫卵标本留取技巧

（1）查寄生虫或虫卵，应收集大便不同部位的标本 5~10 g 送检。

（2）因为寄生虫卵是间歇排出的，所以间歇、多次地收集标本检查，会增加检出率。

（3）病人服驱虫药后或做血吸虫孵化检查，必须留取全部大便标本，及时送检。

（4）阿米巴原虫在低温下可失去活力，难以找到，故在采集标本前应用热水将便盆加温，便后连同便盆立即送检。

（5）查蛲虫卵，应在晚上 11 时左右，病人感觉肛门周围发痒时，用特制的肛门拭子或温棉签轻擦病人肛门周围皱褶处，放入置有温盐水试管中立即送检。

4.大便培养标本留取技巧　嘱病人排便于清洁便盆内，用消毒棉签采取大便的异常部分于无菌蜡纸盒内或无菌试管内。也可用肠拭子蘸等渗盐水，由肛门插入直肠 4~5 cm 处，轻轻转动，取出粪便少许，放入无菌培养试管中，盖好送检。用肠拭子直接采取标本进行培养，可提高阳性率。

第五节　痰标本采集技巧

一、容器准备技巧

1.痰常规标本　采用蜡纸盒或广口瓶。

2.痰培养标本　无菌培养皿或瓶、漱口液。

3.24 小时痰标本　容积约 500 ml 的清洁广口容器。

二、留取痰标本技巧

1.常规标本留取技巧　操作者洗净双手，戴好口罩，必要时戴手套，留取晨起的痰标本，病人必须先漱口清洁口腔，去除口腔中的杂质。病人咳痰之前先进行数次深呼吸，然后用力咳出气管深处的痰液。

如果检查的目的是查癌细胞，则应立即送检，或用 95% 乙醇或 10% 甲醛固定后送检。

2.痰培养标本留取技巧　病人漱口，先用漱口液，然后再用清水漱口，以清除口腔内细菌。痰标本收集于无菌培养皿或瓶内，小儿和昏迷等不合作的病人留取痰常规和痰培养标本时可采用吸痰法吸取痰液作为标本。具体操作方法：用 5 ml 或 10 ml 无菌注射器接 1 根一次性吸痰管，在病人的咽喉深部抽吸痰液。

3.24 小时痰标本留取技巧　留取标本时不能将唾液、漱口水、鼻涕等混入.容器上注明留取标本的起止时间，详细交班。第六节 l 咽拭子培养标本采样技巧。

一、操作前准备技巧

1.用物准备　①采集标本前应明确检验目的，根据检验目的准备所需用物。②咽拭子培养管的选择：收集不同的标本选择不同材质的咽拭子培养管，如木制拭子含有会使病毒失活及干扰聚合酶链反应（PCR）检测的物质，不宜用做病毒标本的采集。③在咽拭子培养管上必须贴上标签，注明病人姓名、科室、床号、住院号、检验目的和送检 13 期。

2.病人准备　①凡能直接干扰化验的药物和食物，在采集标本前应停止使用，以免影响检验结果的判定。②进行标本采集前 2 小时停止进食，以免引起 呕吐。③

向病人讲述标本的采集方法，并取得病人的配合，以利于操作的顺利完 成。④操作前病人用温开水漱口。

3.操作者准备 凡采集细菌培养标本，应严格执行无菌操作技术，护士操 作前做好自身准备，如剪指甲、洗手、戴口罩帽子等。

二、采集标本技巧

1.查对医嘱 防止发生差错。凡对检验申请单有疑问时，护士应及时核准、 核实后才可执行。

2.采集时间 应在清晨且在使用抗生素前采集。若已使用抗生素，应按其半衰期计算，在血药浓度最低时采集标本，并应在检验单上注明。

3.操作者 洗手，避免医院内感染。

4.能合作的病人 嘱其张口发"啊"音，用压舌体将舌体往下压，暴露咽喉部，用醮无菌等渗盐水的拭子（或长棉签）以轻快的动作擦拭两侧腭弓及咽、扁桃体上的分泌物。注意棉签不要触及其他部位，保证所取标本的准确性。

5.呼吸道标本应尽早采集 有研究提示：从出现症状超过 72 小时收集的标本病毒量明显减少，一些呼吸道病原体经过一段时间可能会发生离析。

6.咽拭子采集范围 为喉后部和扁桃体区域，要避免碰到舌面，以免影响检验结果。做真菌培养时，须在口腔溃疡面上取分泌物。采集咽分泌物：先用清水漱口，用压舌板将舌体向下向外压，将咽拭子在咽后壁或腭垂后侧涂抹数次，切勿接触口腔和舌黏膜。

7.保证送检标本的质量 采集标本既要及时，又要保证采集量准确。凡细菌培养标本，应放入无菌容器内，采集时严格执行无菌操作技术。标本采集后立即送检.不应放置过久，以避免标本污染或变质，从而影响检验结果。特殊标本还应注明采集时间。

8.选择适当的标本容器 根据标本的特点，注意保存和运送，以免影响检验结果的准确性。

9.标本采集后的处理 取毕，将试管口及棉塞在乙醇灯火焰上消毒后插入棉签，塞紧，防止标本污染。

（冯慧 陈晴 吕亭亭 陈启凤）

第二章　无菌技术操作技巧

无菌技术是指在医疗、护理操作过程中，防止一切微生物侵入人体和防止无菌物品、无菌区域不被污染的操作技术和管理方法。是预防和控制医院内感染及疾病传播的一项重要基本操作，任何一个环节都不得违反操作原则，否则就会造成医院内感染的机会，给病人带来不应有的痛苦和危害，因此必须加强无菌观念.准确熟练地掌握无菌技术，严格遵守无菌操作规程。在无菌操作的过程中，如果能掌握一些细节或技巧，对有效防止物品被污染及防止医院内感染的发生有着重要的意义。

第一节　无菌技术操作准备技巧

一、环境准备技巧

操作前半小时湿抹治疗台、治疗盘，毛巾保持半湿状态，以用手拧不出水为度.抹擦后治疗台、治疗盘内应无遗留的水迹或消毒水迹，保证操作区域干燥。操作前半小时停止清扫地面，操作过程中避免不必要的人群流动，减少尘土飞扬，降低污染。无菌操作环境应清洁、空气清新、光线充足。操作台面足够宽敞.无其他物品。

二、用物准备技巧

物品在治疗盘内固定摆放位置，防止遗漏。逐一查看无菌物品的灭菌日期和指示胶带变色情况。检查包布是否清洁、无破洞、无潮湿，有盖方盘或储槽盖侧孔密封。按照操作的先后顺序和无菌操作要求摆放物品，2个清洁治疗盘放在操作台的一端。

三、操作者自身准备技巧

操作者着装应清洁整齐、得体、大小合适，长袖工作服衣袖不能太大，无污迹，无长指甲，口罩遮住口、鼻，戴圆筒帽，将头发完全遮盖。

第二节　无菌技术操作技巧

一、无菌持物钳选择技巧

无菌持物钳是用来夹取和传递无菌物品的器械，不直接作用于病人。临床常用的无菌持物钳有 4 种：三叉钳、卵圆钳、长镊子、短镊子。①卵圆钳：下端有 2 个卵圆形小环，可夹取刀、剪、镊、治疗碗、弯盘等。②三叉钳：下端较粗，呈三叉，并以弧度向内弯曲，常用于夹取较大或较重物品，如瓶、罐、盆、骨科器械等。③镊子：尖端细小，轻巧方便，适用于夹取针头、棉球、纱布等。应根据所夹取物品的种类选择合适的持物钳。

二、无菌持物筒保存技巧

无菌持物钳的存放有干筒和湿筒 2 种方法。

1.湿筒　是将经压力蒸汽灭菌后的持物钳浸泡在盛有消毒液的筒内保存。湿筒有玻璃、搪瓷、陶瓷、不锈钢之分，且为广口；浸泡时消毒液应没过无菌持物钳关节轴上 2~3 cm、持物镊的 1/2 处。

2.干筒　是指将无菌持物钳干燥保存待用，即筒内不放消毒液，多用于手术室、注射室等使用频率较高的科室，在集中治疗前开包使用，每 4 小时更换 1 次。

三、无菌持物钳使用技巧

（1）拿取时，右手的大拇指和无名指固定在持物钳上端的 2 个圆环中。

（2）1 个容器只浸泡 1 把持物钳，以免相互碰撞而污染。

（3）取出、放回时钳的前端闭合，不可触及容器口边缘及液面以上的部位。

（4）使用时钳的前端应始终向下，不能水平，更不能倒转，以免液体回流污染持物钳前端。

（5）用后立即放回，如为湿筒应打开轴关节，以便充分接触消毒液。

（6）远处使用时要连同容器一同搬移，不可只拿持物钳。

（7）换药时，不可用持物钳直接夹取油纱条、换药和消毒皮肤，应该用持物钳夹取镊子或止血钳，使用镊子或止血钳进行操作。

（8）容器及无菌持物钳应定期消毒，每周消毒 2 次。疑有污染，应立即更换，重新灭菌。

四、无菌容器使用技巧

为了保持灭菌物品无菌、方便随时取用，常用无菌容器盛放无菌物品。常用的无菌容器有：有盖方盘盒、不锈钢杯、储槽等。无菌容器内盛有棉球、纱布等。

1.无菌敷料缸使用技巧

（1）取物时，拿起容器盖平移离开容器，内面向上置于桌面上或内面向下拿在手中，拿盖时手不可触及盖的内面及边缘。

（2）从无菌容器内夹取无菌物品时，必须用无菌持物钳，物品取出后应立即盖严。关闭时，盖子应由后向前覆盖整个容器口，无菌物品一经取出不能再放入无菌容器内。

（3）手持无菌容器时，应托住容器底部，手指不能触及容器边缘及内面。

2.储槽使用技巧　从储槽内取物时，应将储槽盖边缘的反扣打开呈外展状态，以防盖子打开过程中，反扣下垂，污染容器的边缘.防止物品触碰边缘而污染。容器盖打开角度与储槽体成 90°角，减少与空气接触的面积，降低污染程度。

五、无菌包使用技巧

无菌包布是用质厚、致密、未脱脂的双层纯棉布制成的，无菌包包扎采用十字法。

使用前，核对无菌包的名称、灭菌日期，检查是否松散、潮湿，查看化学指示胶带变色情况。将无菌包平放在清洁、干燥、宽敞的操作台上。解开系带绕好后反折于包布下，再用手指捏住包布角外面，依次揭开包布外角、左右两角和内角.操作的手及手臂避开包布内面和无菌物品，防止跨越无菌区。

若是双层包裹的无菌包，则内层包布需用无菌持物钳打开，用无菌持物钳夹取所需物品，放在事先准备好的无菌区内。

包内物品如果一次未用完，须按原折痕依次包好，带子呈一字形缠绕，以示包已开过，并注明开包日期及时间，有效期为 24 小时。如包内物品已污染或潮湿.则须重新灭菌。

如包内物品需一次性全部取出，可将包托在手上，另一手将包布四角抓住，稳妥地将包内物品全部投入到无菌区域内。

六、无菌盘准备技巧

无菌盘是将无菌巾铺在清洁、干燥的治疗盘内，使之形成一个无菌区，放置无菌物品，以备治疗、护理之用，如换药盘、注射盘、气管切开护理盘等。

1.无菌巾的折叠技巧

（1）横折法将治疗巾横折 2 次成 4 折，再纵向扇形折叠。

（2）扇形折法将治疗巾纵向扇形折成 4 折，再横向扇形折成 4 折。

2.单巾铺盘技巧 保持治疗盘内干燥。无菌巾采用横折法，双手捏住无菌巾上层两角的外面轻轻抖开，横行双折铺于治疗盘上，上面一层向远端呈扇形折叠.开口边向外。打开治疗巾时不要碰自己的衣服和桌面，手及手臂防止跨越无菌区。放入无菌物品，拉平扇形折叠层盖于物品上，上、下边缘对齐，将开口处向上翻折 2 次，两侧边缘向下折 1 次。准备好的无菌盘若不能立即使用，注明铺盘时间，有效期为4 小时，如有潮湿或污染应随时更换。

3.双巾铺盘技巧 无菌巾采用扇形折叠法。取出第 1 块无菌巾，双手捏住无菌巾两角的外面轻轻抖开，从远铺到近，防止头部和身体跨越无菌区。第 2 块无菌巾从近铺到远，四边对齐，将无菌物品盖严。先上下两边向上反折 1 次，再左、右两边向上反折 1 次。注明铺盘时间，有效期为 4 小时。

七、取用无菌溶液技巧

取用无菌溶液时，认真核对瓶签上的药名、浓度、剂量、有效期、使用方法.并检查瓶体有无裂缝，瓶盖有无松动，药液有无沉淀、混浊、变色等。检查液体澄明度时一定对光检查，双眼平视瓶身，并注意避开标签。倒转瓶身时勿用力摇晃瓶子，以免形成大量气泡，延长检查时间，并影响检查的效果。

启开铝盖，用拇指与示指或双手拇指将瓶塞边缘向上翻起，捏住瓶塞边缘，拉出瓶塞，注意手不可触及瓶口和瓶塞内面，橡胶塞用一只手示指和中指套住，防止污染，一手拿起瓶子，标签面朝向掌心。

倒出溶液时力量不能太小，否则溶液容易从瓶口顺着瓶身流出，导致液体污染；力量不能太大，以免液体溅到容器外面。注意倒液时，瓶子离弯盘和无菌容器的高度要合适，10 cm 左右，不可使水珠回溅，标签不可浸湿。

消毒瓶塞采用环形消毒，注明开瓶日期及时间。

棉签蘸消毒液时保持垂直向下进入消毒瓶中，避免碰到消毒瓶口边缘，棉签蘸消毒水为棉花部分的 1/2~2/3，不能过湿，以防消毒液滴落。

八、戴、脱无菌手套技巧

选择与操作者手型大小适合之手套，戴手套时摘下手表及饰物，洗净双手并擦干。核对无菌手套包上的号码、灭菌日期及化学指示胶带，并检查包布是否松散、潮湿等。如果用滑石粉润滑双手，打开滑石粉时应稍离开无菌区，防止滑石粉微粒扩散，造成操作区空气污染。

戴无菌手套时手持手套的翻转部分，手套戴好后，为了使手套与手贴合，可用双手手指交叉相互推送，也可用无菌纱布从手指尖端至手掌推送，使手套完全黏附在双手上。

脱手套前应冲净手套上的脓血，用戴手套的右手捏住左手套腕部的外面翻转脱下，再用已脱下手套的左手插入右手套内，将其翻转脱下。戴手套时手不可触及手套的外面，防止无菌手套污染，脱手套时手套的外面不可触及手，以防手被污染。

（刘美菊　李梅　魏静　周玉芬　张可春）

第三章 静脉输液（血）操作技巧

静脉输液法是利用液体静压原理和大气压力的作用，将大量的无菌溶液或药液直接滴入静脉的方法。其目的是：①纠正水、电解质失调，维持酸碱平衡。②补充能量和水分。③输入药物，治疗疾病。④增加血容量，维持血压。⑤利尿消肿，降低颅内压。

静脉输血法是将血液通过静脉输入体内的方法。其目的是：①补充血容量，增加心排血量，提高血压，促进循环。②增加血红蛋白，纠正贫血，促进携氧功能。③供给各种凝血因子，改善凝血功能，.有利于止血。④增加血红蛋白，维持胶体渗透压，减少组织渗出和水肿。⑤补充抗体，以增强机体抵抗力。⑥促进骨髓系统和单核吞噬细胞系统功能。

第一节 四肢静脉输液操作技巧

一、用物准备技巧

用物准备的技巧，关键在于根据不同个体准备合适的用物，且用物准备齐全，以避免操作者因用物不适合病人或用物准备不全而往返于治疗室与病床之间。

1.输液器的选择 袋装液体不用插排气管，选用单管输液器；瓶装液体选用带排气孔的输液器，避免插排气管的麻烦，减少污染；连续为病人输注几袋液体时可选用双管输液器，以节约人力资源。

2.输液针头的选择 根据病人的年龄、输注溶液量及病人的心肺功能状态选择输液针头。需快速补液、生命征较平稳的成人选用7.5号、9号或更大的针头.以利快速补液。老年人、小儿或心肺功能差需限制滴数的病人，可选用小号头皮针，如4.5号、5号、5.5号针头均可。

3.特殊病人的用物准备 昏迷、不合作病人及小儿静脉输液时需准备大小不一的夹板或约束带，以防输液过程中因病人躁动，使针尖刺伤血管壁或针尖滑出血管外。

4.用物摆放技巧 物品的摆放原则应符合操作流程的要求和无菌原则，达到节约操作时间，提高工作效率，防止污染的目的。

（1）物品的摆放严格遵循无菌技术操作原则准备2个治疗盘，1个用于配液，1个带至病床旁用于静脉穿刺，下述简称配液用治疗盘和输液用治疗盘。

（2）配液用治疗盘持物筒放在治疗盘右上角，取放持物钳时不易污染，治疗盘前或上 1/3 从右至左依次摆放持物筒、无菌纱布罐、砂轮、皮肤消毒剂；无菌溶液、药物放治疗盘中央；左下角物品，根据配液时所需物品的先后顺序从上到下依次叠放注射器、输液器；治疗盘下端中间摆放棉签、红钢笔、蓝钢笔，必要时备剪刀；弯盘摆放在治疗盘右下角。

（3）输液用治疗盘前方从右至左依次放置皮肤消毒剂、压脉带；已配置好的液体放在治疗盘中央；左下角从上到下依次叠放无菌敷料贴、无菌手套、穿刺用手垫等；治疗盘下方中央放置无菌棉签、红钢笔、蓝钢笔、输液卡；右侧下角放置弯盘。

二、配药操作技巧

按物品摆放顺序检查物品准备情况，检查液体质量时应保证光线充足，可在窗前或检液灯下，操作者左手持输液瓶（袋）底，右手持瓶盖处，将输液瓶（袋）轻轻倒立。切勿剧烈摇动，以免产生气泡，影响对液体的观察。

配液完毕，请另一位护士核对的同时，操作者剪开输液器袋，当核对者核对完毕后可立即将输液器针头插入输液瓶内，以节约操作时间。

三、排气技巧

将输液器中的调速器在包装袋内关闭，防止排气前漏关调速器，导致莫菲滴管内液面快速下降，造成排气不成功。从输液瓶上取下输液管，将莫菲滴管倒置，打开调速器，使溶液自然流入莫菲滴管内。当莫菲滴管内液面达 1/2~2/3 时，迅速转正莫菲滴管，放下输液器管下端。使液面下降至输液管过滤网上 5~10 cm 处，将调速器关小，取下头皮针梗外套，针尖斜面朝下。将液体慢慢排至头皮针，待液体排至针梗上 3 cm 时关闭调速器，排液量不会超过 3 滴，而且一次排气成功。按上述方法排气不仅体现了操作的娴熟，节约了操作时间，更重要的是防止药液的浪费，保证输入剂量的准确。

四、选择血管技巧

1.静脉选择技巧　首先要了解皮肤的结构特点，皮肤由表皮、真皮、皮下组织构成。全身皮肤厚度不同，0.5~4 mm，四肢为厚。皮肤的痛觉纤维大多分布在表皮，而痛觉感受器在表皮呈点状分布，在手背有触点 25 个，痛点 100~200 个，所以表皮疼痛特别敏感。皮肤血管分布于真皮层及皮下组织内，上肢浅静脉穿刺的血管在皮下组织最多，其次是真皮层。手背的尺骨茎突、桡骨茎突和第 3 掌骨头所形成的三角区域神经分布较少，称乏神经区，是减轻穿刺疼痛的部位之一。

2.血管充盈法技巧

（1）外涂血管扩张剂对于周围静脉显露不明显，血管痉挛穿刺困难者，可涂血管扩张剂。用棉签蘸 1%硝酸甘油涂在穿刺部位皮肤上，并湿热敷 3 分钟左右。使表浅小静脉迅速充盈，静脉直径明显增加，血管充盈度增强。其他如阿托品、2%山莨菪碱、2%利多卡因涂穿刺部位的皮肤，也可使浅静脉扩张、充盈、显露.提高静脉穿刺成功率。

（2）热水暖敷法输液前 5 分钟给病人使用热水袋，将热水袋置于病人需穿刺的部位，或将手或脚全部浸泡于热水中，使静脉血管扩张。注意水温不宜超过 50℃，以防烫伤病人的皮肤。

3.使用压脉带技巧

（1）压力适宜保持张力在 10.7~16.0 kPa 时，肢体远端的静脉充盈达到最佳状态，既能保证肢体远端有动脉压，又能完全阻断其表浅静脉的回流。

（2）扎 2 根压脉带法在穿刺点上方 20 cm 处扎一根压脉带，再在 10 cm 处扎一根压脉带，可较大面积地阻断外周静脉的血流，明显改善静脉充盈度。本法不仅适用于儿童，还适用于成人中因消瘦、衰竭及无力握拳的病人。对脑血管疾病所致肢体活动障碍，在腕关节内关穴、第 2~第 5 指的第 1 节指节处各扎一根压脉带，血管充盈明显。对明显水肿及肥胖的病人，用 2 根压脉带，上、下相距约 15 cm，捆扎肢体 1 分钟后.松开下面 1 根压脉带，可看到靛蓝色的静脉。最佳静脉穿刺时间是扎压脉带后 40~120 秒。对极度衰弱、血容量不足、末梢静脉充盈度差的病人，扎压脉带时间应相应延长。

4.穿刺部位的选择 四肢静脉从远心端开始，尤其对长期或较长时期需要静脉输液的病人应有计划地选择从远心端部位的静脉开始。避开在炎症、硬结和瘢痕处穿刺。选择清晰、充盈、走向较直的静脉穿刺，并避开静脉窦。尽量避免在关节处穿刺，因关节处不易固定，稍稍一动，针尖就会刺破血管或脱出血管外。

可供选择的静脉有四肢的浅静脉，如腕部、手背、前臂的浅静脉，肘窝的贵要静脉、正中静脉、头静脉；足背和踝部的浅静脉。年幼儿可选择手背、足背、胸壁或腹壁静脉。

5.特殊病人穿刺血管的选择技巧

（1）输注高渗液体、化学治疗（简称化疗）药物时为避免液体外渗引起血管坏死，宜选择四肢较粗大的血管，如肘静脉、正中静脉、小隐静脉。

（2）输注钙剂应选择易于观察部位的血管，婴幼儿应避免选四肢关节处血管，以免液体外渗引起皮肤坏死，造成色素沉着或瘢痕，影响美观和肢体功能。

（3）穿刺前要"一看二摸"，穿刺时要做到稳、准、浅、轻。"一看"就是仔细观察血管是否明显，走向是否较直，静脉大多呈蓝色（动脉和皮肤颜色一样），较隐匿的静脉要尽可能寻找静脉的迹象。 "二摸"就是凭手感，摸清血管走向，如果血管在骨缝之间，则有柔软感，动脉可以摸到搏动。

五、静脉穿刺技巧

1.操作前心理调适 操作者心理放松，充满信心和爱心，是穿刺成功最重要的技巧之一。

2.静脉穿刺前 选择适宜的光线。光线的强弱及照射操作者角度直接影响穿刺的成功率。光线太强可使操作者瞳孔缩小，太弱的光线可使操作者瞳孔开大而影响视觉功能。明亮的自然光线其亮度最适宜，是最理想的光线，静脉显露清晰，操作者眼睛不易疲劳。在光线不太好的房间、阴雨天气以及夜晚，可选择 40 W 日光灯，或将 60 W 灯泡置于操作者左前上方。距穿刺静脉 45~50 cm。

3.压脉带捆扎时机 为避免压脉带捆扎时间过长致皮肤发紫、静脉显露不佳，可在聚维酮碘消毒一遍皮肤后再扎压脉带。

4.静脉穿刺技巧 穿刺时操作者左手绷皮肤不能太紧，病人握拳也不能太紧，防止血管被压扁。右手拇指与示指以前后方向握持针柄，使针尖斜面向上，这种握持方法不影响进针角度，进退较灵活。为减轻疼痛，针尖进入皮肤动作要快，针梗与皮肤呈 15°~30°角由静脉上方或侧方刺入皮下.再沿静脉走向潜行刺入静脉，见回血再将针梗放平，缓慢推进少许。

5.特殊病人的穿刺技巧

（1）肥胖病人 其皮下脂肪丰厚，血管暴露不明显，但较固定。可采用触摸法.即按解剖部位用示指触摸穿刺部位静脉，确认静脉后绷紧皮肤，使局部皮肤出现隐约可见的线形凹沟，凹沟即为静脉。穿刺时从血管的上方进针，进针的角度和力度要大些，以 20°~30°为宜，一般不超过 40°。

（2）静脉走向变异病人 有的病人静脉走行与一般人存在差异，主要表现在大隐静脉、手背静脉及肘正中静脉，若按平常静脉走行对静脉未显露且很胖的病人进行静脉穿刺时则难以成功。因此，在按解剖静脉走行进针未见回血时，可将针尖轻轻向左侧或右侧、稍深或稍浅处进行试探性进针。

（3）脱水及微循环障碍病人 由于休克、腹泻、呕吐等原因造成脱水、血管弹性差、血管塌陷的病人，可用温水浸泡、局部热敷改善血液循环，扩张血管，或操作者用手轻轻揉搓或轻拍穿刺部位，用大拇指轻按欲穿刺静脉。静脉穿刺采用"挑起进针"法，即细心地把针尖刺入血管肌层，将针梗放平，针尖稍微挑起，使血管壁分离，针尖的斜面滑入血管内，针尖进入血管中会有一种"失阻感"或"落空感"，即使无回血，也可提示针尖在血管内。

（4）休克、循环功能差、输注特殊药物病人 为确保针尖在血管内，可用 5 ml 注射器抽取 0.9%氯化钠注射液（生理盐水）接头皮针进行穿刺，边穿刺边抽回血，见回血后试推，如穿刺局部皮肤无肿胀，病人未感疼痛，推液无阻力，则提示针尖在血管内。

（5）滑动与脆性静脉 对于血管脆性较大或是由于长期输入刺激性药物的病人.应正确掌握穿刺方向与角度，缓慢进针；对于血管较滑的病人，穿刺时以左手拇指压迫血管下端，看准方向快速刺入。

（6）水肿病人 因皮下水肿，血管显露不清，行静脉穿刺前，可先用湿热毛巾热敷穿刺部位数分钟，使穿刺部位血管充分显露。或先行按摩推压局部或用拇指将静脉两侧的皮肤轻轻推开，让血管显露后再行穿刺，进针要比平时略深。

（7）极度消瘦病人 因血管失去皮下组织的保护，而变得非常脆弱，血管表浅且易滑动，容易刺破，采用握指法，从血管的侧面进针。进针的角度（大概为 10°左右）和力度不宜过大，同时进针后针尖不能在血管内来回移动，以免造成血管破损。

（8）大面积烧伤病人 应避开烧伤部位进行穿刺，如属全身烧伤者，病人血管失去皮肤组织的支持，因大量失水和大量蛋白丢失，血管塌陷，应选择大静脉，同时注意无菌技术操作，防止感染。

六、固定技巧

静脉穿刺成功后，妥善固定是整个穿刺过程的重要环节，如固定不当可引起针头滚动、滑脱、针尖刺痛，最终导致穿刺部位肿胀、渗出。针头固定时，应以稳妥、安全、病人舒适为原则。

（1）为昏迷、小儿等不合作病人固定时，适当约束，可用夹板固定。根据部位选择合适夹板固定时夹板的中点放置于穿刺部位的中点位置，选用 2 条长胶布，固定于夹板两端。胶布固定禁忌过紧，胶布走行之间应留有空隙，有利于血液回流，防止肢体缺血坏死。

（2）给小儿进行四肢静脉输液时，助手应固定穿刺部位上、下 2 个关节。但不能用力过大或抓握太紧，以免引起骨折或疼痛。

七、故障处理技巧

1.滴管内液面过高　从输液架上取下输液瓶（袋），并使输液瓶（袋）稍倾斜，让插入输液瓶（袋）内的针尖露出液面，待输液器内溶液缓缓滴下，直至滴管露出液面，再将输液瓶挂于输液架上，继续进行滴注。

2.滴管内液面过低　折叠或夹紧莫菲滴管下端输液管，同时挤压莫菲滴管，迫使输液瓶内液体流入莫菲滴管内，直至液面升高至莫菲滴管1/2处，松开莫菲滴管下端的输液管。

3.莫菲滴管内液面自行下降　检查莫菲滴管上端输液管和滴管的衔接是否有松动，滴管有无漏气或裂隙，必要时更换输液器。

4.溶液不滴

（1）针尖滑出或部分脱出血管外溶液流人皮下组织，针尖部位皮肤有肿胀、疼痛。如无肿胀，且针尖在血管内，可在针尖相应的皮肤部位清晰地摸到针尖的轮廓；如触摸不清，提示针尖不在血管内，应另选血管重新穿刺。

（2）针尖斜面紧贴血管壁妨碍液体滴入，可调整针头位置或适当改变肢体位置.直到滴注通畅为止。

（3）针尖阻塞折叠夹住滴管下输液管，同时轻轻挤压近针尖端的输液管。若感觉有阻力。且无回血，则提示针头已阻塞，应更换针头，重新穿刺。

（4）压力过低　由于病人周围循环不良或输液瓶位置过低所致，可抬高输液瓶位置。

（5）静脉痉挛排除上述情况，确认针尖在血管内，而溶液不滴常提示静脉痉挛。可用热水袋或热毛巾热敷于注射部位上端皮肤，或将输液管下端置于恒温输液器上，可以解除静脉痉挛。

八、拔针技巧

（1）拔针时角度不宜过大，动作宜轻，先拔出针梗，再立即用棉签按压穿刺点，或将干棉签轻轻放在穿刺针梗部位的皮肤上方，使针梗在没有压力的情况下退出管腔.可减轻或消除针梗、针尖刃对血管造成的机械性切割损伤，减轻拔针时所造成的疼痛。

（3）拔出针梗后，将棉签顺血管纵向压迫，这样才能按压住皮肤与血管上的2个穿刺点。一般病人按压局部1~2分钟，有凝血障碍或血液病人应按压5~10分钟.一般以针梗拔出后压迫至放松后不出血为止。

第二节　头皮静脉输液操作技巧

小儿头皮静脉输液是儿科最基本的护理技术操作，也是医院治疗抢救病儿的一个重要手段.如何保证准、稳、快、好地将药物输注到病儿体内是护理工作研究的重要技术操作，为保证头皮静脉穿刺的成功率，达到有效的静脉输液，现将用物准备、穿刺、固定的操作技巧阐述如下。

一、用物准备技巧

小儿头皮静脉穿刺除备一般静脉穿刺用物外，还应准备如下物品。①一次性头皮针：选择的原则是根据静脉的大小及深浅、穿刺部位、病人的年龄而定，一般选择4.5~5.5号头皮针。②剃毛刀：用于剃除穿刺部位毛发。③小枕：垫于头颈部。④小号及中号弹力网状绷带：用于穿刺后固定针头。⑤一次性5 ml注射器抽吸0.9%氯化钠注射液（连接头皮针进行穿刺）：用以提高穿刺成功率。⑥小毛巾：因小儿血管较细小，可准备用于热敷穿刺处的小毛巾。

二、病儿准备技巧

（1）穿刺前，应检查病儿衣着情况，不能穿过厚的衣物，因新生儿、小婴儿头颈部相对较短，当病儿穿刺处于仰卧位时，衣着过多，病儿的头部会悬空，穿刺时病儿头部左右摆动时，头部将会失去支撑点，而变得不稳定，不仅病儿感觉不舒适，而且穿刺时血管容易被刺破。

（2）准备1块干燥、柔软的小毛巾衬垫在病儿背部的皮肤与衣服之间，因穿刺过程中，病儿哭闹，大量出汗，背部垫小毛巾可保护病儿的衣服不被汗湿，防止更换衣服带来的麻烦。行头皮静脉穿刺时尽量给病儿穿上胸前开扣的衣服，以避免给病儿更换衣服时，从头顶脱除衣服时可能将头皮针拔出的危险。

（3）穿刺前，病儿不能进食过饱，以免穿刺过程中病儿啼哭、呕吐，胃内容物误入呼吸道，引起窒息。可给病儿进食少量温开水或橘子汁，以防止病儿在穿刺过程中哭吵而导致声音嘶哑。

（4）穿刺前病儿往往啼哭，穿刺的最佳时机是小儿刚啼哭时。此时头皮静脉充盈.容易穿刺。对于长期头皮静脉穿刺，血管不易选择的病儿，可选择在病儿轻微啼哭的状态下进行。但若啼哭时间较长，皮肤潮红掩盖了血管走向，增加穿刺难度，应让家长哄一会儿，待病儿不哭时，隔3~5分钟再穿刺。

（5）穿刺部位皮肤准备用剃毛刀剃除穿刺部位周围约 5 cm² 范围的毛发，为穿刺后固定做准备，毛发剃除时注意防止剃破头皮，造成感染。

为了避免剃破病儿头皮，还应掌握以下技巧：首先用温水或75%乙醇将穿刺部位周围的皮肤浸湿，让助手扶好病儿的头部勿左右晃动，操作者左手固定头部，右手小拇指及手掌尺侧紧贴病儿头部做支撑点，大拇指、示指、中指持剃毛刀，与皮肤平行的方向轻轻地剃除穿刺部位的毛发，对皮肤表面不平整的病儿，更要把握力度和角度，避免剃破皮肤。

三、选择血管技巧

1.头皮静脉穿刺时，首先要鉴别动、静脉动脉触之有搏动感、较粗，外观呈紫红色，较充盈，管壁较厚，不易被压瘪，易滑动，穿刺后回血快，血色鲜红，液体注入时周围组织呈树枝状立即变白，甚至出现局部搏动；而静脉触之无搏动，啼哭时充盈明显，外观呈浅蓝色，管壁较薄，易被压瘪，较易固定，不易滑动，液体滴入顺畅。

2.促进静脉显露技巧　头皮静脉穿刺时应选择充盈好、弹性较好、不易滑动且较粗直的静脉，对于皮肤黝黑、长期静脉输液显露不清的静脉，可采用拇指推压的方法。穿刺者以左手拇指、示指分别固定静脉两端皮肤，右手拇指置于静脉走行方向自左向右横向推压该处皮肤（推压时稍用力）反复数次，直至局部出现一段长约1.5 cm 的充盈血管时迅速穿刺。

3.肥胖儿童　常常在头皮边缘才有细小静脉显露，因此，选择血管时应沿着发际耐心寻找，仔细辨别毛细静脉的走行，必要时可用 75%乙醇棉签反复擦拭数次头皮静脉部位皮肤，刺激血管充盈扩张。

4.脱水的小儿　按解剖位置用示指触摸静脉，绷紧头皮。局部皮肤上出现一条浅形的凹沟即血管，该部位血管进针感觉好，回血率高，易于穿刺成功。

5.头皮静脉选择技巧　护士在穿刺前必须保持冷静、沉着，要熟悉病儿的病情及头皮静脉的解剖位置。小儿常选用的头皮静脉有额正中静脉、额静脉、颞浅静脉、耳后静脉、枕后静脉及其属支等。其中颞浅静脉始于颅的顶部和侧面的静脉网，其外耳门前方，可摸到颞浅动脉的搏动，颞浅静脉细长浅直，不滑动，暴露明显，是头皮静脉输液的最佳部位。耳后静脉位于耳郭后方，较为固定，且较粗直，显露清楚，也是穿刺时优先选择的血管。

四、穿刺技巧

1.选择合适的光源　头皮静脉穿刺时，光线应充足，但应以不刺眼为度，以免过于耀眼的光线导致反光，造成血管选择困难，一般夜晚以 60 W 日光灯为宜，白天尽量选择在自然光线下穿刺。光源应从穿刺部位前方或左侧方向射入，避免直接照射穿刺点，造成反光，影响穿刺效果。

2.摆放合适的体位　让病儿取仰卧位或侧卧位，将枕头垫于肩背部，使头稍往后仰.充分显露穿刺部位，助手或家长位于穿刺者左侧，协助固定小儿躯干、四肢、头部，以避免病儿头部左右摇摆，身体上下扭动。操作者立于病儿头顶。为保证穿刺时手部力量的稳定，穿刺者可坐于高矮合适的凳子上进行穿刺。

3.选择好皮肤　消毒剂静脉输液穿刺消毒时，常选择聚维酮碘消毒、75%乙醇脱碘的方法。但头皮静脉穿刺时，只单纯选择乙醇消毒2遍的方法，这样有利于显示穿刺部位。因聚维酮碘消毒后遗留在皮肤上的色素影响血管的显露，而且75%乙醇有一定的刺激血管扩张的作用。

4.选择良好的进针点　选择易于固定、针柄可架空的进针点，在血管最清晰处向后移0.2~0.3 cm，让针尖在血管最清晰处刺入血管，同时要注意保护血管.为下次穿刺做好准备。

5.头皮静脉穿刺技巧　因小儿头皮静脉细小，对有一定穿刺难度的头皮静脉，可以采用"一压、二温、三穿刺、四回抽"的方法穿刺。

（1）一压　即用左手示指或中指在穿刺静脉的向心方向，离穿刺点3~4 cm处压住穿刺部位，拇指、示指相对推压数次，以充分显露血管，但松紧要适宜，过松时血管易随皮肤滑动，过紧时易压瘪血管，降低穿刺成功率。

（2）二温　即以50℃左右的热毛巾对选定的穿刺部位进行局部热敷3~5分钟.使血管充盈扩张。

（3）三穿刺　右手拇指、示指前后夹住针柄或拇指、示指上下夹住针柄，使针尖和皮肤呈60°角，迅速刺入皮肤，针尖刺入皮下后，将针梗放平，用几乎与皮肤平行的角度在皮下移行0.2~0.3 cm后刺入血管。

（4）四回抽　将头皮针与抽吸0.9%氯化钠注射液的注射器相连接，在针尖斜面全部进入皮肤后，由助手将注射器活塞轻轻回抽.使在进针过程中处于负压状态，有利于回血的观察。若为一人操作，则在进针前将针管反折后夹于持头皮针之手的小指和无名指之间，待针尖斜面全部进入皮肤后，再快速松开反折的输液管，使输液管在进针过程中处于负压状态。此进针手法适用于儿童，可缩短穿刺时间，减少不适。

6.不同病人静脉穿刺技巧

（1）对血管粗而明显固定者，应以20°角正面或旁侧进针。对皮下脂肪少、静脉易活动者，要左手绷紧皮肤，固定血管，以30°角从血管右侧快速经皮刺入血管。此法易成功。

（2）脱水病人　由于组织间液量和血容量减少，病人皮肤弹性差，循环血量减少，血管充盈不良，可先采用热敷使血管扩充。穿刺时针尖从正面以25°角快速刺入皮肤，然后减少角度轻轻挑起皮肤，当针梗进入约1/4时，针梗稍向下倾斜，以降低角度，将针尖稍抬起，挑起静脉慢慢进针到位，这样使上、下血管壁分离。以免刺破血管。

（3）肥胖儿童穿刺时进针角度稍大一点，穿刺时应选择针头斜面短的头皮静脉针，针尖方向与血管平行，持针要稳，避免碰伤血管壁，这类病人血管管腔细、回血慢，为了使穿刺后易回血，可将调节器置于莫菲滴管下端，以距针头60 cm效果更佳。未见回血时，不要急于退针，可试着向后挤压头皮针管，使头皮针管内形成负压。若仍无回血，却感觉针尖在血管内，可松开调节器试滴，观察局部无肿胀，液体滴入顺畅即可固定。

（4）水肿病人皮下组织积水及静脉压增高，导致血液回流受阻或减少，表浅静脉不易看到或触及，因此应选择粗血管，沿着血管的走行，用手按压肿胀的组织，将水分暂时挤压到周围组织中，使血管暴露后，消毒皮肤25°角快速进针。

（5）新生儿病人因新生儿皮下脂肪少，皮肤柔嫩，所以新生儿的血管比婴幼儿的血管暴露得更清晰，而且弹性差，管腔小，分支多，交错成网状，血管易滑动而不易固定，因此对于一些暴露清晰的血管，以10°角进入皮肤，再挑起皮肤，沿血管方向以5°角进血管，有突破感或阻力消失感时再平行潜行2~3 mm，操作时不可用力过猛，防止穿透血管。对于交错成网状的头皮静脉，以3°~5°角进皮肤，随后挑起皮肤，沿血管方向缓慢以1°~2°角进入血管，这种血管由于充盈度差、管腔小、压力低，所以回血不好，穿刺时针头阻力突然消失后，反折头皮针管回吸即可见回血或用0.9%氯化钠注射液试推少许不见局部肿胀即可判定穿刺成功。

五、固定技巧

小儿头皮静脉相对其他部位虽较易固定，但往往由于病儿不配合，头部晃动较大。或哭闹导致汗多，造成胶布松动引起渗液，因此固定的好坏也是穿刺成功的关键。

1.头皮固定法　行头皮静脉穿刺前应剃净穿刺点周围毛发，以利于固定。固定时必须使针头顺血管方向，针柄位置略高于针尖。第1条胶布横贴于针柄处，避免松手后针柄转动方向而使针尖滑落或刺破血管。第2条胶布从针尾处向上交叉固定，不能让针柄架空。第3条胶布在针头前方加固固定，同时将头皮针管以小弧形盘在一侧，弧度要小，以不打死折为宜，弧度过大，易使小儿手指套入抓脱针头。第4条胶布将硅胶管固定在针头的旁侧、耳郭或颈后，防止其在针尾处摆动，摩擦挤压针头，致使针尖刺破血管发生渗液，同时可以避免因不小心碰触或被小儿拽出针头。如果小儿哭闹，满头大汗，应把汗液擦干。再贴胶布，以免胶布不黏。也可选用胶布将针头环形固定头部1周。

2.耳郭固定法　耳郭因汗腺极小，出汗极少，即使炎热酷暑、病儿哭闹不安时，也难见出汗，且耳后无毛囊，皮脂腺分泌的油脂不能达到耳郭皮肤表面。因此，皮肤表面无皮脂以及由皮脂汗液共同形成的薄膜，胶布易固定。另外，头皮针塑料管弯曲固定于近侧耳郭，此种固定法根据力学原理，可使针头免受外力牵拉，不易脱出，并且此固定法可以使输液管置于病儿脑后或一侧，避免输液管在病儿面前晃动，减少病儿对输液的恐惧感。

3.弹力网状绷带固定法　头皮针穿刺好后，将弹力网状绷带撑开，从病儿前囟区中心套人，网状绷带上端撑头顶及前额，下端撑下颌，两侧露耳郭，使头皮针穿刺部位于网状绷带固定范围内，调整位置至病儿舒适。对头颅较大病儿，也可将弹力网状绷带下端沿枕后固定，以减少病儿不舒适。

第三节　静脉留置针输液技巧

　　静脉留置针又称静脉套管针,已广泛应用于临床。它的主要优点在于:①静脉留置针具有管体柔软、管尖圆钝的特点,可随血管形状而弯曲,且留置针在血管内有一定的长度,便于固定,不易脱出。②静脉留置针的套管对血管壁的刺激性小,能减少静脉炎和液体外渗的发生,有利于延长留管时间。③静脉留置针平均可以保留2~7日,不需要每日进行静脉穿刺,可有效保护血管。④静脉留置针放置等于保留着一条开放的静脉通路,对于随时需要静脉输液的危重病人来说,具有重要的意义。⑤有利于血浆等黏稠液体的输入。由于上述优点,静脉留置针在抢救病人时更安全可靠,也更适用于手术、昏迷、躁动及长期输液等病人。

一、用物准备技巧

　　(1) 常规备好静脉输液用物及液体,另备 5 ml 注射器抽取 0.9%氯化钠注射液连接留置针穿刺用,肝素帽,无菌手术薄膜 1 帖,2%聚维酮碘和 75%乙醇。

　　(2) 用聚维酮碘与 75%乙醇消毒,消毒范围直径>8 cm,待消毒液干后方可穿刺。

二、静脉选择技巧

　　留置针输液宜选粗、直、柔软、富有弹性的血管,避免选用靠近神经、韧带、关节、硬化、受伤、感染及有静脉瓣的静脉。

　　(1) 成人常规选择四肢浅静脉,如手背静脉和肘静脉;小儿一般首选头皮静脉,<3 岁的病儿,如输液量多,输注时间长,宜选用耳后静脉、颞浅静脉或其额角分支及头部其他浅静脉。

　　(2) 严重大面积烧伤,全身水肿,静脉穿刺困难的病人输液、输血可选择切痂术中痂下的静脉。

　　(3) 晚期肿瘤病人可选择胸、腹壁浅静脉。

　　(4) 对于输注 20%甘露醇注射液和化疗药物的病人①应酌情选用浅静脉穿刺。②连续使用 3 日以上,套管针保留时间一般应≤3 日。

三、留置针穿刺置管技巧

　　1.进针角度与速度　进针角度以 15°~30°为宜,进针速度宜慢,且应直接刺入血管。

　　2.送管时机及手法　进针后要及时观看回血 (回血慢可稍做停顿),见有回血时降低穿刺角度,将留置针继续沿血管潜行 1~2 mm,右手固定针心,以针心为支撑,此时为送外套管的最佳时机,切忌见到回血立即送管,送管时固定针心的右手将针尾稍抬起,左手拇指与示指持外套管柄的上方左右两侧,沿针心将套管全部推入静脉,此方法送管减少了左手持外套管一侧贴皮肤送管时的阻力。

3.退针心手 法套管送入血管后，松开压脉带，退针心。退针心时按压套管尖端处，能明显减少血液外溢，优于按压穿刺点近心端血管。按压时使用左手拇指，因拇指较其他手指力度大，能有效阻断血液回流，按压的同时退出针心，连接静脉帽，待对口旋上后，方可松开左手，以双手旋紧静脉帽。

4.其他操作技巧 对外周静脉充盈不佳的病人采取分次扎压脉带的方法，即系紧压脉带，用手轻轻按摩皮肤约1分钟，松开压脉带片刻，再扎压脉带，这种方法可以提高套管针穿刺成功率。在头皮静脉留置针操作中，用右手示指背侧面弹送外套管，优于左手反向推送外套管及右手示指掌侧面推送外套管。

5.小儿静脉穿刺技巧 要固定好穿刺部位，掌握进针角度，不可<15°。进针速度不宜过快，防止针尖刺破静脉后壁。掌握送管时机及手法，针心固定不宜过低.否则会增加送管阻力。

6.婴幼儿头皮静脉穿刺技巧 选好穿刺部位后，按常规剃发，消毒皮肤，直径>8 cm。使用前应松动外套管（转动针心15°），使套管前端与钢针衔接处的粘连轻微松解，以便送套管和拔针心顺利。进针点落在血管后0.3~0.5 cm处，以10。左右角度刺入头皮后，即降低进针角度缓缓潜行，见回血即停止进针。

详细步骤：①右手固定针翼。②左手轻轻抽出针心0.2 cm。③右手将套管与针心一起送入静脉后抽出全部针心。④用透明敷贴进行固定。整个操作力求稳、轻、浅、准、慢，回血后不再进针，是因留置针较头皮针型号粗且锋利，而小儿血管较直的部分短，回血后如果再进少许易将血管刺破而致穿刺失败。

7.老年人静脉留置针穿刺技巧 老年病人由于生理因素及各种疾病因素的影响.周围血管弹性下降，脆性增加，充盈度下降，要根据具体情况选择合适的静脉及相应的留置针。一般选择22~20号留置针。在满足治疗需要的情况下，尽可能选择最短最细的导管，以减少导管对静脉壁产生的机械性刺激，增强固定的牢固程度，延长留置时间。一般在消毒静脉的上方以15°~30°角度进针为宜，见有回血.立即降低注射角度至5°~15°，再沿血管平行向前推进约0.2 cm，将针心退出约0.5 cm，软管全部送入静脉，确认穿刺成功后，抽出全部针心。

四、固定技巧

1.一般使用无菌贴膜固定 贴膜时严禁其内有空气，无菌贴膜透气性差，使用2~3日后针眼处潮湿、发红，因此使用2~3日时应局部消毒后，更换贴膜；也可使用苯扎氯胺贴（创可贴）固定针眼，其余部分用胶布固定，用绷带将留置针包裹，使留置针不易拽出，病人亦有安全感。

2.小儿静脉留置针的固定技巧

（1）头皮静脉留置针的固定技巧病儿穿刺局部剃发要干净，且面积要大，用黏度大的胶布，反折延长管要不影响小儿睡眠，另外须用胶布加固插在肝素帽上的头皮针，防止小儿躁动时头皮针从肝素帽处滑脱。也可采用戴小帽固定，专人看守或适当约束小儿上肢。

（2）外周静脉留置针的固定技巧 由于婴幼儿好奇、好动的心理，且手部动作发育较好，故留置针容易被拔除，对病情轻者不采用手部留置针。对于留置足部者，采用环行包扎、外套袜子、适当分开双足等方法。

五、封管技巧

1.封管液配制

（1）肝素溶液配制 肝素原液 1.25 万 U 加入 0.9%氯化钠注射液 125~l 250ml 中，即每 l ml 含肝素 l0~100U。

小儿肝素封管液剂量为 2 ml。各年龄组使用肝素盐水的浓度：新生儿为 0.5 U/ml，<3 岁为 1~5 U/ml，3~7 岁为 5 U/ml，8~14 岁为 5~12 U/ml，血液高凝状态 25U/ml。

（2）保养液配制枸橼酸钠 1.3 g，枸橼酸 0.4 g，葡萄糖 30 g，加蒸馏水至 100 ml。

（3）0.9%氯化钠注射液。

2.肝素帽封闭 输液结束后用注射器抽取封管液 3 ml，采取连续不间断、均匀缓慢、边推注边旋转式退出针头的方法封管，使留置针整个管腔内充满封管液。然后用无菌纱布覆盖，并记录时间。0.9%氯化钠注射液封管者 6~8 小时后.以同样方法注射 1 次；肝素封管者可保留 12 小时，再次输液时，用 2%聚维酮碘消毒肝素帽，接上液体，并记录时间。

3.特殊病人的封管要求

（1）心血管病人，特别是原发性高血压病人需要限制盐的摄入量，若用 0.9%氯化钠注射液 20 ml 每日封管 2 次，则每日的摄盐量将增加 0.36 g，故不适宜。可采用每 1 ml 含 10~100U 的肝素封管。

（2）血小板减少症、血友病，以及对肝素过敏的病人不宜使用肝素封管液，可选择 0.9%氯化钠注射液封管。

六、留置套管针护理技巧

1.穿刺部位的护理 每次在输液前，应仔细检查穿刺部位的皮肤及穿刺点有无感染、红肿及过敏现象。

2.留置套管的护理 为了避免套管堵塞，每日输液前后应用 2‰的肝素盐水冲洗套管。每次输液前先抽回血，再用 0.9%氯化钠注射液冲洗导管。如无回血，冲洗有阻力时，应考虑导管堵塞，此时应拔出留置针，切忌用注射器将凝固的血块推入血管，以免造成栓塞。

3.特殊护理 如果穿刺点在关节部位，嘱咐病人尽量伸展关节，避免关节长时间弯曲所造成的留置管在血管内打折，引起输液不畅。

4.留置套管针的护理 避免活动过度，防止留置针渗液或凝血；勿使留置针处受压；预防留置针敷贴处进水。输液完毕，嘱病人缓慢活动穿刺侧肢体，以防血栓性静脉炎的发生。

七、临床应用中的问题及处理技巧

1.穿刺失败影响穿刺成功率的因素及对策如下。

（1）心理因素的影响对策为加强心理护理。操作前，首先向病人说明使用静脉留置针的优越性、安全性、构造及特点、操作方法及注意事项，消除其心理上的恐惧感，积极配合护士，以提高穿刺成功率。同时，护士自身也要做到镇静自如，以增强病人的信任感，多与病人交谈，做一些卫生宣教工作及谈论病人感兴趣的话题，以分散病人的注意力。如为小儿，则根据病儿理解能力和词汇掌握的程度选择合适的语言，运用举止行为和表情进行情感沟通，做好病儿的心理护理。

（2）血管因素的影响对策为选择合适的血管及穿刺点。操作前要仔细观察，选择最佳静脉。根据治疗时限的长短，预先保护血管。从肢体远端开始，根据药物对血管刺激性的强弱，选择粗细合适的血管，选择的血管尽量避开关节处，选择易于穿刺、固定的部位，血管要平直、弹性好。

（3）留置针型号的影响对策为根据留置针的结构、型号，结合病人的血管情况、穿刺部位及实际需要等特点加以选择。

（4）操作技术不娴熟的影响对策为操作者应掌握正确的进针角度、速度和方向，对操作过程娴熟，不断提高穿刺技能和技巧。

2.套管针脱落及局部渗漏

（1）套管针常见脱出原因　①穿刺后胶布固定不牢或病人躁动未固定稳妥，特别是病儿哭闹或睡眠中动作将套管针自行拔出。②选择血管弹性不良。③一些刺激性较强的药物刺激。④被褥和更换衣物时硬性摩擦所致。

（2）处理穿刺成功后用其特有的微薄而透明的贴膜固定。固定的局部应保持干燥，并应用大胶布将套管针的尾端向上盘起.与不妨碍活动的部位一并固定。输液时应多巡视观察，控制好输液的速度：推注化疗药物时，一定要速度缓慢，边推注边观察套管针是否在血管内，防止药物外渗。若局部肿胀，应立即拔出留置针，重新更换部位穿刺，并局部进行冷敷等处理。

3.阻塞

（1）主要原因　①输液结束后未及时推注肝素稀释抗凝液。②一组液体输完后未及时加入另一组液体或输液速度过慢，造成血液凝固而堵塞血管。③抗凝液的剂量不足、推注的速度过快，也会导致血液回流至套管末端，凝固堵塞血管。

（2）处理穿刺成功后，及时推注抗凝液，由肝素帽处缓慢注入。一旦发生留置针阻塞，应重新穿刺，不可强行挤压套管或加大输液压力，将凝固部分血液压回血管内，以防造成栓塞。

4.静脉炎　按导致静脉炎的原因分为化学性、机械性、细菌性和血栓性静脉炎。静脉炎的常见症状是穿刺部位血管红肿热痛。触诊静脉时，感觉血管如绳索般硬、滚、滑、无弹性，严重者局部针眼处可挤出脓性分泌物，伴有发热等全身症状。

（1）预防措施

1）输液前认真评估病人全身及穿刺部位血管情况。避免在感染、瘢痕、皮肤色素沉着部位穿刺，排除病人易发生静脉炎的各种因素。

2）建立病人静脉使用档案掌握病人血管情况，做到心中有数。

3）合理选择输液工具根据病人疗程、病情和液体性质，在不影响治疗的情况下，尽量选用最短、最细的穿刺针，减少穿刺时造成的血管创伤。

4）减少对血管的机械性刺激和损伤①采用新法拔针：先拔出针头，再立即用棉球按压穿刺点（包括皮肤和血管2个穿刺点），这样减轻甚至除去了针刃对血管造成的机械性切割损伤。②按压的方法：以中指和示指沿血管走向按压，按压长度3~4cm，一般输液按压2~3分钟。③输注抗肿瘤药、凝血机制障碍病人，按压时间要延长。④静脉穿刺时针头在血管内尽量减少进针长度。

5）输注高酸碱度、高渗透压的液体时，应减慢输液速度，并给予足够的稀释：同时输注数种刺激性强的药物时，2种药物中间应输入0.9%氯化钠注射液间隔，以防止药物相互作用引起静脉炎。

（2）处理措施

1）一旦发现急性静脉炎时要立即拔出留置针。

2）了解所输液体的名称、性质，根据静脉炎分级标准评估急性静脉炎的原因、分类及严重程度。

3）根据静脉炎的原因及严重程度制定相应的治疗措施，谁发现、谁报告、谁处理。

4）局部处理①一般药物引起，使用33%硫酸镁局部湿敷，活血化瘀中药湿敷，紫外线照射及理疗。②对血管活性药引起的静脉炎，可局部使用特异性解毒药、拮抗药局部封闭治疗。③对于化疗药所致的静脉炎，除以上处理外，拔针后可用0.1%普鲁卡因皮下做环行封闭，并用氢化可的松湿敷至症状消除。④对已引起局部坏死的创面，应及时换药及抗感染、局部氧疗或高压氧等综合治疗。

八、避免错误操作

1.进针角度错误 穿刺角度太小，套管与血管壁接触面积过大，易引起渗漏；若角度太大，则易刺破血管后壁而损伤血管，进针时应从血管正上方进针，直刺血管。如果将留置针从血管侧面进针，刺入皮下后再逐渐刺入血管，就会造成软管只有小部分送入静脉内，引起液体外渗，软管打折。

2.退针心太急 退针心0.2cm后再送套管，退针心应缓慢，针心退出过多、过快，套管内无支持，易造成送管打折。

3.将套管完全送入血管内 不能将套管完全送入血管内，应留0.5cm左右在皮肤外，防止因病人过度活动导致套管扭曲，或者套管断裂也便于取出。

4.疏通针管不当 遇到针管堵塞时，忌用力推注0.9%氯化钠注射液来疏通管道，否则会使血凝块进入血流引起栓塞。应取1支无菌注射器直接接在套管针上回抽，将血凝块吸出，以疏通针管。

第四节 静脉输血操作技巧

静脉输血法是将血液通过静脉输入体内的方法。其目的是：①补充血容量，增加心排血量，提高血压，促进循环。常用于急性大出血、休克病人。②纠正贫血，常用于因血液系统疾病而引起的严重贫血，以及为慢性疾病的病人增加血浆蛋白及携带氧的能力，改善全身状况。③供给各种凝血因子，改善凝血功能，有助于止血。④增加血红蛋白，维持机体胶体渗透压，减少组织渗出和水肿。⑤补充抗体，以增强机体抵抗力。⑥促进骨髓系统和单核吞噬细胞系统功能。

一、输血前准备技巧

（1）抽取交叉合血的血标本为全血标本，抽血时选用抗凝管收集血液，采血毕立即将血液和抗凝剂混匀，防止血液凝固。

（2）交叉合血标本管上详细、清楚地注明病人的病室、床号、姓名、住院号。

（3）取血时凭取血单与血库工作人员共同做好"三查"、"八对"。①"三查"：血液的有效期、血液的质量、输血袋是否完好。②"八对"：仔细核对病人病室床号、姓名、住院号、血型、血袋号、交叉配血试验结果、血液种类和血量。

（4）正常全血分为2层，上层为血浆，呈淡黄色半透明；下层为红细胞，呈均匀暗红色。两者界限清楚，且无血凝块，如血浆呈绛红色混浊或血浆表面有泡沫，血浆与红细胞交界面界限不清，有明显血凝块，说明血液可能变质，不能输用。

（5）取血护士与血库工作人员双方核对无误后方可在交叉配血试验单上签名，取回使用。

二、用物准备技巧

（1）用物准备齐全、符合实用、方便、防止污染的原则。

（2）输液针须选用比较粗的输液针进行穿刺，如7号、9号输液针或静脉套管针。

（3）准备1瓶（袋）0.9%氯化钠注射液50 ml，输血前后冲管用。

（4）输血器选用一次性单管输血器，或一次性单管带侧孔的输血器，减少感染机会。

（5）血液不能剧烈振荡，防止红细胞大量破坏；不能加温，防止血浆蛋白凝固变性而引起反应。

（6）血液中不能加入钙剂、酸性或碱性药品、葡萄糖等药物或高渗、低渗溶液.以防止血液凝集或溶解。

（7）除非紧急情况，从血库取出的温度较低的血液在室温中放置15~20分钟后待温度稍有回升后再输入。

（8）凡输2个以上不同供血者的血液时，两者不能直接混合输入，其间应输入少量0.9%氯化钠注射液，以免发生反应。

（9）如发现血液被污染或加压储血袋有漏血等，切勿使用。

（10）一次性输血器过滤滴管中的滴管如偏向一侧，可用手轻轻弹击滴管，使滴管位居正中。

三、选择血管技巧

（1）选择粗大、走向直的血管进行静脉输血。

（2）需要大量或快速输血时，采用中心静脉穿刺输血。

四、故障处理技巧

1.输血器过滤滴管中有小气泡双手握成杯状同时拍打输血器过滤滴管,其中的气泡可因震动破裂而消失。

2.其他故障处理方法 同静脉输液法的故障处理方法。

五、输血反应及防治技巧

1.溶血反应是输血中最严重的一种反应。出于病人血浆中凝集素与输入血内的红细胞中凝集原发生凝集反应,尔后凝集细胞又被吞噬细胞所吞噬而溶血,导致大量游离血红蛋白散布到血浆中,而使机体发生一系列反应。通常输入 10~15 ml 血后即可出现反应。

(1) 原因①输入异型血:即供血者与受血者血型不符而造成血管内溶血。②输血前红细胞已变质溶解:如血液储存过久;血温过高或过低;输血时血液被加热或震荡过剧;血液内加人高渗或低渗溶液,或加人影响 pH 值变化的药物等因素,致使血液中红细胞大量破坏。③Rh 因子所致溶血:此种类型较少发生。

(2) 症状

1) 开始阶段 由于红细胞凝集成团,阻塞部分小血管,从而引起四肢麻木、头胀痛、胸闷、腰背剧痛、恶心呕吐等。

2) 中间阶段由于红细胞发生溶解,大量血红蛋白散布到血浆中,出现黄疸和血红蛋白尿 (酱油色),同时伴有寒战、发热、呼吸困难、血压降低。

3) 最后阶段 由于大量的血红蛋白从血浆进入肾小管,遇酸性物质而变成结晶体,临床出现急性肾衰竭症状,严重者可致死亡。

(3) 防治技巧①认真做好血型鉴定、交叉配血试验及输血前的核对工作,避免发生差错;严格执行血液保存要求。②立即停止输血,给予氧气吸入,并通知医师。③立即皮下或肌内注射 0.1%肾上腺素 0.5~1 ml (紧急情况可静脉推注)。④静脉输入右旋糖酐 40 (低分子右旋糖酐) 或羟乙基淀粉 (706 代血浆),以及地塞米松或氢化可的松,血压降低者静脉滴注多巴胺或间羟胺。⑤保护肾脏,为解除肾血管痉挛,可行双侧腰部封闭或肾区热敷。正确记录每小时尿量,测定尿血红蛋白,注意观察尿色。⑥密切观察病情,尤其血压、尿量。一旦出现尿少、尿闭者,按急性肾衰竭处理。

2.发热反应

(1) 原因①主要由致热原引起,当保养液或输血用具被致热原污染.输血后即可发生发热反应。病人原有疾病,输血后血液循环改善,导致病灶毒素扩散而发生发热反应。②多次输血后,病人血液中产生一种白细胞抗体和血小板抗体,这2种不完全抗体易引起发热反应。③快速输入低温的库存血。

(2) 症状多发生在输血后 1~2 小时内病人有发冷或寒战,继而发热,体温可达 39℃以上,伴有头痛、恶心、呕吐等。

(3) 防治方法①除去致热原,严格清洁和消毒采血、输血用具。②反应轻者减慢输血速度,严重者应立即停止输血。寒战时注意保暖,给热饮料,加盖被:高热时给予物理降温,也可用解热镇痛药如复方阿司匹林。反应严重者用肾上腺皮质激素,并严密观察病情。

3.过敏反应

(1)原因①病人为过敏体质,平时对某些物质易引起过敏,血液中的异体蛋白质与过敏机体的组织细胞(蛋白质)结合,形成完全抗原而致敏。②输入血液中含有致敏物质,如供血者在献血前用过可致敏的药物或食物。③多次输血产生过敏性抗体,当再次输血时,这种抗体和抗原相互作用而发生过敏反应。

(2)症状其表现轻重不一,轻者为皮肤瘙痒,局部或全身出现荨麻疹。重者可出现血管神经性水肿(多见于颜面,如眼睑、嘴唇高度水肿)、喉头水肿、支气管痉挛,严重者可发生过敏性休克。

(3)防治方法①为防止过敏反应的发生,可在输血前口服抗组胺类药预防。②不选用有过敏史的献血者。③献血者在采血前4小时内不宜吃富含高蛋白质和脂肪的食物,可饮糖水或仅食少量清淡饮食,以免血中含有致敏物质。④一旦发生过敏反应,应立即停止输血。根据医嘱皮下注射或静脉推注1:1000肾上腺素0.5~1 ml。⑤抗过敏治疗:可选用抗过敏药如苯海拉明、氯苯那敏(扑尔敏)、氢化可的松和地塞米松等治疗。⑥有循环衰竭时用抗休克治疗。⑦喉头水肿伴有严重呼吸困难者,需行气管切开或气管内插管。

4.细菌污染反应

(1)原因 不遵守无菌操作规程的任何一环节,如由于保养液和输血器消毒不严、采血或输血全过程有细菌污染或血液保存不当等,都可造成血液被细菌污染。

(2)症状细菌性输血反应的程度,随细菌种类、毒性、输入量和受血者机体抵抗力不同而异。毒性小的细菌如输入量不多,病人可不发生反应或只发生发热反应;如输入的细菌量多、毒性大,即可突然发生寒战、高热、气促、发绀等,也可有恶心、呕吐等症状,或出现弥漫性血管内凝血症(DIC)状或发生中毒性休克。

(3)防治方法①立即停止输血,通知医师,根据病情采取必要急救措施。并迅速检查原因,以供抢救措施之参考。②将未输完的库血和病人的血标本送化验室,做血培养和药物敏感试验(简称药敏试验)。③密观察病情变化,定时测量体温、脉搏、呼吸和血压,以利早期发现休克的先兆。④抗休克和抗感染治疗。⑤高热者给予物理降温。⑥留置导尿管,并记录出入液量。

5.大量快速输血可能引起的并发症

(1)心脏负荷过重 心脏代偿功能减退的病人,如心脏病病人、老年或小儿输血量过多或速度过快,都可增加心脏负担,甚至引起心力衰竭。其临床表现,早期自觉胸部紧迫感,呼吸增快,静脉压增高,颈静脉怒张,脉搏增快,血压降低,以至出现发绀、肺水肿,须立即停止输血,并按肺水肿处理。

(2)出血倾向 导致出血的原因:①大量失血者在短时间内大量、快速输血,同时有大量的枸橼酸钠输入体内,以致枸橼酸钠来不及氧化.即与血液中的游离钙结合,使血钙降低,毛细血管张力减低,血管收缩功能不全。②库血中的血小板数量和活性均减低，凝血因子不足，可导致出血。其临床表现为皮肤出血。应及时进行有关检查，针对原因予以相应处理。大量输血时应间隔输入新鲜血 1 U，输血量>1000 ml 时，可加用 10%葡萄糖酸钙 10 ml 作静脉推注。

（3）枸橼酸中毒、低血钙、高血钾 正常情况下枸橼酸钠在肝内很快代谢为碳酸氢钠，故缓慢输入不会引起中毒。但大量输入时，枸橼酸钠可与钙结合，导致血钙降低而抑制循环，出现脉压小、血压降低及低血钙所致的手足抽搐，所以每输 1000 ml 血时，常规给予钙剂 1 g。预防发生高血钾。

（4）酸碱失衡 需大量输血者常有休克及代谢性酸中毒，大量输血可加重酸血症，可考虑每输血 500 ml 输入 5%碳酸氢钠 35~70 ml。

（5）体温过低 大量输入冷藏的库血，使病人体温迅速降低，而发生心室颤动（特别在低钙、高钾的情况下更易发生）。故大量输血前将库血在室温下放置片刻，使其自然升温，一般主张温度提高到 20 ℃左右再行输入。

（6）其他 如空气栓塞、微血管栓塞、氨中毒等也应注意预防。远期观察是必要的，有因输血而传染乙型肝炎、疟疾等疾病。如发现症状，应及时报告医师进行治疗。因此必须对供血者进行严格的体检，不合格者不得供血。此外，患有丝虫病、黑热病、回归热、布鲁菌属病等也可通过输血传播，应引起注意。

六、输血完毕后处理技巧

（1）输血完毕后，空血袋装入原塑料袋中，再装入纸盒内，置 4℃冰箱内保存 24 小时，24 小时后病人无输血不良反应再放入黄色污物袋中集中处理。

（2）输血用物按医疗废物处理原则进行分类处理。

七、调节输血速度技巧

开始宜慢，15 滴/ml，观察 15 分钟后若病人无不适，再根据病情调节滴速，一般成人 40~60 滴/min，儿童根据年龄与病情调节适宜滴数，大量失血病人速度稍快，心脏病人速度宜慢，并注意观察病情变化。

第五节 静脉输液常见问题及处理技巧

静脉输液是临床常用的护理操作之一，静脉输液过程中存在的常见问题主要有：静脉穿刺失败、静脉穿刺血肿形成、输液反应、静脉炎、静脉输液渗出与局部组织坏死、静脉堵塞以及小儿、老年人、危重症病人输液过程所遇到的特殊问题。

一、静脉穿刺失败的原因

（一）一般病人静脉穿刺失败的原因

1.病人因素 ①病人输液前未排空膀胱，心理紧张，身体疲惫，病痛，对护理技术的担心。②天气寒冷时肢体未及时保暖而血管不充盈。③水肿病人输液侧肢体未抬高。④因病人失血、失液、不能进食等疾病因素导致血容量减少，静脉充盈度差等。

2.环境因素 包括自然环境和社会环境。①自然环境：如病室光源不足。对护士判断静脉走向很受影响；病室温度、湿度不适宜，环境嘈杂，空气不对流，造成恶性刺激，使血管呈收缩状态。②社会环境：包括社会群体和病人群体，如社会群体的不尊敬对护士的工作状态有间接影响；病人群体中需要输液的病人多，每位病人都急于做治疗，而不断地催促护士，使护士产生急躁情绪，而影响穿刺成功率。

3.护士操作因素

（1）护士个人工作状态不佳。

（2）操作者未能使细瘪的血管充盈。

（3）操作时未能固定好被穿刺肢体。

（4）操作方法不当 常见于如下情况。①左手拇指未绷直静脉：未能很好地固定静脉，特别是所选静脉易滑动，这时也易造成穿刺失败。②压脉带扎得太松或太紧：不能阻断静脉回流或完全阻断动脉，因而不能使静脉很好地充盈，穿刺时易失败。③扎压脉带处离穿刺点太近或太远：扎压脉带位置离穿刺点太远就不能很好地与左手拇指共同固定静脉；太近则不利于针头潜行，压脉带扎在穿刺点以上 5~10 cm 为宜。④进针角度不对：较粗直的静脉宜 30°~40° 大角度进针（有时角度可能更大），细小的静脉进针角度宜小，以 15°~30° 为宜，小儿头皮静脉进针角度更小，以 10°~20° 从静脉旁刺入皮肤。然后将针头放平沿静脉走向缓慢进针。见到回血后妥善固定。在进行小儿头皮静脉穿刺时由于小儿头部是椭圆体。并非平面，进针时角度不易掌握，有时进针角度可能是负角度，即针头向上翘，针尾向下压，这时如果未能感觉到进入静脉的落空感，针头已经进入血管，但因针头斜面向上紧贴血管壁而见不到回血.容易使穿刺者误认为针头尚未进入血管而继续进针，最终穿破静脉壁而致穿刺失败。⑤进针速度过快：操作时进针速度太快，还未见到回血，针尖已刺穿血管下壁，退针时见到回血，致穿刺失败。⑥见回血后潜行过多：有时静脉穿刺已经见回血，但是由于操作者潜行时不慎或潜行过多导致穿破血管上壁，穿刺失败。

（二）几种特殊静脉穿刺失败的常见原因

1.静脉疾病病人行静脉造影穿刺失败的原因 静脉造影是诊断下肢静脉疾病最可靠、最准确的方法，它能准确地显示闭塞性血管病变的原因和性质。静脉顺行造影时在病变血管端行静脉穿刺的失败率高的主要原因如下。

（1）血管扩张，腔内压力降低浅静脉曲张病人可见浅表静脉扩张，扎压脉带后，静脉充盈良好，给穿刺者的印象是血管很好，穿刺没问题。但因静脉曲张使血管扩张，管腔内压力降低，针尖进入血管后不能自动回血，操作者不能及时判断穿刺是否成功，再进针时易穿破血管。

（2）血管弹性下降，脆性增高静脉疾病病人常有全身或局部性静脉壁缺损.造成静脉壁的强度减弱，使血管壁弹性下降，穿刺时易刺破血管壁而致失败：或穿刺成功后，推药时用力过猛，或用力不均时易致血管破裂。

（3）血流动力学的改变静脉疾病病人血管扩张，加上静脉瓣功能不全，防止血液反流的保护机制遭到破坏，大量血液从深静脉或浅端静脉反流，改变了血流动力学。在穿刺时，回血缓慢，如不及时做出正确判断就有可能导致穿刺失败。

（4）侧支循环部分栓塞静脉血栓可在深、浅静脉的任何一个部位形成。在选择穿刺点时，可能恰好选在栓塞血管远端穿刺，穿刺成功后，推药时针尖前一段静脉膨胀，回抽有少许回血；再推人造影剂时很困难，说明此段静脉不通，只能另行穿刺。

2.颈内静脉穿刺置管术失败的原因 近年来，穿刺置管越来越受青睐，深静脉穿刺置管基本上已代替了以往的大隐静脉切开插管。颈内静脉穿刺失败的常见原因如下。

（1）体位及方向不正确颈部屈曲易损伤颈总动脉；而颈部过伸易使颈内静脉塌陷而抽不到回血。

（2）持针不正确如以针尖斜面靠向血管进针，可导致进入血管腔能抽到回血。但置入导丝困难，再次回抽会抽不到血。

（3）进针过深通常操作者穿刺达到预定深度回抽不到血时会试探性继续进针，向外则易损伤胸膜顶、肺尖，向内则易损伤纵隔。

3.小儿静脉穿刺失败的原因 小儿静脉穿刺是儿科护士必须掌握的一项最基本的护理技术操作，熟练掌握穿刺技术及操作技巧，对临床儿科护理工作者来说十分重要。小儿静脉穿刺失败的原因如下。

（1）护理人员的因素包括心理因素和技术因素。①心理因素：如紧张、胆怯、情绪不稳定、心情急躁等，以年轻护士多见。②技术因素：可因护士业务水平欠佳，对小儿头皮静脉解剖位置掌握不准确，穿刺角度不正确，或深或浅，在未看清血管走向的情况下，盲目操作；静脉充盈不好，回血慢，而反复进针。

（2）病儿因素病儿对打针恐惧而出现哭闹、乱动、不合作；小儿肥胖，静脉血管隐匿，穿刺难以捕捉；小儿病情危重，休克或重度脱水等血管不充盈，影响穿刺的成功。

（3）家属因素家属对护理人员操作要求很高，期望值过高，有的家属甚至因为一针不成功就恶言相向，责备不休，无形中增加了护理人员的心理压力，而影响操作结果。

（4）环境因素如在夜间，光线不好，或强或暗，使护士判断头皮静脉的走向受到一定的影响。

二、静脉穿刺失败的不良影响

静脉穿刺失败的不良影响包括对病人、护士和医院的影响3个方面。

1.静脉穿刺失败对病人的影响 给病人增加不必要的痛苦：病人对静脉穿刺产生紧张、恐惧心理；多次静脉穿刺失败使血管损坏，直接影响下次静脉穿刺质量；静脉穿刺失败而多次或反复穿刺，组织损伤加重，容易出现皮下淤血、穿刺点感染等。

2.静脉穿刺失败对护士的影响 护士在操作中由于穿刺失败，面对病人和家属的埋怨和指责容易产生紧张、焦虑的心理，造成对进一步静脉穿刺缺乏信心。

3.静脉穿刺失败对医院的影响 病人和家属期望值过高，总希望一针见血，面对护士的穿刺失败容易产生埋怨情绪，发牢骚，影响病人对护理质量和护理操作水平的满意度，并且很有可能成为引起医疗纠纷的导火线，同时也造成医院输液成本资源的浪费。

三、静脉穿刺失败的处理技巧

1.一般静脉穿刺失败的处理技巧

（1）发现静脉穿刺失败时应立即拔出针头，并压迫止血。

（2）评估穿刺局部 如果出现皮下液体渗漏，应根据所输液体的性质及局部肿胀程度采取相应的应急处理措施。

（3）查找静脉穿刺失败的原因，根据失败的原因采取相应的措施。

（4）此类病人容易发生纠纷，应多与病人沟通，做好解释工作，以取得病人的理解或谅解。

（5）在取得病人的理解及同意后，更换注射部位再次为病人进行穿刺，或挑选穿刺技术水平较高的护理人员为其进行静脉穿刺。

（6）加强巡视对静脉穿刺难度大的输液病人，重点交接班，以确保输液顺利完成。

（7）分析静脉穿刺失败的原因，积累经验，提高静脉穿刺水平。

2.特殊病人静脉穿刺失败的处理技巧

（1）狂躁不安、不听劝阻的病人如酒精中毒、阿托品化、颅脑损伤等，本类病人病情往往比较重，又不听护士的劝阻。为了减少反复穿刺给病人带来的痛苦及增加不必要的护患矛盾，穿刺部位的选择与固定至关重要，一般应选择腕关节 3cm 以上处、肘窝 2cm 以下处的静脉。一般情况下不选择下肢静脉，迫不得已时，可以选择足背静脉及小腿静脉（因为下肢静脉血流缓慢，易导致血栓，且病人活动时不方便）。这些地方远离关节对病人活动影响不大。可按常规穿刺，针头部位固定好后，距离穿刺点 5~10 cm 再用一条胶布固定皮管，以防病人突然活动时针头被牵拉出来。另外输液皮管不要牵拉太紧，要给病人留下一定的活动范围。

（2）慢性病人需要长期输液者首先应考虑使用周围静脉留置针。但有的病人不愿意接受这一方法，就必须有计划地选用静脉。①选用原则：从远端到近端，一般从手背开始。②穿刺方法：腕关节以下的手背及手指静脉，穿刺时以不握拳时成功率高。因为握拳时，手背肌肉拉紧。骨骼隆突明显，增加了静脉的弯曲度及不平整性。不握拳则可避免这 2 个缺点。穿刺时，病人的手自然放松，护士左手绷紧病人皮肤，使静脉处于相对直线，左手拇指拉紧拉直所要穿刺的静脉，直接从静脉上方刺入，见回血后再稍进一点即可。作者随机调查 300 名病人，握拳者成功率为88%，不握拳者为97%，病人还普遍反映不握拳穿刺法痛值低。另外，有时为了提高静脉的利用率，在指掌关节附近的静脉，可以采用逆向穿刺的方法，便于固定，且不影响滴速。

（3）肥胖病人及静脉暴露不明显的病人要熟悉静脉的解剖结构，在扎上压脉带后.嘱病人反复握拳松手 3~4 次，或者拍打注射部位 3~4 次，还可以用大拇指按压静脉 2~3 次，一般静脉受刺激后血管扩张血液充盈即可明显暴露。如果暴露还是不明显，可用右手示指沿解剖部位触摸，静脉的感觉柔软且富有弹性，并呈条索状。触摸好后稍做痕迹，即可穿刺。对深而滑且看不清的静脉，可用左手示指与中指固定在静脉的上方，右手持针，沿静脉的上方进针，较易成功。

（4）对凹陷性水肿部位的静脉因无法感觉静脉的深浅度，穿刺前，可以不用扎压脉带，只要用手指挤压穿刺部位，使组织中的水分挤向周围，即可看见静脉，在凹陷部位恢复原状前即可进行消毒，在静脉上方直接穿刺，调节器的位置可放置高一些，以加快回血速度，增加穿刺的成功率。

（5）对于血液呈高凝状态的静脉如严重感染、败血症、慢性支气管炎、阻塞1生肺气肿等病人，一定要选择好静脉、消毒皮肤后，再扎上压脉带，然后迅速穿刺，见回血后，立即打开输液调节器，再松压脉带。调节器的位置要放置低一些以减少回血量，减少血栓阻塞针头的机会，使输液通畅，不会延误治疗。而对于严重脱水病人的静脉，穿刺时可将头皮针直接连接于针筒，边抽回血边进针，以免刺破血管，导致穿刺失败。

3.静脉造影穿刺失败的处理技巧

（1）操作前，穿刺者应充分认识静脉疾病的特点包括静脉疾病形成的原因、机制、血管壁的损害及血流动力学的改变，提高穿刺成功率。

（2）了解病人血管状况在行静脉造影时，不要选曲张的浅静脉，曲张的静脉充盈虽好，但弹性低，血管腔扩大，血液回流不好，易致穿刺失败。可选血管充盈不是很好，但血管直、弹性好的浅静脉进行穿刺。

（3）及时总结穿刺失败的原因再次为病人穿刺时，注意体会针尖穿破静脉壁时的轻微突破感，稍停片刻，可见静脉血缓慢回流，证明针尖已穿人血管。此时不可再进针，而需固定针柄，即可推人造影剂。

（4）对于穿刺难度大的病人，可由 2 人操作，一人缓慢穿刺进针，另一人抽吸回血，一见回血，即刻停止进针，穿刺成功，进行造影。

（5）穿刺成功后一定要妥善固定，以防造影过程中出现针尖移动穿出血管外，而影响造影结果。

4.颈内静脉穿刺置管术失败的处理技巧

（1）操作前穿刺者应了解病人颈内静脉的血管状况。

（2）掌握正确的颈内静脉穿刺操作技术 以右侧颈内静脉穿刺后置管为例：病人仰卧，头偏向左侧并后仰，肩下垫一小枕，显露胸锁乳突肌，以该肌的锁骨头内缘与乳突连线为颈内静脉体表投影，作颈部中段或下段穿刺。进入皮下后保持负压，向同侧乳头方向进针 2~3 cm，回抽见静脉血后置人导丝，退出穿刺管针，然后送入 14~18 G 硅胶管，同时推出导丝，局部稍加压迫，缝合 2 针固定导管，并连接输液管。穿刺口小方纱布覆盖，每日消毒换药。

（3）及时总结穿刺失败的原因，根据失败原因采取相应的应急处理措施。如由于体位及方向不正确导致，可先用小针头穿刺探明方向，减少盲穿误伤程度。由持针不正确引起，在进针时应使套管针斜面背向血管，针管与皮肤以 30°~40°角进针，使回抽血顺利，且容易置入导丝。

5.小儿静脉穿刺失败的处理技巧

（1）操作前，穿刺者评估病儿穿刺难度，了解病儿是否肥胖儿，有无休克或重度脱水等导致血管不充盈的因素。

（2）穿刺者应保持良好的心理状态，避免不良情绪影响穿刺成功率。

（3）若1人穿刺失败2次，应诚恳地向家属解释，更换穿刺高手为病儿穿刺。

（4）对特别难穿刺的病儿，可采用静脉引路法先将5 ml注射器抽吸0.9%氯，化钠注射液，将头皮针与注射器相接，当针尖进入血管有落空感回抽有回血，则示穿刺成功。

（5）穿刺难度大又需长期穿刺的病儿，可用静脉留置针，保护好血管。

（6）肥胖及脱水、休克等末梢循环不好，刺难度大的病儿，可将病儿抱到治疗室，尽可能让家属回避，以免家长的不良情绪干扰护理人员的操作。

6.静脉穿刺失败的防范措施

（1）穿刺前评估　穿刺前认真评估病人全身及穿刺部位血管状况。避免在感染、瘢痕、皮肤色素沉着部位穿刺血管。

（2）建立病人静脉使用档案掌握病人血管情况，做到心中有数。

（3）做好穿刺前的准备输液前做好病人心理疏导，解除其紧张、怕疼痛的心理。嘱病人排空膀胱，帮助采取有利于穿刺的合适体位。

（4）充分显露穿刺血管对于水肿肢体先抬高，对因失血、失液、不能进食等疾病因素导致血容量减少，静脉充盈度差的病人采取保温措施，如使用暖水袋保温、输液前用温水洗手等，使病人处于适宜的环境温度中，以利于静脉血管的显露与充盈。

（5）环境准备病室应整洁、舒适，温度、湿度适宜。护士要调整好光线的明暗，为穿刺成功创造必要条件。譬如婴幼儿可以抱至光线明亮处进行静脉穿刺，穿刺成功进行妥善固定后再抱回病房。静脉输液病人较多时要合理安置病人，分清病情轻重缓急，做好解释工作，取得病人的理解。

（6）操作者心理调适准备护士操作前应着装整洁、精神饱满、情绪稳定，并根据病人血管的粗细等具体情况选择与其相适宜的针头，在保护血管的前提下选择有把握的血管进行穿刺。而绝不是挑到好血管就可以穿刺了，要有计划地使用血管。注意保护血管。

（7）加强护患沟通护理人员在做临床护理时，应多与病人沟通交流，拉近与病人之间的距离，增进护患关系，得到病人的谅解，提高病人的信任度，提高穿刺成功率。

四、静脉输液常见问题处理技巧

（一）血肿

1.原因静脉穿刺给药或采血是临床上重要的给药途径和最基本的护理操作技术。常规表浅静脉穿刺致皮下血肿现象时有发生。

（1）多由于护理人员在操作时穿刺技术不熟练，动作粗暴，不能 1 次成功，反复多次穿刺损伤血管壁，造成血液溢出血管，淤积于皮下而致皮下淤血或血肿。

（2）穿刺点选择不当，股动脉穿刺点过高，术后压迫止血困难形成腹膜后血肿。

（3）穿刺针太粗，穿刺后压迫时间不够或压迫点发生移位；股动脉穿刺术后压迫包扎不当，压迫时间不够或术后过早下床活动；术后剧烈咳嗽、打喷嚏致局部压力增高等导致皮下血肿形成；拔针后按压部位不当，拔针时棉签未按压在穿刺针进血管处。因穿刺钉进入皮肤至血管有一定距离，若缺乏这方面的知识将造成拔针后皮下淤血或血肿。

（4）病人有血液系统疾病，全身凝血功能障碍或在抗凝血治疗中肝素用量过多等造成穿刺部位的出血和血肿。

2.不良影响　小血肿除局部胀痛不适外，无其他症状。穿刺部位出现青紫、瘀斑、血肿较大时可压迫静脉引起静脉炎，压迫动脉引起远端动脉搏动减弱或消失。股动脉穿刺点过高致使术后压迫止血困难，可引起腹膜后血肿，血肿大时可引起髂静脉、膀胱和神经压迫症状。出血量多时可有脉搏细快、血压降低等失血性休克症状。其余不良影响与静脉穿刺失败的不良影响相同。

3.处理技巧

（1）发现静脉穿刺局部急性皮下出血时应立即停止穿刺操作，拔出针头，加压按压。

（2）小血肿一般无须特殊处理，多可逐渐自行吸收，或 24 小时后给予热敷、理疗，促进血肿吸收。较大血肿，可在血肿内注入透明质酸酶 1 500~3 000 U，以减少疼痛，促进血肿吸收，术后 24 小时内给予冷敷，24 小时后可给予局部热敷、理疗。

（3）病情危重或体质特殊者，血肿处伴活动性出血时，可向其内注入适量鱼精蛋白，并加压包扎。

（4）血肿较大出现压迫症状时，如病情允许应及时施行外科手术清除血肿，并彻底止血，并予以止血、冷敷、抗感染、制动等治疗，同时严密观察血肿情况及牛命征的变化。

（5）穿刺部位按压时间超过 5 分钟仍出现穿刺点出血现象，应及早通知当班医师，查找原因，为尽早确诊提供有力的依据。

（6）术前做好充分准备，选择适宜的穿刺针和穿刺点，导管退出动脉穿刺口后，以示指、中指、环指 3 指垫 2~3 块纱布压迫穿刺部位 15 分钟，以皮肤穿刺口近侧为中心，轻重以指腹感到血管搏动和皮肤穿刺口无渗血为度，较粗导管（8 F）应压迫 20 分钟，如有渗血再重复压迫 15~20 分钟，然后以绷带加压包扎，必要时用沙袋压迫。术后穿刺肢体要制动 24 小时，并叮嘱病人避免剧烈咳嗽、打喷嚏。高血压病人术前应用药物控制血压。术后应加强对病人的巡视护理，注意观察有无皮肤、黏膜苍白，心悸，心率加快，血压降低等大出血现象。

（7）多与病人及家属沟通，安抚、稳定病人情绪，取得病人的信任和理解，避免发生医疗纠纷。

（8）有引起局部组织坏死倾向时，除采取以上措施外，还应报告医师和护士长，积极采取补救措施，并进行重点交接班。

（9）加强护理，及时评价治疗效果。必要时按报告程序上报。

4.防范措施

（1）操作者在进行静脉穿刺抽血或输液时，病人一般都因紧张，或护患沟通不畅产生不信任感。所以穿刺人员在穿刺前要做好心理护理，给病人讲解静脉穿刺的必要性和穿刺的方法，让病人充分了解静脉穿刺的重要性，建立对护理人员的信任感，使病人主动配合。同时护士要练就过硬的静脉穿刺技术，确保一次穿刺成功，预防皮下血肿的发生。

（2）护理人员应有高度的责任心，加强巡视，严密观察穿刺部位有无出血，及早发现问题，及时采取措施，预防皮下出血或尽量减少出血量。

（3）婴儿病情诊断不清的情况下行股静脉等大静脉穿刺后，建议用棉球压迫局部5~10分钟，必要时压迫时间更长，并且应由护理人员亲自按压，防止家属在按压过程中由于病儿的哭闹致使压迫点发生移位而形成皮下血肿。

（4）护理人员应不断加强学习，拓宽知识面，不但要有熟练的操作技能，而且要有丰富的专科知识，以提高对病情的观察力和判断力，及时发现问题。

（5）病人有血液系统疾病、全身凝血功能障碍或在抗凝血治疗使用肝素过程中应尽量避免股静脉等大血管穿刺。进行侵入性操作后一定要加强巡视，严密观察局部有无出血现象。

（二）发热反应

在静脉输液过程中，发热反应是最常见的输液反应。

1.原因　引起发热反应主要是由于药物因素、输液器具因素、输液操作因素和病人方面因素所致。

（1）药物方面因素①输入的溶液或药物制品不纯。②药物在运输、储存、使用中碰撞或瓶口松动等可能导致漏气、产生玻璃碎渣等而污染输液。③临床上合并用药，由此产生热原叠加。④联合用药出现不良的药物配伍及不溶性药物微粒的增加。

（2）输液器具因素　一次性输液器及注射器质量至关重要，即使是质量合格的器材，操作不当及储存时间过长，也会造成污染。临床上由于劣质输液器材造成输液反应，甚至酿成严重事故的事件时有发生。

（3）输液操作因素①输液环境：如输液室及配液室环境没有定期消毒，空气洁净度不符合要求。②部分护士无菌观念不强。在操作上无菌原则执行不够认真。③反复多次针刺橡胶塞及涤纶薄膜，安瓿折断时产生肉眼看不见的玻璃碎屑脱落，进入液体，直接成为不溶性微粒吸入药液。④输液速度不当，单位时间内进入机体致热原超标。这些都会增加输液反应的概率。

（4）病人方面因素病人体质过弱或患有血栓性疾病，血液处于高凝状态，高龄、儿童、危重、特殊体质病人对致热原的耐受程度明显降低。

2.不良影响

（1）对病人的影响病人出现与原发病无关的发冷、寒战和高热。轻者体温在38℃左右，停止输液后数小时可自行恢复正常；严重者起初寒战，继之高热，体温可达41℃，并伴有头痛、恶心、呕吐、脉速等全身症状，如处理不及时可导致多器官功能障碍，甚至死亡。

（2）对护士的影响护士面对病人和家属的埋怨、指责或过激言行容易产生紧张、焦虑的心理。

（3）对医院的影响静脉输液发热反应属于医源性感染，是由医院各方面原因造成的。出现静脉输液发热反应，病人和家属不埋解，很容易引起医疗纠纷，对医院的经济效益和社会声誉造成很大的影响。

3.处理技巧

（1）反应轻者，可减慢滴速或停止输液，通知医师，同时注意体温的变化。

（2）对高热病人给予物理降温，观察生命征，必要时遵医嘱给予抗过敏药或糖皮质激素治疗。

（3）做好急性期护理记录当班护士及时记录发热反应的发生时间；输入液体（名称、容量、批号）、药物（名称、剂量、批号、产地）、剩余液体量；病人主要症状、生命征及意识状态等。

（4）密切观察病情变化及治疗效果物理降温30分钟后测量体温，记录降温效果。

（5）送检程序反应严重者，应立即停止输液，医、护、患三方现场对剩余溶液和输液器进行检测，采用无菌技术将剩余溶液和输液管道封存，三方签字，立即送制剂室和检验科进行细菌培养，并送血培养。在发生医疗纠纷争议时，如不能立即送检，置入4℃的医用冰箱保存，并尽快联系送检，应在医患双方在场的情况下将实物封存和启封。

（6）报告程序发生输液反应后，立即报告当班医师、护士长、科主任，由护士长上报护理部、质控科，填报输液反应报告单。疑似药物不良反应，填报相应报告单送药剂科。

（7）应多与病人及家属沟通，安抚、稳定病人情绪，取得病人的信任和理解。避免发生医疗纠纷。

（8）调查程序协助相关科室采集样本。对静脉输液发热反应的原因进行客观分析，制定相应的措施，改进工作环节。

4.防范措施

（1）加强责任心，严把药物、器具关①药液使用前认真查看瓶签有无松动及缺损，瓶身、瓶底、瓶签处有无裂纹；药液有无变色、沉淀、杂质及澄明度的改变。②输液器具及药品的保管要做到专人专管，按有效期先后使用。③输液器使用前认真查看包装袋有无破损，有无漏气。④禁止使用不合格的输液器具。

（2）应用现代理论把好药液配制关①改进安瓿的割锯与消毒，即在折断安瓿前后采用安尔U型和75%乙醇各消毒1次。②改进加药的习惯进针方法，使针头斜面与瓶塞呈75°角刺入，垂直刺入可增加瓶塞皮屑量而影响药液质量。③避免加药时使用大针头及多次穿刺瓶塞。由于反复多次穿刺胶塞会使药液中微粒增多，由于含有较多微粒的液体输入人体也会发生热原样反应。

（3）避免多种药物联用输液时多种药物联用会使药液不良反应累加。药物联用，由于溶媒 pH 值的改变、药物相互配伍的变化或其他原因造成药物沉淀、结晶等现象，加药后的药液应做澄明度检查，发现异常现象，应立即弃去。

（4）提高配液间的空气质量增加有效的空气进气过滤装置，在有条件的医院输液添加药物应在符合《良好药品生产规范》。

（good manufacture partice，GMP）要求的配液中心进行；没有条件时也应在洁净的环境中操作。操作时应避免空气流通和人员走动，输液间最好是装有空气自净器的房间；条件不具备时.输液时也应在输液间或病房清扫完卫生之后进行，同时减少人员走动。为了使进入液体瓶内的空气洁净，应增加有效的空气进气过滤器，减少细菌和微粒对液体的污染。

（5）保留留置针输液者应每日更换输液器具。

（6）在输液过程中应加强巡视，保持适中的输液速度。密切观察病人病情变化，出现输液反应早期表现，及时采取有效措施。

（三）急性肺水肿

1.原因①由于输液速度过快，短时间内输入过多液体，使循环血容量急剧增加，引起心脏负荷过重。②病人原有心、肺功能不全，尤多见于急性心功能不全者。

2.不良影响

（1）对病人的影响病人突然出现呼吸困难、胸闷、咳嗽、咳粉红色泡沫样痰，严重时痰液可从口、鼻涌出，听诊肺部布满湿啰音，心率快且节律不齐，可出现心力衰竭，如抢救不及时，导致严重后果，甚至死亡。

（2）对护士的影响急性肺水肿的发生是由于护士工作的疏忽，静脉输液滴数未加控制，输液速度过快或在健康教育中未向病人再三强调输液滴数控制的重要性，致使病人或家属私自调快输液滴数而引起。责任护士对病人造成的痛苦产生自责、紧张、焦虑的心理，并影响责任护士的年度考评、晋升、晋级等。

（3）对医院的影响急性肺水肿属医疗事故，是由医院护士工作的疏忽造成的。出现急性肺水肿，加重病人病情，延误病人治疗，病人和家属不理解，很容易引起医疗纠纷，影响医院正常就医环境，对医院的经济效益和社会声誉造成很大的负面影响。

3.处理技巧

（1）出现上述症状，立即停止输液，保留静脉通路，并通知医师，进行紧急处理。如病情允许可使病人端坐，双腿下垂，以减少下肢静脉回流，减轻心脏负担。必要时进行四肢轮扎。用橡胶压脉带或血压计袖带适当加压四肢，以阻断静脉血流，但动脉血仍可通过。每 5~10 分钟轮流放松一个肢体上的压脉带，可有效地减少静脉回心血量。症状缓解后，逐渐解除压脉带。

（2）给予高流量氧气吸入一般氧流量为 6~8 L/min（最好使氧气通过 20%~30% 乙醇湿化后吸入），提高氧分压，增加氧的弥散，改善低氧血症。

（3）遵医嘱给予镇静、平喘、强心、利尿和扩血管药，以舒张周围血管，加速液体排出，减少回心血量，减轻心脏负荷。

(4) 安慰病人，给予病人及家属心理支持，解除病人的紧张情绪。

4.防范措施

(1) 输液前，评估病人的心、肺功能，了解病人的病情、所输液体的总量、所输药物的性质。

(2) 根据病人的病情、所输药物的性质调节输液滴数，并向病人和家属再三强调输液滴数控制的重要及私自调快输液滴数所引起的严重后果，如出现输液故障及时呼叫当班护士给予解决。

(3) 根据病人年龄、病情等计算输液量与输液速度。在输液过程中，要密切观察病人情况，对老年人、儿童、心功能不全、肺功能不全的病人尤需注意控制滴注速度和输液量。

(四) 空气栓塞

发生空气栓塞是由于进入静脉的空气形成气栓，随血流首先被带到右房.然后进入右室。如空气量少，则被右室随血液压入肺动脉，并分散到肺小动脉内，最后经毛细血管吸收，损害较小：如空气量大，空气在右室内阻塞肺动脉入口，使血液不能进入肺内，气体交换发生障碍，引起机体严重缺氧而立即死亡。

1.原因①输液器导管内空气未排尽，输液器管接针部位与穿刺针连接不紧，有漏气。②加压输液、输血时无人守护，液体走空；液体输完未及时更换药液或拔针。

2.不良影响

(1) 对病人的影响发生空气栓塞，如空气量少，损害较小；如空气量大，病人感到异常不适、咳嗽、面色苍白、胸骨后疼痛，随之出现呼吸困难和严重发

绀，有濒死感，最终因机体严重缺氧而立即死亡。

(2) 对护士及医院的影响参见急性肺水肿。

3.处理技巧

(1) 立即让病人取左侧卧位和头低脚高位。使气体能浮向右室尖部，避开肺动脉入口，随着心脏舒缩，将空气混成泡沫，分次小量进入肺动脉内，逐渐被吸收。

(2) 给予高流量氧气吸入，提高病人的血氧浓度，纠正缺氧状态。

(3) 立即通知医师，进行紧急救护处理。

(4) 有条件者可通过中心静脉导管抽出空气。

(5) 严密观察病人病情变化，如有异常及时对症处理。作好病情及治疗效果的详细记录。

(6) 报告程序发生空气栓塞，立即报告当班医师、护士长、科主任，由护士长上报护理部。

(7) 安慰病人，给予病人及家属的心理支持，解除病人的紧张情绪。

4.空气栓塞的防范措施

(1) 输液前认真检查输液器的质量，排尽输液导管内的空气。

(2) 输液过程中加强巡视，及时更换输液瓶或添加药物，更换液体后仔细观察

输液器导管内是否有气泡。输液完毕及时拔针。

（3）在为病人进行加压输液时一定要有专人在旁守护，严密观察，不得离开病人。

（4）做好病人健康教育。向病人再三强调输液快完前按床头信号灯的重要性，病人或家属不得私自更换输液瓶。

（五）静脉炎

1.原因 引起静脉炎的原因主要有化学因素、物理因素、血管因素、解剖因素和其他因素。

（1）化学因素主要与输入药物的性质有关，如药物的酸碱度、渗透压、药物浓度、药物的刺激性、药物本身的毒性及Ⅰ型变态反应，以及药物对细胞代谢功能的影响。

（2）物理因素①环境温度过低，溶液中不溶性微粒的作用。②液体输入量、速度、时间、温度、压力与静脉管径舒缩状态不相符。③针头对血管的刺激，尤其是旧法拔针对血管的损害较大。④固定针头不当。

（3）血管因素 多次静脉穿刺对血管内膜都有不同程度的损伤，使管壁变薄、弹性下降、脆性增加，静脉萎缩变细，皮肤沿静脉走向色素沉着，出现静脉炎症状。

（4）解剖因素包括体位因素及局部解剖因素。下肢静脉发生静脉炎的程度及概率均较上肢高；指间等处细小血管壁薄，耐受性差，体液易渗出；肘窝、手腕等关节处感觉迟钝，早期渗漏不易及时发现，这些因素均易导致静脉炎的发生。

（5）其他因素如个体因素、微生物感染及神经传导因素等。

2.不良影响静脉输注药物引起静脉炎，一旦发生，常使病人心理上增加压力，顾虑不能继续输液，影响原发病的治疗，同时也增加了病人的痛苦和经济负担。由于病人不理解甚至会发生护患纠纷，要求赔偿，影响医院正常就医环境，对医院的经济效益和社会声誉造成不良影响。静脉炎的发生同时也影响到护理治疗。增加病人输液治疗的难度。

3.处理技巧

（1）发现急性静脉炎时应立即停止输液。

（2）了解所输液体名称、性质。根据静脉炎分级标准评估急性静脉炎的原因、分类及严重程度。

（3）根据静脉炎的原因及严重程度制定相应的治疗措施，并将治疗方法制定成常规措施，谁发现，谁处理。①一般药物引起，使用33%硫酸镁局部湿敷，活血化瘀中药湿敷，紫外线照射及理疗。②对抗肿瘤药物、血管活性药引起的静脉炎，可局部使用特异性解毒剂、拮抗药局部封闭治疗。

（4）对已引起局部组织坏死的创面，应及时换药及抗感染、局部氧疗或高压氧等综合治疗，促进创面愈合。密切观察治疗效果，疗效不佳，请相关专家会诊。

（5）本类病人容易发生纠纷，应多与病人沟通，取得病人的信任和理解。

（6）需再次穿刺时，避免在静脉炎区域周围及远心端进行穿刺，并挑选穿刺技术水平较高的护理人员为其进行静脉穿刺。

(7) 有引起局部组织坏死倾向的重度静脉炎，除采取以上措施外，报告医师和护士长，采取积极补救措施，并进行重点交接班。

4.防范措施

(1) 输液前认真评估病人全身情况及穿刺部位血管状况。避免在感染、瘢痕、皮肤色素沉着部位选择血管，排除病人易发生静脉炎的各种因素。

(2) 建立病人静脉使用档案掌握病人血管情况，做到心中有数，及早采取预防措施，做好预见性护理。

(3) 合理选择输液工具根据病人疗程、病情和液体性质，在不影响治疗的情况下，尽量选用最短、最细的穿刺针，减少穿刺时造成的血管创伤。

(4) 减少对血管的机械陛刺激和损伤①采用新法拔针：先拔出针头，再立即用棉球按压穿刺点，这样减轻甚至除去了针刃对血管造成的机械切割性损伤。②按压的方法：以中指和示指按血管走向按压，距离 3~4 cm。一般输液按压 2~3 分钟；输抗肿瘤药、凝血机制障碍病人或静脉留置针，按压时间要延长。③静脉穿刺时针头在血管内尽量减少进针长度，以预防静脉炎。

(5) 熟悉注射药物的性质，选择合适的给药方式①输注高酸碱度、高渗透压的液体时，应减慢输液的滴数，并给予足够的稀释。②同时输注几种刺激性强的药物时，可根据其理化性质，中间输入 0.9%氯化钠注射液间隔，并将药液冲干净，以防止药物相互作用引起静脉炎。

(6) 加强责任感，严格无菌技术操作，避免同一部位多次、长时间输液，防止细菌性静脉炎的发生。

(7) 加强感染监控管理，注意治疗室、配药间、病室及注射部位感染监控，增加有效的空气进气过滤装置，在有条件的医院输液添加药物应在符合 GMP 要求的配液中心进行，以有效减低微粒对血管的损害、堆积及形成肉芽肿血栓，导致静脉炎。

(8) 加强巡视和护患沟通，及时发现急性静脉炎，尽早处理。

(六) 静脉输液参出、组织坏死

1.原因

(1) 机械性因素多为静脉穿刺技能较差所致。①穿刺不当：针头斜面没有完全进入血管内，药物向血管外漏，穿透血管壁，使药液沿着刺破的部位外漏。②选择血管不当：血管较细、弯曲或者位于关节的活动部位。③推药过程中针柄固定不牢，针尖从血管内滑脱，致液体外漏皮下。④同一部位反复多次穿刺容易导致外渗。⑤静脉输注过程中，刺激性强的药物输入速度太快或加压输液而致血管外渗。

(2) 药物因素主要与输入药物的性质有关，如药物的酸碱度、渗透压、药物浓度、药物的刺激性、药物本身的毒性及 I 型变态反应，以及药物对细胞代谢功能的影响。

(3) 机体因素主要指机体的全身状况及局部的血液循环情况。如病人病情危重，血管充盈度差及病人不合作，以及输液量多也是造成静脉外渗的因素之一。

（4）护士的技术和责任心 由于个别护士工作责任心不强和观察输液的经验不足，不能正确地判断是否有药物渗漏，特别是水肿的新生儿；静脉输液过程中过分依赖家属，未加强巡视，致使药物渗漏皮下未及时发现或不了解渗漏药物所造成后果，对发生渗漏部位未及时报告和采取相应的处理。

（5）其他因素如长期静脉用药、体位因素、局部解剖因素、感染因素及病人不合作等，使血管内膜都有不同程度的损伤或针头移位脱出致漏。

2.分期标准

（1）1 期局部组织炎症反应期。多发生于药物渗漏早期（48 小时以内），局部组织明显肿胀、苍白或发红，用拇指按压肿胀处可见凹陷，有灼热感，触痛明显。有时呈持续性刺痛、剧痛或烧灼样痛。神志清醒的婴幼儿可表现为哭闹不安。

（2）2 期静脉炎性反应期。多发生于药物渗漏后 2~3 日，受损血管沿静脉走向呈条索状肿胀、变红，用手触摸有硬结，按压时小儿哭闹挣扎，局部皮温增高。部分病儿药物渗漏处皮肤有水泡或水泡破溃。

（3）3 期组织坏死期。多因渗漏药物刺激性强；发生渗漏后未及时发现或处理不恰当而导致浅层组织坏死，形成溃疡。溃疡创面可表现为：①有黄色渗出液及腐肉，有时合并感染。②全层皮肤受损，有时侵入皮下组织、肌肉深达骨骼，形成干性坏死、皮下组织液化。创面呈蜡白、焦黄或为黑色焦痂。

3.不良影响

（1）对病人的影响

1）血管损伤体液漏出，尤其是刺激性强的药物，引起血管周围大量结缔组织增生，致使管壁增厚、变硬，管腔缩小或堵塞，如钙剂、20%甘露醇注射液导致血管损害，且不易恢复。

2）局部组织损伤体液漏出对组织损伤与渗漏量、药物的性质及机体的状况有关。①少量渗漏非刺激性药物：引起局部组织肿胀，经一般处理很快消退。②渗漏量多、药物刺激性强：局部皮肤苍白，继而出现水泡，更严重者皮肤直接由红变紫黑色，如不及时处理出现皮下组织坏死、溃疡形成，坏死组织侵入真皮下层和肌层，露出韧带，坏死组织呈黑色，经换药愈合后可造成瘢痕挛缩、关节僵直、功能障碍。

3）骨筋膜间隔综合征 由于输液大量渗出，超过皮肤扩张限度，致皮下组织压力增高，并压迫骨筋膜间隔，使其容积变小，血液循环受阻，造成神经、肌肉组织缺血缺氧，从而使局部酸性代谢产物堆积，毛细血管通透性增加，大量渗出液进入骨筋膜间隔，使其压力进一步增高，造成缺血—水肿—缺血的恶性循环.最终造成肢体感觉功能障碍。

（2）对医院的影响静脉输液渗漏、坏死常使病人心理上增加压力，顾虑不能继续输液，影响原发病的治疗，同时也增加了病人的痛苦，使之不能正确对待，甚至会发生护患纠纷，要求赔偿，影响医院正常就医环境，对医院的经济效益和社会声誉造成不良影响。

4.处理技巧参见本节静脉炎处理技巧。

（七）针头堵塞

1.原因静脉输液堵管发生率较高，据统计可达21.3%，并随输液时间的延长而增加。发生输液堵塞的常见原因有血栓性堵塞和非血栓性堵塞2种。

（1）血栓性堵塞下述情况导致血液反流在输液管腔内形成血凝或血栓。①由于输液瓶内液体输完未及时更换。②小儿哭闹、病人体位改变，使输液部位受压等导致静脉内压力增高。③输液吊瓶悬挂过低。④排气管受压或堵塞。⑤输液导管扭曲、打折。⑥静脉留置针封管方法不当、没有定期冲管或留置时间过长等。

（2）非血栓性堵塞①由于输液的药物结晶（如甘露醇温度过低）、多种药物混合出现沉淀、混浊颗粒。②药物浓度、黏稠度高（如20%脂肪乳），药物如中药制剂、粉剂及大输液配伍后不溶性微粒超标。③静脉输液配置过程中微粒污染增加。如多次穿刺橡胶塞及涤纶薄膜，导致碎屑脱落，进入液体直接成为不溶性微粒。④静脉输液配置环境未进行空气消毒、净化。

2.不良影响

（1）静脉输注堵塞发生，如果处理不及时，形成凝固性血块，必须拔针重新穿刺，增加了病人的痛苦和心理压力。

（2）如果处理不得当，用含有0.9%氯化钠注射液的注射器强行冲管，使血凝块或不溶性微粒进入血液循环，因这些血凝块不溶性微粒无法通过代谢排出体外.较大的颗粒可造成微小血管堵塞或供血不足，组织缺氧，导致如下病变：①静脉炎、水肿和肉芽肿。②堵塞肺部血管致使肺形成纤维化，病人出现呼吸困难，甚至引起肿瘤。③超出病人个体耐受的超量微粒还可引起过敏反应和热原样反应。

（3）由于病人不理解甚至会发生护患纠纷，要求赔偿，影响医院正常就医环境，对医院的经济效益和社会声誉造成不良影响。

（4）输液堵塞的发生同时也影响到护理治疗，增加病人重新静脉输液的难度。

3.处理技巧

（1）发现静脉输液堵塞时应立即检查堵塞物的种类、性质。

（2）根据堵塞原因、堵塞物的种类和性质，采取相应的补救措施。①堵塞物是不溶性微粒：应立即拔针，去除原因，重新穿刺。禁止用含有0.9%氯化钠注射液的注射器强行冲管，以免微粒给病人造成远期危害。②堵塞物是刚刚形成的血栓：可用10 ml空注射器轻轻地回抽，尽可能地将凝块从管中抽出，或用含有10 ml（25 U/ml）肝素或尿激酶（10万U/ml）稀释夹管5分钟后用空注射器回抽，若无回血再反复1次。③堵塞是由于药物浓度、黏度高如20%脂肪乳，应适当稀释以降低浓度及黏度。

（3）多与病人沟通，取得病人的信任和理解，避免发生医疗纠纷。

（4）如需再次穿刺时，应挑选穿刺技术水平较高的护理人员为其进行静脉穿刺。

（5）对血液黏稠度高容易发生输液堵塞的病人（如休克、脱水），应加强巡视，进行重点交接班。

4.防范措施

（1）输液前应熟悉注射药物的性质，严格按照药品说明书规定配液，避免因溶媒改变引起药物溶解度及 pH 值改变。出现沉淀、混浊和结晶颗粒。多种药物混合时须注意药物配伍禁忌。

（2）使用粉剂药物时，必须将其完全溶解。抗生素与中草药注射剂连续给药时应用 0.9%氯化钠注射液间歇冲管，从而减少不溶性微粒产生。

（3）应尽量减少对输液瓶塞的穿刺次数，针头不宜过粗，一般采用 9~12 号为宜，以减少胶塞微粒脱落。

（4）加强治疗室、配药间、病室及注射部位的感染监控，增加有效的空气进气过滤装置，在有条件的医院输液添加药物应在符合 GMP 要求的配液中心进行，以有效减低微粒对血管的损害、堆积及形成肉芽肿血栓。

（5）使用静脉留置针，输液完毕应及时封管，封管时一定是加压封管，定期冲管 [1 次/（2~3）d] 和更换肝素帽是预防导管堵塞的关键。留置时间一般根据病情而定，在我国尚无统一标准，BD 公司推荐为 3~5 日，但大多数学者认为以不超过 7 天为宜。血液黏稠度高的病人以 2~5 日为宜。

（6）目前使用的一次性输液器，常出现滴速调节器失控。护士必须勤巡视勤观察，输液瓶内液体输完及时更换，及时发现并处理导致血栓性堵塞的因素。

（八）疑似输液相关感染

疑似输液相关感染是感染发生在病人入院后，与静脉输液相关的感染。按照感染发生的时间分为急性输液相关感染（发热反应）和慢性输液相关感染（微粒损害）；按照感染反应的范围分为全身反应（如发热反应、过敏反应等）和局部反应（如静脉炎、静脉渗漏组织坏死等）；按照感染源的种类分为热原反应、热原样反应、细菌污染反应和过敏反应。

1.原因

（1）热原反应是外源性热源（即细菌性热原，为微生物的一种内毒素）进入机体后，先与血清作用产生一种内热源，然后通过血清直接作用于体温调节中使体温增高。

（2）热原样反应是由输液中的微粒异物，包括由胶塞橡胶微粒、衬垫涤纶薄膜脱落物、一次性输液器具中未完全塑化的高分子微粒、纤维、尘埃、碳粒和玻璃屑等，它们进入机体后作为一种刺激物引起产生多种具有生物活性的介质，特别是组胺的大量释放，这些介质又作用于不同的靶器官引起一种类似热原反应的反应。

（3）细菌、病毒污染反应是液体在储存或使用过程中被细菌、病毒或真菌污染后，迅速增长繁殖，并产生大量的内毒素，这些病菌和内毒素随输液进入病人体内，引起一种比热原反应更为严重的急性细菌感染。

（4）药物过敏反应是由于输液中加入如抗生素、磺胺类药、水解蛋白等可引起过敏反应的药物所致。

2.不良影响

（1）对病人的影响①由外源性致热原或细菌污染所致：病人出现与原发病无关的发冷、寒战和高热。轻者体温在 38℃左右；严重者起初寒战，继之高热，体温可达 41℃，并伴有头痛、恶心、呕吐、脉速等全身症状，甚至引起感染性休克，如处理不及时可导致多器官功能障碍综合征，甚至死亡。②由微粒异物引起：除可出现一种类似热原反应的反应外，较大的颗粒还可造成微小血管堵塞或供血不足、组织缺氧，产生静脉炎、水肿和肉芽肿；堵塞肺部血管致使肺形成纤维化，病人出现呼吸困难，甚至引起肿瘤；超出病人个体耐受的超量微粒还可引起过敏反应。③由机体过敏引起：除可出现荨麻疹、皮肤瘙痒、皮肤麻木、血管神经性水肿及胸闷、气促、呼吸困难、面色苍白、四肢冰冷等症状外，易可引起寒战、发热和血压降低，甚至过敏性休克发生。疑似输液相关感染不仅给病人带来不必要的痛苦，延误治疗，加重原发疾病，处理不及时甚至可导致死亡。

（2）对护士的影响①护士面对病人和家属的埋怨、指责或过激言行容易产生紧张、焦虑的心理。②治疗输液相关感染增加了护士的工作量及劳动强度。

（3）对医院的影响疑似输液相关感染是属于医源性感染，是由医院及药物等多方面因素造成的。出现疑似输液相关感染，病人和家属很不理解，很容易引起医疗纠纷，同时治疗输液相关感染消耗了医院大量的医疗资源，对医院的经济效益和社会声誉造成很大的影响。

3.疑似输液相关感染控制

（1）建立医院感染三级监控体系在医院感染管理委员会的领导下，建立由专职医师、护士为主体的医院感染管理科及层次分明的三级护理管理体系。①一级管理：病区护士长和兼职监控护士。②二级管理：专科护士长。③三级管理：护理部副主任，为医院感染管理委员会的副主任。负责评估医院输液相关感染发生的危险性，及时发现，及时汇报，及时处理。

（2）科室成立疑似输液相关感染管理小组，建立并健全与输液感染相关的各项规章制度。如清洁卫生制度、消毒隔离制度、消毒灭菌效果检测制度、感染管理报告等。

（3）加强疑似输液相关感染学教育，明确医护人员在疑似输液相关感染管理中的职责。

（4）设立特殊用药警示标记对一些特殊用药在输液瓶上用不同的符号设立标记，以助巡回护士重点主动观察，并向病人讲明用药目的和警示标记的意义，告知该药的注意事项及可能出现的不良反应的症状，增加护患之间的相互提醒，预防并及早发现疑似输液的相关感染。

4.处理技巧参见本节静脉输液发热反应处理技巧。

（九）特殊病人输液问题

1.原因

（1）小儿静脉输液不顺利的原因①小儿由于对医院环境、医务人员及注射治疗的恐惧、害怕疼痛，在静脉穿刺中哭闹、乱动，不配合治疗，增加了静脉穿刺的难度。②现在的小儿大多数是独生子女，爷爷、奶奶和父母视若掌上明珠。在进行静脉穿刺时，他们对护理人员的操作要求很高，有的家属甚至因为一针不成功就恶言相向，责备不休，无形中增加了护理人员的心理压力，使静脉输液风险增加。③小儿的特点是活泼好动，缺乏自控能力。持续输液过程中针头很容易滑动，输液装置脱落。④年龄小，血管细微、隐匿，尤其对于肥胖、消瘦、脱水、水肿及微循环障碍的病儿，静脉穿刺成功的难度更大。⑤小儿由于心血管系统代偿功能不全，静脉输液速度过快或输液量过多，容易发生心力衰竭和肺水肿等并发症。

（2）老年人静脉输液不顺利的原因①老年人静脉的特点是血管弹性差、脆性大、血管很容易滑动。因此对护士静脉穿刺技术提出了更高的要求。②老年人静脉脆性大，皮下组织疏松，静脉输液持续时间过长，或输入高浓度、高渗透压液体，血管通透性增加，容易发生液体渗漏，肢体肿胀。③老年人皮肤感觉功能降低，对痛觉的反应减退。当输液局部发生液体渗漏，肢体肿胀时，病人往往还没有觉察，使输液风险增大。④老年人情感脆弱，更需要被尊重、被关爱。在临床护理工作中如果护理人员言语不当或工作繁忙，呼唤未及时赶到，很容易引起护理纠纷。⑤老年人血管脆性大，凝血功能差，拔针后按压部位不当或按压时间不够，容易出现皮下淤血或血肿。⑥老年病人由于心血管系统代偿功能不全，肾脏对体液调节能力低下，在静脉输液过程中常易发生循环超负荷，多种药物治疗更容易出现药物不良反应。

（3）危重症病人静脉输液不顺利的原因①危重症病人在治疗抢救中，静脉输液途径多，往往多条静脉同时输入，输液量大，品种多，增加了静脉穿刺难度和输液感染的机会。②由于大多数危重症病人需长期静脉输液，微循环障碍，血管条件差，静脉穿刺的难度大。③危重症病人的输液反应和输液并发症常与原发疾病症状相混淆，不易辨别，以致加重病情，引起严重后果。④危重症病人的输液反应和输液并发症多较严重，治疗效果差。

2.处理技巧

（1）制定安全静脉输液质量标准按照静脉输液质量标准操作，强化无菌观念。严格执行一次性注射器、输液器使用及管理制度，把好一次性物品使用关，消除由此导致的安全风险，确保输液安全性。

（2）建立、健全各项规章制度严格执行查对制度、交接班制度、安全用药制度等，避免差错事故发生，从而降低护理风险。

（3）认真落实观察巡视制度静脉输液后每20～30分钟巡视病人1次，观察注射部位有无皮下肿胀，并询问病人是否不适。尤其对小儿、老年人、危重症病人更应多加巡视，及时更换液体和拔针。

（4）建立护理告知签字制度对特殊病人和特殊情况，应实施病人家属护理告知签字制度，如静脉输液过程中所需的特殊耗材、贵重药品均实行告知义务，在病人知情同意签字后使用；对于胰岛素、硝酸甘油、硝普钠等需严格控制输液滴数的药物，护士按医嘱要求调节好滴速，并告知病人及家属不能随意调节滴速.若出现不滴或穿刺部位肿胀、疼痛及其他异常，需立即告知当班护士。

（5）加强静脉输液风险事件呈报静脉输液风险事件呈报的目的是为风险管理提供信息，而最终目的是保证类似事件不再发生，通过肯定呈报风险事件护士的工作态度，鼓励护士如实、及时呈报静脉输液风险事件。

（6）护理风险管理的检查和监督在法律法规、操作规程、管理制度健全的情况下，必须加强对执行和落实情况的监督检查，护士长及护理部对高风险护理活动定期或不定期检查，对出现的护理风险事件认真组织讨论、分析，制定切实可行的防范措施，把护理风险降低到最低限度。

（李梅　魏静　李茂英　晁代震　张伟）

第四章　常用注射操作技巧

第一节　皮内注射操作技巧

皮内注射是一种将小量药液注入表皮与真皮之间的方法。常用于皮肤过敏试验（简称皮试）、预防接种、局部麻醉的先驱步骤。其注射的效果直接影响到药物的疗效和对结果的观察，在临床护理工作中，常常出现由于进针角度掌握不当而致进针过深，导致注入 0.1 ml 的药液后皮丘不明显，或由于进针角度过小.导致注入皮下的药液又流出来，不能达到皮肤试验和治疗的目的，既影响注射的效果和对结果的准确观察，又增加了病人的痛苦，因此把握好操作过程中的注射技巧，直接影响到皮内注射是否成功的关键，现将皮内注射操作技巧介绍如下。

一、用物准备技巧

皮内注射液配制时，准备 2 个注射用治疗盘，一个用于配皮试液用，配液盘内备 2~3 副 5 ml、1 ml 一次性注射器，以备在操作过程中污染时更换，注射器应选择质量好、活塞连接紧密、针头较长、较尖锐的注射器为佳，以保证配液成功及防止在抽液过程中气泡产生。配液盘内物品摆放位置符合无菌技术操作原则。另一治疗盘带至病人床前操作用，内铺一小块无菌巾，用于放置配好的皮试液.操作盘内消毒液只需备 75%乙醇即可。如为青霉素皮试则需备青霉素注射专用盘.盘内备青霉素抢救盒，盒内备地塞米松、肾上腺素、砂轮、纱布、棉签、2 ml 注射器。

二、皮试液配制及抽药技巧

（1）青霉素皮内注射液浓度可配制成 20~40 U/0.1 ml 或 10~20 U/0.1 ml。如配制成 10~20 U/0.1 ml 剂量皮试液，则需将 1 支 80 万 U 青霉素溶解在 0.9%氯化钠注射液 4 ml 中；而如果配制成 40 U，0.1 ml，则只需将 1 支 80 万 U 青霉素溶解在 0.9%氯化钠注射液 2 ml 中即可，为减少配液过程中注射器活塞抽出过长易造成污染的危险，以选择溶解 0.9%氯化钠注射液 2 ml 为宜。用 5 ml 注射器抽取 0.9%氯化钠注射液 2 ml，在整个抽取药液中保持倾斜且针尖向下不离开药液.直至抽吸到所需的剂量。抽取药液要缓慢，以减少形成小气泡的机会。通常在抽液过程中.一次性注射器内表面总会附着有小量微气泡，为防止影响剂量的准确性，抽液时可在注射器乳头部多抽吸约 0.1 ml 小气柱。这样将 0.9%氯化钠注射液 2 ml 注入青霉素瓶内时，正好抵消注射器乳头处的容积，使溶解的剂量更精确。

（2）将 2 ml 注射器抽吸的 0.9%氯化钠注射液注入青霉素瓶内时，由于青霉素瓶内本身有一定的真空压力，可将注射器活塞自动推出，将瓶内压力释放，使之与瓶外压力相等。为保证用 1 ml 注射器抽液时注射器乳头部位不产生气泡，可采用"保留少量气压"的方法，即将 2 ml 注射器抽吸的 0.9%氯化钠注射液注入青霉素瓶内时，用手指轻抵活塞末端，使活塞不能自动退回，在手指的控制下.使瓶内压力释放一部分，但不完全释放，立即将注射器拔出，使青霉素瓶内仍保持一定的负压。将瓶内注射液充分摇匀后，倒转青霉素小瓶，使瓶塞朝下，将 1 ml 注射器针栓处拧紧，针头朝上.垂直刺入青霉素瓶中，由于瓶内仍有少量的真空压力，可将 1 ml 注射器活塞自动吸回，在手指的控制下当注射器内药液达到 0.1 ml 时，将针尖从瓶中拔出，可避免由于抽吸活塞，导致 1 ml 注射器内小气泡的产生，而影响皮试液剂量的准确性。

三、排尽注射器内空气技巧

（1）原液 0.1 ml 抽吸好后，抽 0.9%氯化钠注射液 0.9 ml 使剂量达 1 ml。1 ml 药液抽好后，使注射器针尖朝下，注射器保持 45°~50°的倾斜角度，右手持注射器。左手轻抽注射器活塞，使注射器乳头部形成一个约 0.06 ml 大小的半圆形气泡。吸附在注射器内壁表面，其容积不足注射器内径（1 ml 注射器内径约 0.5 mm）的 1/2，这样小气泡在注射器内形成一个斜坡，在注射器内跑动的速度最快.可克服因气泡太小，来回滑动时气泡跑不动，起不到充分混匀药液的作用，以及因气泡太大，易吸附于注射器内壁的弊端。

（2）注射器内小气泡来回滑动 2 次即可，每次滑动时以小气泡接近乳头部位但不达到乳头部、接近活塞的末端但不达到活塞末端为度，这样可保证小气泡不会破裂。最后 1 次滑动后，可将注射器慢慢由倾斜变为注射器针尖垂直朝上，使注射器内小气泡聚集在乳头口，然后迅速倒转针头将小气泡排出注射器，由于压力的作用，小气泡可完整被排出，而不会遗留于注射器内。

四、注射部位选择技巧

注射部位一般选择在前臂掌侧下段。有实验表明，皮肤越薄，所得皮丘直径越大。原因为皮肤较薄，注射后，局部张力较小的缘故。另外，皮肤薄厚的差异主要在真皮层，推测在表皮层和真皮浅层，其血液供应也必然不如真皮层较厚处丰富，注射后被吸收的量也应少于真皮层较厚处，所以皮肤较薄处皮丘大于皮肤稍厚处。腕中横纹上 4~5 cm 处正中皮肤最薄，可以 0.1 ml 的皮试液获取较标准的皮丘，且易于观察。

五、进针技巧

1.新生儿皮内注射进针技巧

（1）因新生儿皮肤覆盖脂肪，皮肤很滑，不易绷紧皮肤，且新生儿皮肤很嫩，角质层薄。左手拇指与示指捏起一块皮折，指间的距离大约 1.5 cm，右手进针时选择皮折的最高处，进针的方向比较偏向于皮折的长轴，既便于左手拇指固定针栓，又防止注射失败时针头刺伤自己。

（2）进针角度尽量小。因选择捏起的皮折后，进针角度好掌握。传统方法绷紧皮肤后进针因注射者自身右手的原因，角度不容易掌握。

（3）针尖斜面进入皮内后，其余操作同传统操作。

2.横刺进针法　左手绷紧病人前臂掌侧皮肤，右手持注射器，使针头斜面向上，在腕横纹近侧 3 横指正中，针头与前臂掌侧方向呈 90°，平行刺入皮内，左手拇指固定针栓，注入药液。因进针方向与皮纹平行，药液会顺着皮纹方向流入皮内，注射药液时无阻力，可减轻疼痛。

3.按压法　按压皮内注射法过程与传统皮内注射法相同。只是在左手拇指固定针栓时轻按注射器针栓部位，使针头与针筒紧密贴合皮肤，左手另外 4 指托住手臂，使注射部位和周围组织产生一定的压迫感，同时用右手推动活塞柄进行注射。

4.针尖斜面向下皮内注射法　针尖斜面向上可使针尖的斜面与皮肤产生切力。针尖斜面的边缘容易划伤真皮内的感觉神经末梢，增加疼痛反应，且针尖斜面与针梗形成明显的角度，当针尖刺入皮肤时，明显增加了阻力，因此穿刺时刺激强度增强，作用时间延长，病人的疼痛反应也会随之增加。而针尖斜面向下皮内注射法是将针尖斜面向下，针梗与皮肤呈 5°进针，同常规方法注射，至皮肤发白、毛孔显露，20 分钟后观察结果。本方法避免了真皮与针尖的边缘直接摩擦，避开了针尖斜面与针梗形成的角度所产生的阻力，缩短了刺入皮肤的时间，减轻了刺激强度，疼痛反应明显减轻。

5.增加进针角度的皮内注射法　左手绷紧皮肤，右手持针，进针角度为 30°~40°，针尖斜面进入皮肤 0.4 mm 再平行进针，直至覆盖针尖斜面。其优点如下。①增加注射的成功率：由于表层皮肤致密，5°~ 15°进针，进针阻力大，稍用力又可导致进针过深，皮丘不明显。改变进针角度后，则可减小进针阻力，增加注射的成功率。②减轻组织的损伤：由于进针角度增加时，对表层皮肤的损伤相对减少。③减轻病人的疼痛：由于痛觉神经在表皮分布较广，较敏感，增加进针角度可减轻病人的疼痛。

6.环形按压法　常规消毒后，嘱病人用一只手握住另一只手的前臂，离针刺的地方 2 cm 处，并用拇指用力按压，同时按皮内注射法持针刺入皮内。待药液注入，局部皮丘形成直径约 0.5 cm，拔出针头后，方可将按压之手松开。本方法是对痛觉神经传导的瞬间阻断，不损伤神经，使机体对疼痛刺激产生的感觉和反应均受到抑制，产生无痛效果。

六、形成皮丘技巧

（1）将配制好皮试液的注射器内空气排尽，左手绷紧皮肤，右手持注射器，针尖斜面向上，与皮肤几乎平行地刺入皮内，待针头斜面全部进入皮内后，左手用拇指固定针栓，右手推注药液 0.1 ml，局部见半球形隆起，使其成直径≤0.5 cm 的皮丘。注射毕，迅速拔出针头，15~20 分钟后观察结果。

（2）左手固定皮肤(绷紧或不绷紧均可)，右手持注射器，针尖斜面向上放于注射部位，抬起注射器尾部，使针头与注射部位呈 10 独~30°进针，先刺入针尖斜面的一半，然后放平注射器，将斜面全部刺入，松开左手，固定针栓推注药液 0.1 ml，使局部隆起一半圆形皮丘，随后拔针。

（3）将左手掌面向上平放于病人前臂下端的背侧，示指与中指、指环、小指分开，分别置于前臂下端的桡侧或尺侧，中指、环指、小指并拢呈弧形，示指略向掌心弯曲.分别将各自靠近的一侧皮肤向前臂背侧绷紧，同时左拇指固定下端掌侧皮肤向远端绷紧，其内形成一个三角形的间隙。针尖可从此间隙进入。此时左、右、下 3 侧皮肤均绷紧，进针时又无拇指衬垫，针头几乎与皮肤平行，这样进针深度比较准确。本方法对消瘦、皮肤松弛者效果更佳。

（4）将左手放在病人前臂外侧面，用拇指、大鱼际肌和其余 4 指一起从前臂两侧绷紧皮肤进行注射，当针头斜面进入皮内后，左手拇指松开，并固定针头，右手进行注射。由于是从前臂两侧绷紧皮肤，因而有以下优点：①不易造成注射部位的污染。②注射方便，不影响操作。③皮肤绷紧彻底，易于注射，减轻病人的痛苦。④固定针头方便，只需活动一下拇指即可达到准确的固定效果。

七、观察皮丘技巧

1.穿刺成功表现注入药液 0.1 ml，局部可见半球形隆起（皮丘），皮肤变白、毛孔变大，皮丘边缘与周围皮肤分界清楚，且推药时有阻力感。针尖斜面进入表皮与真皮之间，真皮由致密结缔组织组成，药液不易向周围组织扩散，而向表皮突出，皮丘清晰，皮试结果更准确。

2.穿刺失败表现穿刺过深，针头进入皮下组织，皮下组织由疏松结缔组织和脂肪组织组成，注入药液 0.1 ml，药液迅速向周围组织扩散，使皮丘隆起不明显。非半球形，且皮丘基底较宽，影响皮试结果的观察。

第二节　皮下注射技巧

皮下注射是将少量药物注入皮下组织，经皮下小血管吸收药物，经血液循环送达靶器官发挥作用的一种注射方法。常用于不宜经口服给药，或要求较口服给药产生作用迅速而又较肌内或静脉注射吸收为慢的情况，如预防接种或胰岛素、肾上腺素、阿托品等药物注射。

人体皮肤表层有丰富的神经末梢，对疼痛最敏感。在临床工作中，皮下注射时常因进针深浅度、进针角度把握不准确，或因注射方法不正确造成病人疼痛、血肿、硬结等不良反应发生。护士在操作过程中既要保证药液剂量注入准确、避免药液浪费，同时又应减轻病人痛苦。现将皮下注射的技巧阐述如下。

一、用物准备技巧

注射器和针头的选择一般以注射药液的剂量而定。①药液<1 ml 时，选择 1 ml

注射器和 4.5 号针头，以避免药液残留于注射器中造成注射剂量不准确。②药液剂量>1 ml 时，一般选用 2 ml 注射器和 5.5 号或 6 号针头，注射器和针头应与注射药液相匹配。

二、药液抽取技巧

1.<1 ml 药液抽吸法有些药物价格昂贵，剂量极小，如<1 ml，又没有与之相匹配的注射器。普通 1 ml 注射器的乳头容积是 0.08 ml，按常规方法注射，总会有 0.08 ml 左右的药物残留在注射器乳头中.导致药物剂量不足，并给病人造成一定的经济损失，为避免上述情况，可选用"留气注射法"。

具体操作方法为：在整个抽取药液过程中保持注射器倾斜，且针尖斜面向下，使针尖不离开药液，这时注射器顶端有一约 0.08 ml 的气柱，跟随药液进入注射器，并浮于药液之上，直至全部吸完。抽取药液要缓慢，以免抽液过快，使药液形成泡沫。注射时，仍然保持注射器针尖向下，无须排气。当病人直立时，注射部位选择三角肌下缘，从肌肉上方由上向下穿刺后注射。药液注完时，0.08 ml 残余空气充满注射器乳头，不会进入皮下，而注射器中也无药液残留。

2.>1 ml 药液抽吸法也可采用留气注射法，注射器内留有少量空气，针头朝下，利用空气的漂浮原理，将注射器内空气弹至注射液液面上方，以注射器乳头部对侧上方为宜。但值得注意的是注射器内的预留空气量以能逼出全部药液及在皮内形成小气栓为宜，气栓不应>0.1 ml，气栓过大会引起皮下气肿，反而会影响药物的吸收，临床操作需反复练习达熟练程度方可采用本法。

三、注射部位选择技巧

皮下注射常选用的部位有上臂三角肌外缘，其次为上臂外侧、后背部皮下、脐周腹部、大腿外侧、臀部。

1.上臂 三角肌病人取坐位或卧位，将上臂三角肌按额状轴和矢状轴平均分为 4 份.取上内 1/4 偏中位为注射部位，针头与皮肤呈 45°刺入 2/3。此方法避开了尺神经、桡神经、腋神经，且感觉神经末梢分布较少，疼痛较轻，不影响上臂活动。另外，注射部位肌肉层较厚，血管丰富，针头刺入 2/3 使药物注入皮下深层，有利于药物吸收，并减少肌肉刺激症状的发生。

2.腹部 肥胖病人因脂肪过厚：消瘦病人皮肤松弛、弹性差，造成进针困难，易致疼痛。对于这类病人，可选择腹部皮下注射，因其面积大，温度恒定，药物吸收快，不受运动的影响，便于操作，也特别适用于需卧床休息的病人。

四、进针技巧

皮肤分为表皮层和真皮层，表皮层厚约 0.26 mm，真皮层厚 0.5~2 mm，其中痛觉神经主要分布在真皮内。实践证明，皮下注射进针时皮肤固定的方法、进针角度的大小、针尖进入皮下的长度与药物的吸收及病人的疼痛反应有很大的相关性。

1.皮肤固定技巧 常规皮下注射时，仅绷紧注射处皮下组织，而并不提起皮下组织，这种注射方法易导致注入过浅，疼痛增加或因力度把握不准，注射过深达肌层。为了更准确地将药液注入皮下组织，固定皮肤时，左手拇指和示指应提起注射部位的皮肤和皮下组织，使药物通过提起的皮肤注入皮下组织，特别是在后背部、大腿前外侧、上臂外侧、臀部行皮下注射时，不提起皮下组织，注入过浅，可因皮内感觉神经受压，疼痛明显；注入稍深，易注入肌肉层，如皮下注射胰岛素，若注入肌肉层，吸收速度明显增快，若未及时进食，易发生低血糖反应。因此注射时常选用此法，瘦弱者也可用提起皮下组织的方法进行注射。

2.进针角度技巧　临床常用的 2 种进针法有斜刺进针法、垂直进针法。2 种方法均能使药物注入皮下组织而未深达肌肉层，均符合皮下注射的要求。

(1) 斜刺进针法（斜刺法）左手绷紧皮肤，右手持注射器，示指固定针栓，针刺角度根据皮下组织厚度而定，一般针尖与皮肤呈 30。进针，进针深度为针尖和针梗长度的 2/3。斜刺法用力支点在肘部，为整个前臂用力，针尖刺入皮肤的冲击力小，进针速度较慢，且由于斜面进针，针尖与组织接触面积加大，增加了针尖对组织的切割与撕拉，从而加大了组织损伤程度，使病人疼痛加重。

(2) 垂直进针法（垂直法）病人上臂与躯干平行，操作者左手拇指、示指提起注射部位的皮肤和皮下组织，右手持注射器如握笔姿势，示指固定针栓。呈 90°，刺入针梗的 2/3。使药物通过提起的皮肤注入皮下组织，放松提起的皮肤及皮下组织。防止药物自针刺处溢出。垂直进针法用力支点在腕部，为手腕部用力，针尖刺入皮肤的冲击力大，进针速度较快，降低了进针的难度，且垂直进针时，针头刺入组织内长度少，与组织接触面积相应减少，对组织损伤程度也相应降低，病人疼痛程度减轻。

五、注射技巧

1.较大剂量药液的注射技巧　对剂量稍大的药液做皮下注射时，进针深度约为针梗的 3/4，抽吸无回血，一边缓慢推注，一边退针（边退边抽回血，无回血时方可注射药物），退到针梗的 1/2 处，直到注射完毕。本法可使药液弥散在皮下组织内，增加吸收面积，减轻局部的张力而减轻胀痛，减少硬结的产生。

2.小剂量药液的注射技巧　价格昂贵的小剂量药液做皮下注射时，为保证药液剂量的准确性，避免浪费，用 1 ml 注射器，注射器内留 0.1 ml 的空气，气泡留在药液的末端。在推完药液后 0.1 ml 气泡随着推注留在注射器乳头部和针梗内，不会进入皮下组织。

3.注射速度技巧　注射速度主要看病人对痛觉的反应，传统采用的"二快一慢"，即进针快、推药慢、拔针快，目的是减轻病人的疼痛，有利于药物的吸收，但推药速度过慢，针尖长时间留在皮下组织内，加之药物的刺激作用，反而导致局部痉挛、疼痛。注射速度的把握还要掌握好不同药物推注时间与疼痛的关系，胰岛素类推药速度一般宜 30 秒，而低分子肝素类一般以 45 秒为宜，这与药物的浓度、性质、吸收时间有关，只有掌握好推药的速度，才能既做到减轻疼痛，又可以节约时间。

4.按压时间技巧　拔针后按压时间，没有明确规定，应尽量延长按压时间，如按压时间过短，易引起皮下出血，但不同的药物注射按压时间不相同，特别是抗凝血药，应适当延长按压时间，一般不少于 3 分钟，因为凝血过程是一个复杂的生理过程，需要一定时间完成，正常凝血时间为 3~5 分钟，因而对于有凝血功能障碍的病人应适当延长按压时间。

六、几种特殊注射方法技巧

1.采用肌内注射的持针方法　即用左手拇指和示指分开皮肤，右手持针，如握毛笔手法，以中指固定针栓。进针方法改为：依靠手腕下垂的力量，从注射部位外侧向内侧方向快速进针，刺入针梗的 2/3，和肌内注射略同，所不同的是进针的角度和深度。最好选用 4.5~5.5 号针头控制深度，进针角度为 30°~40°，以达到皮下注射的部位。

2.腹壁皮下注射法　对于衰竭消瘦或肥胖病人，采用提捏法可使皮肤绷紧，使之凸起，较为固定，易于进针，病人无疼痛感，且操作简单、安全。左手拇指与示指分别相距 5cm 固定按压皮肤，然后两指并拢，并最大限度捏紧，使中间皮肤凸起，形成皱褶，在皮折最高点垂直进针，深度以针头进入皮折下为宜，进针 2/3，抽血无回血，慢慢推注药物。注射完毕后拔针，用棉签压迫 1~3 分钟，力度以进针处皮肤下陷 1 cm 为宜。

3.用电脑输液泵自动皮下注液法　烧伤、整形手术中，为获取较大、较薄的皮片，减少创面出血，可采用电脑输液泵进行自动皮下注射。将已配制好的皮下水肿液加入电脑输液泵中，连接输液管与输液泵，流量调整为 1 000 ml/h，用 9 号或 10 号穿刺针于取皮部位行皮下穿刺，启动输液泵，可见皮下组织缓慢水肿.当液体压力达到报警阈值时，变换穿刺部位，重新启动输液泵。也可持续按压冲洗键进行输注。

第三节　肌肉注射操作技巧

肌肉注射是将少量药液注入肌肉组织内的方法。人体肌肉中分布着丰富的毛细血管网，毛细血管壁是多孔的类脂质膜，药物透过的速度较透过其他生物膜为快，因此自肌肉注射的药物通过毛细血管壁到达血液内，吸收较完全且迅速。肌肉注射虽然是临床常用的注射方法之一，但临床工作中常因肌肉注射时注射部位选择与定位不当或进针深浅度等方面存在一定的问题，造成病人不必要的痛苦，甚至导致医疗纠纷。如能在用物准备、配液、消毒、注射时掌握一定的方法与技巧，定将降低病人的疼痛与不适，并且能有效防止坐骨神经和腓总神经的损伤，降低操作风险率。

一、用物准备技巧

用物准备应根据药液的性质来选择。药液剂量<1 ml 时，如肌肉注射疫苗，应选择 1 ml 注射器，使得注射的剂量更为精确；药液在 2~5 ml，应选择 5 ml 注射器.

针头选择 5.5 号或 6 号针头。注射器针尖应选择无钩、无毛刺、针尖尖锐，针梗直，针梗与针栓连接处无松动。尽量不选择 10 ml 注射器，因其活塞长，肌肉注射时，不便于手部力量的控制，易导致疼痛的发生。如注射用药为油剂或混悬液，需备较粗、较长的 7 号针头，以便注射时刺入肌肉的深度更深，有利于药物的扩散及吸收，降低疼痛的发生。

二、病人准备技巧

肌肉注射时，护士应消除病人对注射的恐惧心理，以良好的服务态度接待病人，做好解释工作，使之处于一种安全、平静的心理状态下接受肌肉注射，注射应选择在安静、舒适、能保护病人隐私的环境中进行，病人卧于病床上或坐于椅子上。有利于注射时缓解局部肌肉紧张，能有效降低注射时疼痛的发生。

三、注射操作技巧

1.注射部位选择技巧

（1）肌肉注射常选用的部位注射部位的选择是无痛肌肉注射的关键，常选用臀大肌、臀中肌、臀小肌、股外侧肌、上臂三角肌。在所有的注射部位中以臀中肌、臀小肌注射部位较理想，因此处血管、神经较少，脂肪组织较薄，肌肉较丰富，在此注射能有效防止注射时血肿的发生。

（2）新生儿肌肉注射部位的选择新生儿常用肌肉注射区肌肉的厚度依次为臀大肌>股四头肌>小腿三头肌>三角肌。根据血管神经分布情况，肌肉注射区应该是臀大肌外上 1，4 区、股四头肌中区、小腿三头肌肉侧和外侧部、三角肌前上区和后上区上部。但临床上新生儿臀区范围较小，注射部位接近坐骨神经，进针稍有不慎，神经损伤的机会较多。同时新生儿臀大肌发育不健全，肌肉薄弱，不易暴露，也不利于药物的吸收。加上皮下脂肪较厚，也是尿布浸泡部位，易感染.若选择此处作为常规注射部位，针眼出血不易被发现，且易给病人带来局部感染、淤血、硬结形成等病理改变。股外侧肌中区肌层厚而筋膜较薄，无大血管神经走行，注射部位显露清楚，是最理想的注射部位。另外，小腿三头肌肌腹发达，血液供应丰富，有利于药物注射后的吸收，特别是对由于腰、背部损伤或术后采取俯卧位的病儿，在此处做肌肉注射比较方便，从理论上讲，若无临床禁忌。该部位应作为肌肉注射的备选区。

2.肌肉注射定位技巧

（1）臀大肌肌肉注射的定位方法有 2 种。①十字法：从臀裂的顶点向左或向右划一水平线，然后从髂嵴最高点划一垂直线，这样一侧臀部被划分为 4 个象限，其外上象限为注射部位，注意应避开内角。②连线法：取髂前上棘与尾骨连线的外上 1/3 处为注射部位。

（2）股外侧肌肌肉注射的定位方法于髂嵴上取一点，即髂嵴点，此点于髂前上棘外侧 3~5 cm 处，髂嵴点与髌骨上缘中点的连线即为肌肉注射的前界；股骨大转子与股骨外上髁的连线为后界，将髂前上棘至股骨外上髁连线分为 3 等分。其中上

1/3 交界处为上界，中下 1/3 处为下界，上界相当于髂前上棘下 13~15 cm 处，此方框范围即为股外侧肌肉注射的安全区，即相当于股外侧中段部位。此部范围较大，(7~10) cm×（15~17）cm 大小，适宜较长期的肌肉注射。

3.肌肉注射进针深度技巧肌肉注射时进针深度及针刺方向对降低病人的疼痛程度及影响药物的吸收有一定的关系。

（1）臀大肌外上区皮肤及皮下组织厚度为（0.76~0.23）cm，肌肉厚度为（1.40±0.30）cm，新生儿肌肉注射进针约 1.5 cm，即能保证完全达到肌层，注射时针头与皮肤垂直，针头应避免指向内下方。

（2）股外侧肌皮肤及皮下组织的厚度为（0.55±0.08）cm，肌肉厚度 1.00。1.67 cm，新生儿肌肉注射时进针约 1.2 cm，即能保证完全达到肌层，注射时针头与皮肤垂直指向股骨方向。或与皮肤呈 45°进针为宜。

（3）小腿后侧上半部分为 3 区，此范围的上界为腘窝中点平面以下 2 cm 处，下界为小腿中份平面以上。①内侧区为注射的安全区：该区皮肤、皮下组织及肌肉厚度深达（1.293+0.21）cm，无血管及神经干走行。②小腿后部上份外侧为相对安全区：此区软组织较厚，浅层有少量腓肠外侧皮神经的细支，深层亦无大血管及神经干。③注射的危险区：小腿后部上 1/3 中线处约 1.5 cm 的范围，浅层有小隐静脉，腓肠肌内侧有皮神经，深层有胫后血管神经束。

关于注射的深度，由于安全注射区的皮下组织及肌肉厚度为（1.293+0.21）cm，而新生儿用注射器针头长仅 1.2 cm，故 1 临床注射针头刺入 1 cm 时能完全到达肌肉。

4.进针技巧

（1）皮肤绷紧技巧肌肉注射时，在消毒液涂擦后，局部组织已达到紧张状态，下列操作可减轻局部刺激，避免组织产生剧烈收缩，而达到无痛感。①进针时要等待消毒液干后才能进针，防止消毒液随针进入体内引起疼痛。②避免用粗暴法进针，应左手拇指、示指错开并绷紧局部皮肤，右手持针筒第 1 次只有腕关节碰注射区旁边，病人认为是进针，局部肌肉立即收缩，待确定未进针后局部肌肉马上放松，与此同时第 2 次使针尖和腕关节同时碰到注射区，并将针头垂直、迅速刺入，腕关节的力量稍大些，此时病人基本无疼痛感。

（2）拇指按压进针技巧首先将拇指用聚维酮碘消毒，待消毒液干后用该拇指按压注射部位 10 秒后迅速进针，进针与拔针要快，注射药液的速度要慢而均匀。本方法抑制了痛觉神经元信号的传人，使痛感反应降低。

5.推注药物技巧 要减轻由于注药时周围组织产生的压力和刺激，推药方法要根据药物的性质及注射量而决定。①对刺激性大的药物，可缓慢且均匀推药，并作深部肌肉注射。②如药量多可一边推药一边缓慢退针，但要保持肌肉注射深度，以便使药液分散，减少局部张力，减轻疼痛。③同时注射多种药液时，应先注射刺激性较弱的药液，然后注射刺激性较强的药液。

6.拔针技巧拔针时要顺着进针方向，轻快拔出，棉签按压力度要与拔针力度相等。这样拔针时病人无拔针的感觉。避免用力不均、方向不同等引起的组织收缩与针头产生摩擦，导致拔针后疼痛。

7.特殊病人肌肉注射技巧

（1）水肿病人选用 7 号针头，抽吸药液，排尽空气，消毒注射部位皮肤及左手示指和中指，用此 2 指将注射部位的皮肤及皮下水肿液推向一侧，快速进针，注射毕，按压 3 分钟。此方法使穿刺点不在各层组织的同一位置，注射后错开的皮肤回到原来的位置，故药液不易反溢和外渗。

（2）婴幼儿 目前公认肌肉注射较好的操作原则是"进针快、拔针快、推注慢"（简称"两快一慢"）。它可以明显减轻病人的疼痛感，但这一方法并不适合每一个病儿，在给小儿肌肉注射时，应注意以下问题。

1）选择注射部位准确 小儿臀部面积较小，加之有的病儿衣着多，包裹严实，给准确划分注射部位造成不利。为了使部位选择准确、迅速，我们常以触及尾骨尖端为标志，从此端点向臀部的左或右侧画一横线，再从一侧臀部的中点（即相当于髂嵴中点处）划一垂直线，在这十字的外上 1/4 部即是常用的肌肉注射部位。

2）严格执行无菌操作小儿皮肤娇嫩，局部抵抗力弱，加之粪、尿易浸湿注射部位皮肤，如果不严密消毒皮肤，则注射针眼处会发生不同程度的红、肿、痛，甚至发生局部脓肿。因此皮肤消毒时要严格做到"一碘二酒"（即 1 根聚维酮碘棉签消毒 1 遍，2 根 75%乙醇棉签消毒 2 遍），以防发生感染。

3）不宜"两快一慢"，而宜"三快不怠"（即进针快、推注快、拔针快，简称"三快"）。因为多数病儿特别是婴幼儿在肌肉注射时常不能配合，大哭大闹，扭动不止，因为扭动臀肌致臀肌强有力地收缩，从而使针梗易于折断。因此对这些病儿肌肉注射时宜"三快不怠"，不宜"两快一慢"。当然，对没有抵抗能力的小婴儿和能配合的较大病儿还是可以采取"两快一慢"的注射方法。

4）注射时，切勿将针梗全部刺入，而应露出针梗根部 5 mm 左右为宜，并以右手固定好针柄，以防病儿突然躁动时针头从根部折断。一旦发生断针，应迅速提捏断针部的肌肉，用止血钳夹住露出皮肤的断端迅速拔出。如果针头断端未露出皮面，应立即捏住断针部位的肌肉，使针头固定，并立即报告医师，进行紧急处理。

四、特殊药物肌肉注射技巧

1.青霉素肌肉注射技巧 青霉素肌肉注射时产生疼痛，有时因疼痛难忍而不得不中断注射。传统肌肉注射往往采取进针后固定一个方向注药，导致药液聚集在局部.产生剧烈疼痛。临床工作中摸索出了一种新方法：进针后先推入少许药液，然后在原位置上呈弧形旋转针头 5°~10°，针柄与针头保持垂直位置，再推入少许药液，再缓慢旋转针头 5°~10°，可边推药液边转动针头，每次推入药液多少可灵活掌握，直到注射完毕。

2.高浓度、黏稠针剂注射技巧 采用常规方法肌肉注射高浓度、黏稠针剂，如长效青霉素、氯霉素等，易阻塞针头。现以注射长效青霉素为例，病人行常规皮试后，取 5 ml 注射器抽取 0.9%氯化钠注射液 4 ml，注入长效青霉素瓶中（30 万~120 万 u/支），充分摇匀。抽吸入 5 ml 注射器中，排尽注射器内空气，再抽取少许 0.9%

氯化钠注射液（以充满注射器的乳头部和针头为宜），然后按常规方法进行肌肉注射，推注速度稍快。其优点是 0.9%氯化钠注射液充满注射器的乳头部和针头，防止了高浓度、黏稠的药液在开始注射时就与肌肉接触而堵塞针头，降低了注射难度，减轻了病人的痛苦。

3.微量药液肌肉精确注射技巧　在使用 2 ml 一次性注射器抽取 1 ml 药液注射时，因注射器乳头占有一定的容积，使得药液不能全部注入，每次注入后总有少量药液残存于注射器乳头和针梗中。若用 2 ml 注射器抽取 1 ml 的药液后再抽吸 0.1 ml 空气，利用空气压力可将药液完全注入肌肉。这种方法，对于微量且价格昂贵的药物或需长期注射治疗者，不仅能避免药物浪费，而且保证了药物剂量的精确，且操作方法简单易行。

4.改良悬浮液肌肉注射技巧　混悬液溶水性差，溶解缓慢，故容易堵塞针头而致一次注射不成功。改良注射法因在溶媒中加入一定量空气，在稀释、抽吸、注射药液的过程中，因针梗内充满空气，使针梗内无药液沉积，且让药物充分溶解，注射时注射器内留 0.1~0.2 ml 空气使一次注射成功率提高。抽溶媒 3~4 ml 及空气 0.1~0.2 ml 注入瓶内溶解粉剂，使针尖斜面在药液平面以上，针头（连接注射器）留在瓶内，使针梗中充满空气而无药液。充分摇匀，选常规注射部位，姿势为卧位，消毒。然后再抽吸药液和瓶内空气，且针梗中仍充满空气。将注射器从瓶中抽出，保持针尖向下直立，使注射器内 0.1~0.2 ml 空气漂浮向上。针头与皮肤呈 90°进针，回抽无回血后，快速均匀用力推注。

五、肌肉注射并发症的处理技巧

1.肌肉注射致虚脱处理技巧

（1）肌肉注射导致虚脱发生的原因是多方面的，主要由心理、生理、药物、物理等因素引起，常在病人精神高度紧张、对痛觉刺激敏感性增强、注射刺激性药物或注射速度过快时发生，其主要的临床表现有头晕、心悸、面色苍白、眼花、耳鸣、血压降低等。

（2）处理技巧　如病人发生虚脱现象，护士要镇静，给病人及家属以安全感。立即做出正确判断，区别是药物过敏还是虚脱，如是过敏需立即进行抢救；如果虚脱一般无须特殊处理，大多休息 15~30 分钟，即可缓解，少数病人需给氧或呼吸新鲜空气，必要时静脉推注 50%葡萄糖注射液，症状可很快缓解。

2.肌肉注射引起晕厥处理技巧

（1）肌肉注射晕厥的发生主要是由于病人对注射存有恐惧心理或空腹时注射。强烈的疼痛刺激，可使正常的神经功能失调，心率加快，心排血量减少，血管痉挛。脑组织突然供血不足而致晕厥。主要临床表现有出冷汗、双眼发黑、心悸、心率加速、血压降低。本类现象并非过敏反应，而多为疼痛所致。

（2）处理技巧①消除病人恐惧心理，避免因紧张而致血管收缩，造成脑组织缺血、缺氧而发生晕厥。②对偶然或害怕注射的病人，应在餐后或喝糖水后再行注射，且让病人卧于床上或长凳上注射。③减少注射引起的疼痛，在肌肉丰满处深部注射，以利吸收。

3.预防肌肉注射硬结产生的技巧　肌肉注射后硬结是臀部肌肉注射后最常见的并发症，它不仅给病人带来痛苦，影响药物的吸收和疗效，也是造成中断治疗的原因之一。

（1）肌肉注射硬结产生的原因除药物的浓度、pH 值、药物的配伍及无菌操作外，还与进针深浅度、药液是否注入皮下脂肪层、吸收差等有关。有关资料表明：①即使药液注入肌层，若反复、连续在一处注射超过 14 次，随着注射次数的增多，反复连续的刺激，使肌纤维逐渐变性、萎缩，肌纤维大量增生，并相互融合而形成硬结。②注射过程中若带有微粒，如玻璃屑、橡皮粒、纤维、蜡粒，尤其肉眼可见的颗粒更容易造成硬结。③局部注射药物后初期形成的较大硬结一般与药物刺激有关。

（2）处理技巧①减少操作时对局部肌肉组织的机械损伤：选用锐利针头，注射点要尽量分散，遇有需长期注射的病人可选用臀大肌、股直肌、股外侧肌等部位交替注射。避免在同一部位多次重复注射。推药时，速度宜缓慢，用力要均匀.以减少局部刺激。②减轻注射药物本身对局部的化学刺激，易吸收的药物剂量可适当加大，难以吸收的药物须限制剂量。在心力衰竭、肾源性水肿和臀部损伤等情况下，臀部肌肉的血流量降低，从而影响注入药物吸收速度，故应减少注射剂量。采取多次注射。③掌握适宜的注射深度：依据有关臀部肌肉注射区的皮下脂肪层的厚度和常规注射针头刺入深度的研究，极度肥胖者肌肉注射时，尽量不选择臀大肌而选用臀中肌、臀小肌或股外侧肌注射，以确保药物注入肌层。小儿臀区组织较薄，注射深度要酌情减少。④减少细屑、颗粒的污染：坚持先用砂轮割锯，再用 75%乙醇消毒后掰开安瓿方法，禁用长镊敲打安瓿。注射前，如发现药液中出现橡皮粒、纤维、蜡粒、黑点时，应废弃，并重新备药。⑤肌肉注射 2~3 小时后进行热敷，效果比较好，原因是肌肉注射后针眼需 2~3 小时才能完全闭合。如果注射后立即热敷，有害微生物易从针眼侵入，造成局部红、肿、痒、痛等炎性反应，不仅达不到预防硬结的目的，反而会增加病人痛苦。另一方面，肌肉注射后药物通过毛细血管壁吸收，不同的药物吸收速度不同，吸收较慢的药物.在注射后局部形成一个药物储存库，如果注射后立即热敷，温度的变化会直接影响到药物的药性和疗效。在肌肉注射 2 小时后针眼闭合，药物基本吸收，如此时热敷，可促进局部血液循环，防止发生硬结，或加速硬结消退，从而减轻病人痛苦，提高药物疗效，达到治疗目的。

4.肌肉注射断针处理技巧

（1）肌肉注射时严格掌握进针深度 2/3 的要求，留 1/3 针梗在体外。一旦发生针梗折断，护理人员要冷静、沉着，立即用左手拇指、示指捏住注射部位。用右手拿止血钳夹取断针，同时做好病人和家属的思想工作，解除紧张情绪，取得病人和家属的配合。

（2）如取针失败，仍应保持冷静，通知医师用磁性吸针器向外吸取。

（3）如果断针已进入深部须手术取针时，切忌病人步行，控制断针侧肢体活动。以避免臀肌收缩，致断针在肌肉内移位，并立即将病人俯卧于平车上，送入手术室.在 X 线定位下手术取针。术后要关心、安慰病人，取得谅解。

5.臀肌挛缩症的预防技巧

（1）臀肌挛缩症的原因　由于臀部多次接受肌肉注射，造成臀大肌肌肉组织纤维瘢痕化，导致髋关节外展、外旋挛缩畸形和屈曲功能障碍。一般肌肉注射部位在臀部外上 1/4 处，此处为臀大肌部位，注入的药液会顺着肌肉纤维走向扩散，由于反复多次注射，这些肌束反复受到药液刺激，容易发生化学性、损伤性反应，导致肌肉组织萎缩变性，纤维组织增生。医学上称儿童注射型臀肌挛缩症。

（2）儿童注射型臀肌挛缩症的主要表现姿势和步态异常，下蹲时尤为明显，下蹲时双膝关节不能并拢。严重的病儿坐位时不能够翘"二郎腿"。仰卧位时，双膝关节分开，站立时两下肢轻度外旋，双足不能完全并拢，呈"外八字"，行走蹒跚，尤其快步或跑步时，则呈跳跃状。有效掌握注射方法和技巧对预防臀肌挛缩症的发生有重要的作用。

（3）臀肌挛缩症的预防技巧①婴幼儿应尽量避免臀部肌肉注射：对儿童特别是婴幼儿.患病时尽可能采用静脉或口服给药途径，尽量避免接受多种针剂的肌肉注射。必须注射时，应两侧臀部轮流接受注射，同时注射部位不能固定在一个点。病儿连续肌肉注射超过 1 周，用药效果不显著者应改用静脉给药途径。②避免注射刺激性强的药物：合理使用抗菌药物，慎用青霉素类刺激性强的药物肌肉注射，尽量减少注射的次数，控制药量，以 1~1.5 ml/次为宜，以减少药物的刺激性，如药量过大应予静脉滴注。③青霉素类药物宜用 0.9%氯化钠注射液溶解，不宜使用苯甲醇溶解，以避免组织难以吸收而造成局部组织变性坏死、纤维化，瘢痕形成。④选择合适注射部位：注射时应选择无炎症、无硬结处的皮肤，避免损伤神经，多次注射时应更换部位、深浅度适宜，注射前要根据病儿年龄、臀部肌肉发育情况，选择针头型号。为消瘦病儿进行注射时应提起臀部肌肉进行注射.进针方向与皮肤呈 90°。⑤严格执行无菌技术操作：进行肌肉注射不宜用 75%乙醇棉球消毒，应用含 0.25%有效碘的聚维酮碘消毒 2 遍，消毒直径>5 cm，以避免因肌肉注射造成局部感染。

（魏静 李茂英 刘海芹 张可春）

第五章　口服给药技巧

第一节　配药技巧

口服给药是一种最常用的给药方法,它既方便又经济且较安全。药物经口服后,通过胃、肠黏膜吸收进入血液循环,起到局部或全身的治疗作用。口服法的缺点:①吸收慢而不规则。②有些药物到达全身循环前要经过肝脏,使药效受到破坏。③有的药物在肠内不吸收或具有刺激性而不能口服。④病危、昏迷或呕吐不止的病人不宜应用口服法。因此,护士应根据病情、用药目的及药物吸收的快慢,掌握用药的时间。

一、评估技巧

1.医嘱评估核对医嘱.对不正确或不安全的给药医嘱予以纠正。

2.病人评估技巧

(1)全身情况年龄、体重、性别及目前病情、治疗、用药、意识状态、生命征、沟通能力、自理能力、有无手术、禁食等情况。

(2)用药史既往病史、用药史、过敏史、家族史及有关习惯(如饮食习惯、烟酒嗜好、经常饮用咖啡或茶等)。目前用药的目的与计划。

(3)心理社会方面病人服药的动机,对治疗的态度、合作程度,是否有药物依赖以及对给药计划的了解与认知程度,社会经济状况等。

(4)健康知识有关疾病与用药知识的了解程度。

3.药物评估评估药物的质量。包括药名、剂量、浓度、批号、有效期、颜色、有无变质等,水剂还应注意有无沉淀、混浊、絮状物等。了解所用药物的主要药理作用和不良反应。

4.自身评估评估自身对所用药物知识的掌握程度,是否有不熟悉的药物或新药,病人有疑问时是否能解释清楚。

二、用物准备技巧

药柜内备齐所需的药物、药匙、量杯、注射器或滴管、药杯、弯盘、服药本、小药卡、消毒毛巾等。

三、配药技巧

(1)先清洁药盘,洗手。

（2）仔细核对服药本和小药卡，确认无误后按床号顺序将小药卡插入发药盘内。

（3）将病人床号、姓名写在小药杯盖子上。为了防止小药卡挪动位置而发错药，建议不使用小药卡。

（4）根据服药本上的时间摆药，注意病人用药的起止时间。

（5）先配固体药（片剂、丸剂、胶囊剂），后配水剂和油剂。

（6）固体药不能用手直接取用，必须用药匙取药。

（7）一片药要分次服时，用刀片或剪刀分割，剂量要准确。

（8）摆水剂或油剂用量杯计量左手持量杯，拇指置于所需刻度，右手持药瓶，先将药液摇匀，标签朝上，举量杯使所需刻度与视线平行，缓缓倒入所需药量，倒毕以湿纱布擦净瓶口，放回原处。

（9）同时服用几种水剂时，须分别倒入几个杯内。

（10）更换药液品种应洗净量杯。

（11）药液<1 ml，须用注射器或滴管测量。1 ml=15滴，用滴管滴时滴管须稍倾斜。

（12）为使病人得到准确的药量，避免将药液直接倒在杯内，油剂或用滴计算的药物，应滴入已盛好冷开水的药杯。

（13）同时配几种液体药物需分别放置，同一病人的数种固体药片可放入同一个杯内，药粉或含化药须用纸包。

（14）水剂和油剂开瓶，及时在标签上注明开瓶日期，一般可以保存7~14天。

（15）药摆毕，应将药物、小药牌与服药单全部核对一遍；发药前由别人再查对一次，无误后方可发药。

（16）双人查对法在取药和配药的过程中由2名护士核对，减少了将药全部配好后再次核对时辨认药物的困难，有利于避免差错。

（17）有的医院设有中心药站，为住院病人集中摆药，减少病区摆药、取药、退药、保管等烦琐工作。病区护士每日查房后，将药盘及服药本一并送到中心药站，由药站专人负责摆药、核对。摆药1次备1日量，尔后由病区护士核对取回，按时发给病人。

第二节　发药技巧

一、用物准备技巧

水壶内盛温开水，乳钵，一次性小药杯，小桶内盛消毒毛巾。

二、发药技巧

（1）药车推至病床前认真核对每一个病人的床号、姓名。

（2）清晰地称呼病人的姓名，待听到病人回答后再发药。或询问病人的姓名，听到病人或家属回答无误后再发药，对不能回答的病人，特别是儿科病人要加倍小心，核对后方可发药。

（3）如病人同时服 2 杯以上药物时，应 1 次从药盘取出。

（4）不能 1 次将 2 个病人的药物同时取出。

（5）如病人提出疑问，应重新查对，无误后才给病人服下，并耐心解释。

（6）遇病人不在时或因故不能当时服药者，应将药品带回保管，并交班。

（7）危重病人应协助喂药。

（8）鼻饲管病人将药研碎、溶解后从胃管内注入。

（9）一般病人应指导其按药物性质正确服药。

（10）根据药物性能，向病人交代服药中注意事项和有可能发生的不良反应。

（11）换药或停药应及时告诉病人。

（12）发药后随时观察服药后药物的效果和不良反应，如出现不良反应应及时与医师联系.及时处理。

三、特殊药物用药技巧

1.抗生素及磺胺类药需在血液内保持有效浓度，必须准时给药。

2.某些刺激食欲的健胃药宜在餐前服，因为刺激舌的味觉感受器，使胃液大量分泌，可以增进食欲。

3.鼓励病人多饮水某些磺胺类药经肾脏排出，尿少时即析出结晶，引起肾小管堵塞，服药后指导病人多饮水；对呼吸道黏膜起保护性作用的止咳合剂，服后则不宜立即饮水，以免冲淡药物，降低药效；同时服用多种药物，则应最后服用止咳糖浆。

4.服用强心苷类药如洋地黄、地高辛等，应先测脉率、心率，并注意其节律变化，脉率<60~/min 或节律不齐时则不可继续服用。

5.预防牙齿染色　对牙齿有腐蚀作用药物或使牙齿染色的药物如酸类或铁剂，服用时避免与牙齿接触，可将药液由饮水管吸入，服后再漱口。服用铁剂，应忌饮茶，因铁剂和茶叶中的鞣酸接触，形成难溶性铁盐，妨碍吸收。

6.餐后服药助消化药以及对胃黏膜有刺激性的药物，应在餐后服，以便使药物和食物均匀混合，有利于食物消化或减少药物对胃壁的刺激。

7.注意配伍禁忌有相互作用的药物不宜同时或在短时间内先后服用。如胃蛋白酶在碱性环境下会迅速失去活性，忌与复方氢氧化铝片（胃舒平）、碳酸氢钠等碱性药物同时服用。

8.中药①补益药：宜餐前服以便于吸收。②解表药及对胃肠有刺激的药物：宜餐后服。③攻下药、驱虫药：宜清晨空腹时服。④镇静安神药、缓泻药：宜睡前服。⑤妇科调经药：宜在月经前数日开始服用。

9.胶囊类药物对胶囊类口服药，先把药放入口中，饮水后，低头，使胶囊在口内浮至咽部，药就容易咽下。

10.特殊气味的药物对有特殊气味的液体口服药，在服用前，可以用手绢捂鼻，防止气味入鼻，用吸管将药吸入口内咽下。

11.抗癫痫药应按时、按量服药，不能随意更改时间和药量，定期门诊复查，根据医嘱调整药物剂量。

12.各种生物制剂和微生态制剂需凉开水送服。

四、儿童喂药的技巧

1.新生儿或小婴儿可使用奶嘴喂药，先将奶嘴放入嘴中，再将已备好的药液缓慢倒入奶嘴中，让病儿吮吸。

2.对不合作的病儿可用注射器（不能带针头）喂服。一手固定病儿头部，一手持已抽好药液的注射器沿口角内缓慢注入。

3.口感差的药物对有些难吃的药，在不影响药效的前提下，可设法减轻药的苦味和难吃的程度。如粉剂可用等量的白糖拌和，或溶于糖水喂服。对鱼肝油类药，滴在饼干或馒头上喂服。

4.口感好的药物咳嗽糖浆类比较好吃的药，只要耐心，少量、分次喂服即可。

5.中药剂量较大，应尽量煎浓些，并在服药的同时，吃点白糖，以缓解中药的苦味。

6.特别提醒不要采用捏鼻子灌服的方法。因孩子哭闹时，容易把药吸入气管内，造成呛咳、呕吐，甚至窒息。

五、发药后药杯处理技巧

药杯消毒、晾干后，放回原处备用。油剂药杯应先用纸擦净后清洗，再消毒。同时清洁药盘或发药车。

六、药物的保管技巧

（1）病区的常备药应由专人负责管理，及时补充，新领药物要认真核对，定期检查药物质量。贵重药、剧毒药应有明显标记，加锁保管，使用时及时登记，做好交班。

（2）药柜应放在光线明亮处但不宜透光，要经常保持整齐清洁。各种药品应分别定位放置，药瓶上按药物的分类贴有不同颜色的瓶签（内服药用蓝色边，外用药用红色边，剧毒药用黑色边的瓶签）。药名中英文对照，字迹清晰，瓶签面需涂蜡加以保护。

（3）有时限的药物，应按有效时限排列使用，避免浪费。凡没有瓶签或瓶签模糊不清，药物变色、混浊、发霉、沉淀或异味等现象均不能使用。

（4）各类药物根据不同性质，妥善保存。①容易氧化和遇光变质的药物，应装在有色密盖瓶中，放于阴冷处或用黑纸遮盖。如维生素C、肾上腺素、氨茶碱等。②容易挥发、潮解或风化的药物，须装瓶盖紧。如三溴片、甘草片、糖衣片、硫酸亚铁等。③容易燃烧的药物，如乙醚、乙醇、环氧乙烷等应置远离明火处，以防燃烧。④因温度过高或过低易失活的微生态制剂如贝飞达、金双歧等，因温度不合适使生物有效性降低、衰减快的生物制剂等，均需在2℃~8℃的冰箱内保存。⑤个人专用的特种药物，应注明床号、姓名，并单独存放。

（李茂英 刘海芹 冯慧 吕亭亭）

第六章 其他操作技巧

第一节 铺床技巧

一、铺备用床技巧

1.工作人员准备技巧

（1）铺床需要一定的体力，工作人员必须穿戴整齐，最好穿裤装。

（2）戴好口罩，防止尘埃吸入呼吸道。

（3）按《消毒技术规范》要求洗手。

（4）操作时符合节力原则，使用肘部力量，双脚分开，双膝稍弯曲，保持身体平衡。

2.环境准备技巧病房内不能有病友进餐、治疗或换药等。

3.用物准备技巧

（1）评价床头信号装置、氧气、负压装置是否处于备用状态。

（2）病床是否完好，符合安全要求。

（3）床垫、床褥、大单、被套完好，无破损、无污迹。

（4）棉胎（或毛毯）符合季节要求。

（5）大单折叠方法将大单正面折在里面，先竖折2次，再横折，第1次横折时将散边折在里面，第2次横折时将床头端折在上面。

（6）被套折叠方法将被套上面折里面，先竖折2次，再横折，第1次横折时将散边折在里面，第2次横折时将床头端折在上面。

（7）按照使用先后顺序将物品摆放于护理车上，保持左边和近侧边对齐。

4.铺床投巧

（1）湿扫床褥时将其分成床头、床尾2个部分。床头部分从对侧横扫到近侧；床尾部分从近侧横扫到对侧，最后从床尾最尾端对侧竖扫结束。

（2）床褥扇形3折，翻转后放在床旁凳上，再次铺上时将原床尾放床头，原床头放床尾，保证既翻了边又调了头。

（3）取用大单和被套时，左手持大单和被套的整边，右手持散边，放大单和被套时，将右上角对齐床垫的正中点。

（4）铺床头角的方法打开大单时稍靠近床头，尽量将床头的大单打开。铺大单时一定对齐中线，铺第1个床尾角前，双手从中线后开始平扫大单，将大单扫平再折角。从床沿看，4个角成45°；从床垫下看，4角的床单有2条平行线。

（5）铺床尾角时，左、右手做相反的动作。

（6）套被套常采用 S 形套被套法和卷筒式套被套法。打开被套时中线对齐，完全打开，平铺在床上，尾端开口打开 1/3。套被套时，将棉胎和毛毯充分打开，其 4 个角和 4 条边必须与被套的 4 个角和 4 条边对合好。

（7）铺被筒将两侧被缘向内折叠时注意抓住被套内面，否则会不平整。

（8）套枕套如果枕套采用反面在外，可以先将 2 个角处于正面状态。

（9）备用床可分床单式和被套式。根据各个病区的情况而定。①被单式：被子上端与床头平齐，下端与床尾平齐向内反折，两边垂于床沿下。②被套式：盖被上端与床头平齐，将被子 2 边与床沿平齐向内反折，被子尾端与床尾平齐向内反折。

二、铺暂空床的技巧

1.工作人员、环境准备技巧参见本节铺备用床技巧。

2.用物准备技巧　中单折叠方法：先横折再竖折，中单必须大于橡胶单。橡胶单从两头向中间滚成筒状，余同备用床。

3.铺暂空床技巧将盖被 3 折于床尾，散边在内，根据病情在床中部加橡胶单和中单。其余参见本节铺备用床技巧。

三、铺麻醉床的技巧

1.工作人员准备技巧　护士需了解下列情况：①病人病情。②手术部位、名称。③麻醉种类及要求。③是否需要引流装置及急救设备。余参见本节铺备用床技巧。

2.环境准备技巧　参见本节铺备用床技巧。

3.用物准备技巧　①检查中心管道吸氧和吸痰装置是否完好、备用。②准备 2 个橡胶单和 2 个中单。③按要求准备抢救药物和用物，如血压计、听诊器、输液架、体温表、护理记录单等，并将吸痰器和氧气筒备于床旁。④冬季准备水温适宜的热水袋。余参见本节铺暂空床技巧。

4.铺麻醉床技巧

（1）盖被扇形 3 折叠于距门远侧床边。

（2）枕头横放立于床头，防止病人头部受伤。

（3）第 1 块橡胶单和中单铺在离床头 45 cm 处，第 2 块橡胶单和中单与床头平齐，中单盖住橡胶单，保证橡胶单不外露。

（4）盖被与床头平齐，扇开折叠于背门侧，开口朝外，多出床尾部分向内反折，与床尾平齐。其余参见本节铺暂空床技巧。

第二节　导尿技巧

导尿是用无菌导尿管自尿道插入膀胱，放出尿液的方法。其目的是：①用于协助诊断，如留取无菌尿标本做细菌培养，测量膀胱容量、压力及检查残余尿量,鉴别尿闭与尿潴留。②为尿潴留病人放出尿液，以减轻痛苦。③盆腔器官术前排空膀胱，以避免术中误伤膀胱。④昏迷病人尿失禁或会阴部有损伤的病人，用保留导尿管的方法，以保持局部干燥、清洁。⑤某些泌尿系统疾病术后需留置导尿.促进膀胱功能的恢复及切口的愈合。⑥抢救休克或危重病人，可正确记录尿量、相对密度，以观察肾功能情况。⑦为膀胱肿瘤病人进行膀胱腔内化学治疗。

导尿是一种侵入性操作，操作过程对尿道黏膜有损伤和刺激。完整的尿道黏膜是防止细菌侵入的主要防线，反复插入导尿管，增加感染机会，所以把握导尿操作技巧，不仅可以减轻病人的痛苦，而且能降低并发症的发生率。

一、导尿管选择技巧

（一）导尿管的类型

1.气囊导尿管　不需要胶布固定，有利于会阴护理，能保持会阴部的清洁、干燥，降低感染发生率，因此气囊导尿管是临床上采用最普遍的一种导尿管。

2.金属导尿管　普通导尿管和球囊导尿管可以留置，但对于下尿路梗阻、膀胱造瘘、膀胱穿刺排尿的病人，需采用金属导尿管导尿，但因其内芯为金属，损伤尿道的可能性较大。

3.组合导尿管　在传统球囊导尿管内配备硬质、空芯、有侧孔的导尿套管芯，它既具备球囊导尿管可留置、固定牢的优点，又有金属导尿管导向性好、导向强度大的优势，而且克服了金属导尿管易形成假尿道和损伤尿道的缺点。

（二）导尿管选择

硅胶管与传统橡胶管相比，有降低感染发生率、减轻对尿路刺激的优点，普通导尿管和 Foley 导尿管进行对比，Foley 导尿管除可防止尿路逆行感染外，还具有固定好、不易脱位的优点。

1.一般男性病人选择导尿管型号为 F14~F18 号，女性病人选择导尿管型号为 F16~F18 号，儿童病人选用儿童专用导尿管，型号为 F6~F12 号。

2.初次留置导尿管者，不宜选用过粗的导尿管，尤其是心肌梗死病人，应选择较细的导尿管，以减少插管时的阻力，避免发生阿斯综合征而猝死。

3.前列腺增生、尿道狭窄病人可选择弯头导尿管。

4.全身麻醉后阴茎及尿道口肌肉松弛，阴茎大于正常状态.选用的导尿管偏粗。

5.老年人尿道肌较为松弛，收缩力差，尤其是脑卒中病人.存在神经调节障碍，宜选择较粗的导尿管，一般为 20~22 号，以防漏尿。

二、导尿时体位选择技巧

选择合适的导尿体位，对导尿时减少尿道损伤起着重要的作用。

1.一般病人取仰卧位或截石法。

2.神志不清或体位受限的病人应采取平卧位，两腿分开约 40°，但必须保持两腿位置对称，以尽可能消除尿道受压和弯曲。

三、会阴部皮肤消毒技巧

1.消毒液的选择技巧 尿路感染病原体有1/3与尿道口处分离的病菌一致，这表明尿路感染部分病原体来源于尿道口，尿道口常见细菌有大肠埃希菌（大肠杆菌）、白假丝酵母菌（白色念珠菌）、金黄色葡萄球菌等。0.1%苯扎溴铵（新洁尔灭）为抑菌剂，杀菌能力差，而0.05%聚维酮碘为广谱杀菌剂，能有效杀灭尿道口周围细菌，防止感染，因此宜采用0.05%聚维酮碘溶液消毒会阴。导尿前先用1:5 000高锰酸钾溶液冲洗会阴部，再用0.05%聚维酮碘消毒尿道口2遍，然后在严格无菌操作下进行导尿。

2.会阴部皮肤消毒技巧

（1）女病人会阴消毒技巧导尿时，打开外阴消毒包，倒0.05%聚维酮碘于治疗碗内。戴一次性手套，左手拇指、示指分开大阴唇，右手持血管钳夹0.05%聚维酮碘棉球进行擦拭消毒。其顺序是：由内向外，自上而下。从尿道口→小阴唇内侧→小阴唇外侧→大阴唇一→阴阜→腹股沟→肛门（先周围后肛门），1个棉球限用1次，消毒完毕脱手套。

（2）男病人会阴消毒技巧导尿时，左手用无菌纱布包裹阴茎并提起，将包皮向后推，露出尿道口，用0.05%聚维酮碘棉球做外阴擦拭消毒。其顺序是：尿道口及龟头→阴茎颈→阴茎体→阴茎根部→阴囊→耻骨联合→腹股沟。1个棉球限用1次，消毒完毕脱手套。

四、导尿时插管技巧

1.男性病人导尿时插管技巧 为男性病人导尿时，应以左手提起阴茎与腹壁成60°，右手持血管钳夹导尿管轻轻插入。男性尿道平均长度17~20cm，有2个生理弯曲、3个狭窄，因解剖结构上的特殊，如操作不当，易引起尿道损伤。在基础护理教科书中，成年男性导尿使用单腔气囊导尿管插入长度为20~22cm，见尿液流出后再插入2cm。由于单腔导尿管与双腔导尿管在结构上的差别，对插入的长度有不同的要求。双腔尿管气囊的长度为（2.5±0.5）cm，气囊的顶端距导尿管的顶端3cm左右，两者相加总长度（5.5±0.5）cm，如按照常规操作见尿后再插入2 cm，气囊膨大位置恰好在后尿道处.向气囊内注入无菌0.9%氯化钠注射液时，气囊膨起，很容易损伤后尿道。使用双腔导尿管进行留置导尿，当证实导尿管前端进入膀胱，再插入6 cm后，插入深度26~28 cm，再向气囊内注水.气囊则完全进入膀胱内，保证了护理安全.减少病人痛苦。也可在操作前用5 ml注射器抽2%利多卡因5 ml从尿道口注入，可以起到局部麻醉的作用，减轻病人的痛苦。

2.女性病人导尿时插管技巧 为女性病人导尿时，用左手分开并固定小阴唇，右手持血管钳夹导尿管对准尿道口，轻轻插入。女性尿道长3~5 cm，应用普通导尿管时将导尿管插入尿道4~6 cm，见尿后再插入1 cm。但由于气囊导尿管结构的特点，为女性病人导尿时，导尿管插入深度为10~12 cm，这样不易损伤尿道。女性在不同的生理状态下，尿道长度也会发生改变，孕妇由于体内激素的作用及增大的子宫压迫下腔静脉，使盆底组织疏松、充血、水肿，尿道相对延长，为该类病人导尿时。导尿管插入8~10 cm时重插率明显低于传统方法。注意：插导尿管时如误入阴道，应更换导尿管重新插入。

五、气囊导尿管气囊内注入成分及注入量的选择技巧

1.气囊导尿管气囊内注入成分的选择 气囊扩张有注入气体或液体2种方法.囊内注入液体优于气体，液体应以蒸馏水、无菌注射用水为佳，0.9%氯化钠注射液、葡萄糖注射液属于晶体溶液，在囊内易形成结晶造成拔管困难。若囊内注入气体则易引起气体泄漏，致气囊塌陷，起不到固定作用，另外气囊充气后在尿液中易上浮，与尿道内口贴合不严密，易引起漏尿。可在不同时间经气囊内注入气体和液体，以免发生气囊部分粘连，造成拔管困难。

2.气囊导尿管气囊内注入量的选择技巧 根据正常尿道直径 (0.5~0.7 cm)，成年男性常规向气囊注水10~15 ml，女性注水15~20 ml，注水量过少使气囊不能充分与尿道口相嵌，易导致尿道外口溢尿或导尿管脱出。对重度凹陷性水肿的病人，气囊内注水量不宜过多，以 (7±2) ml 为宜，因为全身严重水肿者，尿道因水肿而狭窄，若常规向气囊内注水>10 ml，病理情况下，组织肿胀和气囊同时压迫导尿管，使导尿管更狭窄，致导尿失败。

六、导尿管、集尿袋更换时间的选择技巧

留置导尿极易导致尿路感染，在留置导尿致尿路感染的相关因素中，腔内途径的逆行感染是不可忽略的因素，其逆行感染的病原菌多来自于集尿袋及集尿袋放尿污染引起的感染。把握最佳的导尿管、集尿袋更换时间，对预防尿路感染起着重要的作用。

1.根据导尿管材质决定更换时间 不同材质的导尿管更换时间不同，橡胶导尿管每周更换1次，乳胶导尿管每2周更换1次，硅胶导尿管每1个月更换1次。

2.根据病情决定导尿管更换时间 留置导尿管高危堵塞病人 (尿液 pH 值>6.8) 更换导尿管的最佳间隔时间是2周，非堵塞危险病人 (尿液 pH 值<6.7) 更换导尿管的最佳间隔时间是4周，如果反复打开导尿管连接处，细菌可经管腔进入膀胱。引起菌尿。研究表明：每日更换导尿管1次，细菌培养阳性率明显高于每3日更换1次。

3.避免频繁更换集尿袋 集尿袋更换频繁破坏了其密闭性，造成导尿管末端与集尿袋连接处污染。与感染有密切关系。置管1周以内。集尿袋更换1次为宜：置管10日以上，集尿袋及引流管内出现混浊或结晶现象，集尿袋每周更换2次为宜。

七、导尿时常见问题的处理技巧

（一）导尿管插入困难

1.常见原因尿道狭窄，前列腺肥大，导尿管过粗、插入方向错误、润滑过少等。

2.应对技巧遇有插入困难时，应冷静思考，寻找原因。①应询问有否尿道损伤史、是否有尿道感染史等，以便发现尿道狭窄。②中、老年人：应注意询问平时排尿是否困难，是否存在排尿时尿线分叉的情况，以便发现前列腺肥大的情况。③小

儿：则应想到是否导尿管过粗。④操作方面：应想到是否润滑油过少、插入方向不正确。在处理此种故障时，首先应从操作上找原因，在导尿管上多涂些液状石蜡（石蜡油），按正规的操作方向操作，试插几次，若仍无法插入，则可考虑其他原因。对小儿可更换小号的导尿管，以保证导尿成功；尿道狭窄者，可以用尿道扩张器扩张尿道后，再插入导尿管。

（二）疼痛

1.常见原因导尿管作为异物，留置后会对尿道及膀胱黏膜产生刺激，存在一定程度的疼痛。常用的双腔气囊导尿管，插入后引起疼痛的主要原因为气囊位置过浅，压迫尿道；导尿管位置过深顶住膀胱壁。形成导尿管位置异常的原因不仅可因操作不当致位置过浅或过深，而且也可因病人的活动致导尿管移动而形成.例如病人骨盆部的活动可致导尿管内移，不小心对导尿管的牵扯而致导尿管外移。

2.应对技巧

（1）利多卡因是一种易渗透、毒性小的局部麻醉药（简称局麻药），与尿道黏膜接触。透过黏膜阻滞浅表神经末梢产生无痛状态，插管时将利多卡因注入尿道。插管后利多卡因经导尿管注入膀胱，同时作短时间转动及移动导尿管，可使利多卡因沿导尿管流出遍布整个尿道，可使之充分接触尿道黏膜，夹闭导尿管，可使局麻药在膀胱内保持一定时间、一定浓度，使其渗透黏膜，由于利多卡因表面麻醉作用，大部分病人能较好地缓解导尿管刺激引起疼痛的反应。

（2）重新调整导尿管的位置，使其勿过浅或过深。预防疼痛的方法是按规程操作，导尿管插入后嘱病人注意体位，并妥善固定导尿管。

（三）尿液引流不畅

1.原因导尿管受压或打折，血块或结石阻塞，无法保证引流通畅。①膀胱或尿道黏膜出血，可形成血块，阻塞导尿管。②尿路结石的病人，小结石流入导尿管致其阻塞。③导尿管放置时间过久，也可在导尿管内逐渐形成结石而阻塞导尿管。

2.应对技巧①注意保护导尿管，防止受压和打折。②操作时动作轻柔，防止损伤尿道和膀胱黏膜，防止出血形成血块。③定时做膀胱冲洗，定期更换导尿管.以防止形成结石。④若遇有引流不畅时，应先检查导尿管有无受压和打折，若排除了此种原因，可用1:5 000 呋喃西林溶液冲洗膀胱，以使导尿管通畅.必要时更换导尿管。

（四）黏膜出血

1.原因①插导尿管时，若操作粗暴，可损伤尿道或膀胱黏膜，引起出血。②导尿管固定后，若病人活动不当，因导尿管擦伤局部黏膜而引起出血。

2.应时技巧①导尿时小心操作，防止损伤黏膜而致出血。②导尿管留置后，嘱病人活动适当，注意保护导尿管，防止导尿管过分移动而擦伤黏膜，引起出血。

（五）导尿管旁漏尿

1.原因主要为导尿管过细。

2.应对技巧①导尿时要注意选择适当大小的导尿管。②出现导尿管旁漏尿时，要及时更换大号的导尿管。③采用导尿后牵拉尿管固定于大腿内侧的方法，能有效地防止尿道口渗尿。

（六）导尿管脱出

1.原因①双腔气囊管气囊中的气体漏出，致气囊缩小而固定作用消失。②气囊内注水过少，如果气囊中注入的是0.9%氯化钠注射液而又容量过少，气囊中的0.9%氯化钠注射液也可经气囊活塞缓慢蒸发，引起气囊内水量减少。③对导尿管的过度牵拉造成暴力扯出。

2.应对技巧

（1）导尿时仔细检查导尿管的质量，可先向气囊内注入少许气体，再浸入无菌浴液中，观察气囊的密闭情况。

（2）采取合适的方法妥善固定导尿管，避免因固定不牢而导致导尿管脱出。

（3）注意加强对导尿管的保护，对小儿或神志不清者尤其应注意，防止病人自行脱出。

（七）尿潴留

1.常见原因 留置导尿管时，临床常用2种放尿方法，即开放引流放尿和定时间歇放尿。这2种方法均违背了正常排尿模式，特别是开放引流放尿，使膀胱储存功能废用，排尿反射中断，膀胱呈空虚状态，使其逐渐顺应了有尿即流的"惰性状态"，拔管后不能及时产生主动排尿意识。而定时间歇放尿需掌握膀胱充盈速度和排尿时间，若膀胱尿少时放尿，不足以引起尿意，尿液随压力差流出，病人难以产生排尿感觉，不能充分保护和训练膀胱的功能；尿液过多时，放尿不及时会造成不良后果，尿道黏膜损伤致黏膜水肿。留置导尿管使膀胱内环境发生改变，变闭合系统为开放，引起伴随性尿道炎和膀胱炎。

2.应对技巧 采用个体化放尿时间，根据每位病人的尿意和膀胱的充盈度确定放尿时间，一般放尿1次/1.5~4 h，即病人有尿意时放尿，以锻炼膀胱的功能。拔导尿管时先注入液状石蜡，防止尿道黏膜擦伤。在膀胱充盈时或膀胱冲洗后病人有尿意时拔出尿管，可减少尿潴留的发生。

（八）尿路感染

1.常见原因 在正常情况下，尿路是一个无菌环境。导尿是一个侵袭性操作，常可导致尿道黏膜损伤，破坏了尿道黏膜的天然屏障。导尿管对人体是异物，当插入尿道并长期留置尿道及膀胱内，刺激尿道及膀胱黏膜，破坏了正常的生理环境，削弱了尿道及膀胱对细菌的防御作用，从而削弱了尿道黏膜对细菌的抵抗力，影响了膀胱尿液对尿道的冲洗作用，致使细菌逆行至泌尿系统生长繁殖.引起感染。

引起尿路感染的因素：①操作时无菌观念不强，会阴部与肛门相邻，若消毒不严格.就会为细菌侵入及增殖创造条件，从而造成尿道及膀胱的逆行感染。②导尿管选择不当，过粗增加了对尿道的刺激与损伤。③更换集尿袋时污染。④不合理使用抗生素，长期预防性使用抗生素使真菌性尿路感染明显增多。

2.应对技巧

（1）严格掌握导尿的指征，采用正确的导尿方法，严格无菌技术操作，加强对导尿管的护理。

（2）缩短留置导尿管时间，切断细菌侵入膀胱的途径。

（3）留置导尿管后每日用 0.05%聚维酮碘消毒外阴及尿道口周围 2 次，每日大、小便后及时清洁会阴及擦洗尿道口。

（4）减少膀胱冲洗的次数，合理使用抗生素。对已发生菌尿者，采用有效措施杀灭侵入的细菌，对留置导尿预防尿路感染有一定的意义。

八、拔除导尿管技巧

1.拔除导尿管技巧　拔管前先夹紧导尿管，嘱病人大量饮水。对饮水困难者给予静脉输液或呋喃西林液膀胱内滴入，待膀胱充盈（450~550 ml）后，用 0.05%聚维酮碘消毒尿道口及会阴部，再抽空气囊内液体，为病人放好便器，嘱自行排尿，导尿管可随大量尿液排出体外。因此时膀胱内压增高.使膀胱逼尿肌收缩，可将尿液和导尿管一起排出体外，病人无任何不适。膀胱充盈时是拔除尿管的最佳时机，可有效恢复自行排尿功能，预防拔管后排尿困难及尿潴留的发生。

2.导尿管拔除困难的处理技巧　导尿管固定一段时间后，由于尿道分泌物与尿道内壁发生粘连，造成导尿管拔除时疼痛。

（1）拔管时尽量避免用剪刀剪去气囊头自然放水的做法。应用大针筒抽出气囊内的水，感觉抽完后，边负压抽吸边慢慢拔出导尿管。如遇到阻力，则可能是气囊内液体未完全放尽，切不可强行用力拔。

（2）碰到气囊无法放尽者，可用无菌针头直接穿刺双腔气囊导尿管内的细管；借助气囊内压直接把气囊内注射用水或无菌蒸馏水由针头处喷出导尿管外，从而顺利拔出导尿管。穿刺方法：首先找出导尿管内透明细管.用 7 号或 5 号针头，针头斜面向上，与细管呈 15°~20°进针，在针尖全部进入细管后停止不动，此时气囊内注射用水或无菌蒸馏水会顺针头喷出导尿管外。待其完全排出管腔后，拔下针头，开始拔出导尿管。

（3）对于导尿管细管内管腔粘连，用空针回抽失败的导尿管，首先应开通管腔，用 20 ml 注射器直接向注入 0.9%氯化钠注射液的管腔内注入 5~10 ml 空气，在开通管腔时，空气注入导尿管后，如发现导尿管膨大，部分在尿道口外，则证明管腔粘连在尿道外，此时可由近尿道侧即膨胀以上部分，用 7 号或 5 号针头，采用上述方法穿刺细管。此时 0.9%氯化钠注射液即可由针头处流出。然后拔出导尿管：若粘连部分在尿道内，开通管腔时注入少量空气，病人便会感到尿道有胀痛感，此时，不可再向管腔内注入空气，可用一个直径约 0.2 cm、长 10~12 cm 的钢丝从导尿管细管内慢慢插入，直到粘连处，再慢慢向前插，直接刺破气囊。必须注意：①用此法时膀胱内至少有 200 ml 尿量。②气囊球要紧靠尿道口，以防钢丝损伤膀胱壁。0.9%氯化钠注射液或无菌蒸馏水流入膀胱后，尿道口便有尿液流出，待尿液不再外流时，再轻轻拔出导尿管。

九、膀胱冲洗技巧

（1）长期留置导尿管者，用呋喃西林溶液冲洗膀胱时，滴入速度要慢，压力要低。这样可防止因膀胱冲洗引起的血尿。

（2）对于不能耐受呋喃西林对膀胱黏膜的局部刺激而引起大量血尿者，可改用0.9%氯化钠注射液慢速低压冲洗，并于膀胱排空后注入0.9%氯化钠注射液100 ml加去甲肾上腺素8 mg保留于膀胱，有尿意时再放出，连用3日，即可达到止血目的。

（3）目前多提倡生理I生膀胱冲洗，即鼓励病人多饮水，保持尿量>2 000 ml/d，达到稀释尿液、冲洗膀胱、利于引流的目的。

十、特殊病人的导尿技巧

（一）前列腺增生症

1.导尿失败原因 老年男性病人由于性激素分泌紊乱，致前列腺肥大，尿道变窄，尿流阻力增大，最终引起尿路梗阻，影响膀胱排空。在导尿时由于尿道本身的狭窄或梗阻，加之插管时的机械刺激和反射使尿道平滑肌收缩，尿道更加狭窄。传统导尿是在导尿管前端外涂润滑剂，润滑的量比较少，当导尿管到达前列腺时，因增生的前列腺压迫尿道使其狭窄，导尿管通过受阻，刺激局部黏膜引起疼痛、出血，疼痛反应引起肌紧张，加重狭窄程度，从而致导尿失败。

2.处理技巧 在导尿前向尿道内注入3~5 ml无菌液状石蜡.可起到充分润滑作用，同时在插入导尿管过程中由于摩擦力小，疼痛和肌紧张均减轻，所以对黏膜损伤轻。无菌液状石蜡是一种矿物油，在肠内、尿道内不吸收，对尿道黏膜无损伤，因此在减轻损伤和疼痛程度的同时，大大降低了插管难度，增加了插管成功率。

（二）手术病人导尿时机选择接巧

1.不宜选择术前导尿

（1）术前导尿限制了病人术前的活动，加重病人术前心理负担，由于担心导尿管脱落，减轻导尿管对尿道的刺激和疼痛，病人往往卧床休息，造成病人在痛苦中等待手术，加重了术前病人焦虑、恐惧的心理。

（2）术前留置导尿管常有脱落，重插率高。

（3）对少数尿道畸形置管困难的病人处理不方便，长时间的操作也会贻误手术时机。

（4）由于导尿操作的刺激，使机体产生应激反应，导致尿道括约肌收缩，使导尿管通过困难，特别是男性病人，由于解剖特点，反复插试容易引起尿道出血、水肿，导致血流动力学改变，使心率加快、血压增高。

2.宜选择麻醉后导尿 因为麻醉后病人的尿道括约肌松弛，神经反射迟钝，具有安全、舒适的特点，且由于导尿是在麻醉后进行的，所以术前这段时间病人有宽松的自由空间，减少了不良刺激因素，减轻了病人术前心理负担，在手术室导尿，最大限度地尊重了病人，保护了病人的隐私。由于导尿操作可在手术皮肤消毒同时、术中、术后任意时段进行，事先物品准备充分。不会因导尿延长手术时间，只是增加了手术室护士的工作量，无痛导尿减轻病人的术前焦虑，有利于手术病人术后心身康复。

第三节　灌肠技巧

灌肠是临床护理工作中常用的检查、治疗技术，在临床工作中被广泛应用。灌肠是用肛管将一定量的溶液经过肛门灌入直肠和结肠，帮助病人排便和排气的方法。灌肠方法是否得当直接影响灌肠效果，并影响到病人病情的诊断和治疗。临床上常用的灌肠法分为大量不保留灌肠、小量不保留灌肠、清洁灌肠、保留灌肠等方法，如何让每种方法操作起来更为方便，又能达到满意的治疗效果，把握操作技巧尤其重要。

一、用物准备技巧

1.灌肠容器选择技巧

（1）玻璃、搪瓷容器可根据医院的实际情况来选择相应的灌肠容器。基层医院因条件相对较差，主要选择玻璃、搪瓷容器，造价比较低廉，经消毒后可反复使用，但灌肠液容易受到污染，且每次使用后均需消毒后方可再用，增加了治疗操作的麻烦。

（2）透明的清洁灌肠器容器外壳上有 100 ml 进位的透明容量标记（100~1500 ml），可用瓶装 0.9%氯化钠注射液替代灌肠容器。采用 0.9%氯化钠注射液 500 ml 2 瓶加肥皂配成 0.1%肥皂水，2 瓶均插入膀胱持续冲洗用的冲洗管，再用连通管将 2 瓶液体连接，第 2 瓶液体插排气管，将肛管接上冲洗管，即可进行灌肠。本方法省去了清洗消毒灌肠筒的手续，不用量筒、量杯、原配液之烦琐程序，易观察灌肠流速。而且由于能清楚地观察到灌肠溶液量，能较好地控制灌肠量。

（3）一次性输血器代替橡胶管进行灌肠使用时将灌肠液倒入备用的空瓶内.然后将一次性输血器的 2 个针头同时插入瓶塞内，输血器末端与一次性肛管相接。润滑肛管，排气后，调紧调节器进行灌肠。灌肠时可根据具体情况适当调节调节器来控制灌洗速度。灌洗完毕后，调紧调节器，排出肛管。

（4）小儿灌肠容器的选择小儿灌肠时，应严格掌握与控制腹压，防止灌肠过程中发生穿孔的危险。应选择专用于小儿灌肠容器，可选择带负压表的灌肠容器，由于安装负压装置，能将进入肠道的液体较快地排出体外，缩短灌肠的时间.又能有效观察负压，使用起来安全、方便。

（5）防漏式灌肠容器现在一次性塑料灌肠器已普遍应用于临床，可将原有的一次性灌肠器加以改进，在原灌肠器的肛管前 5 cm 增加一个直径约 4 cm 的圆形橡胶护圈。灌肠时，根据气压原理，使保护圈紧贴肛门，防止灌肠液及肠内容物外溢。

（6）温控不锈钢灌肠筒可通过温控调节旋钮将灌肠液加热至所需温度，解决了灌肠操作中调节灌肠液温度及灌肠速度的问题，在冬天使用特别舒适。

2.肛管选择技巧肛管粗细及软硬度要适中。太硬易损伤肛管、直肠黏膜；太软易打折，使灌注不畅。传统的橡胶肛管存在以下缺点：①肛管管壁透明度小，观察难度大。②管径粗，致管腔残留药液多，剂量难以精确。③管径粗，插管阻力大，刺激性强，导致病人疼痛而不配合，造成插管失败。临床可供选择的肛管替代物品有：一次性胃管、一次性吸痰管、一次性气囊导尿管。选用人工气囊导尿管代替肛管，主要适用于保留灌肠，防止灌肠液及肠内容物外溢。

3.灌肠液的选择技巧

（1）大量不保留灌肠常用溶液①0.1%~0.2%肥皂水。②等渗盐水。③温开水。④降温用等渗盐水。成人用量 500—1 000 ml/次，小儿酌减，溶液温度以 39℃~41℃为宜，降温用 28℃~32℃，中暑病人用 4℃0.9%氯化钠注射液。

（2）小量不保留灌肠常用溶液①1，2，3 灌肠液（50%硫酸镁 30 ml、甘油 60 ml、温开水 90 ml）。②甘油和水各 60~90 ml 或各种植物油 120~180 ml；溶液温度 38℃。③对产后尿潴留病人，用等渗盐水 500 ml 不保留灌肠，效果优于用甘油灌肠剂（开塞露）灌肠。

（3）清洁灌肠液的选择　用 0.1%软皂氯化钠溶液或温开水，在清洁灌肠中清洁有效率可达 84%~97%。配制方法：用注射器抽肥皂水 2.5 ml 加入氯化钠注射液 500 ml 中，即配成 1%肥皂水。需要注意的是：在使用肥皂水之前，应先询问病人有无肥皂及异性蛋白过敏史，如海鲜、虾等高蛋白食物过敏，因为该类病人胃肠黏膜易过敏。

（4）保留灌肠常用溶液①镇静、催眠药：10%水合氯醛。②肠道杀菌药：2%小檗碱、0.5%~1%新霉素及其他抗生素溶液。溶液量不超过 2 000 ml。灌肠溶液的温度应接近肠腔温度，一般应在 37℃~38 ℃。低于 34℃时肠蠕动减弱，不利于药物充分吸收；高于直肠温度（37℃~37.5 ℃）3℃~4℃的灌肠液将会刺激肠黏膜，引起排便反射。针对不同病人体温的差异，测得病人直肠温度值加 1 ℃~2℃来确定灌肠液的温度，可使灌肠液在肠道内保留的时间更长，使病人感觉更加舒服。

二、体位准备技巧

1.清洁灌肠的体位准备灌肠开始时病人先取左侧卧位，将臀部抬高 12 cm，灌肠筒液面距肛门 30~40 cm。灌肠液徐徐流入总量的 1/2 时，边灌注边协助病人转至平卧位，继续灌入 1/4 的溶液量后逐步转至右侧卧位，将余下的 1/4 溶液量徐徐灌完。灌完后协助病人恢复至平卧位，保留 5~10 分钟排便。继而左侧卧位 20 分钟再排便，30 分钟后，用 0.9%氯化钠注射液重复操作 1 次，至排出液清洁无粪为止。清洁灌肠时体位改变的意义：清洁灌肠的质量取决于溶液进入肠腔的压力、溶液的总量、溶液流入结肠的深度及溶液在肠腔保留的时间。成人结肠长约 150 cm（120~200 cm），结肠各部位的直径不一，自盲端的 7.5 cm，依次递减为乙状结肠末端的 2.5 cm。测算左右结肠肠腔容积近乎相等。左侧卧位时灌入溶液总量的 1/2 充盈左半结肠，余下的 1/2 在变换体位中依次充盈右半结肠。左侧卧位时左半结肠低，液体顺利流入乙状结肠、降结肠、脾曲和部分横结肠。左半结肠随着溶液流入的增多，压力不断增加，协助病人慢慢转成平卧位，使左半结肠和横结肠相对处于同一水平，继续流入 1/4 溶液量，估计横结肠充盈后，协助病人转成右侧卧位，使右半结肠处于低位，利用地心引力和静水压力，继续将余下的1/4溶液灌注完毕，使右半结肠亦充满溶液，然后平卧。保留5~10分钟，使结肠肠腔各部张力均匀，肠内容得到充分的软化和润滑。肠管因张力的作用，引起压力感受器兴奋，起始于横结肠或盲肠的多袋推进和集团运动.将肠内容物快速推送到乙状结肠和直肠。经多次反复排空后，肠腔的清洁不仅仅局限于左半结肠，右半结肠也达到了相对的清洁效果。由于肠腔容纳溶液的容积增加大于溶液量的增加，从而作用于肠壁的压强相对减少，刺激强度减少，液体在肠内保留时间相对延长，病人易耐受，污染衣裤、床单位等现象减少。

2.保留灌肠体位的准备保留灌肠前先让病人排空大、小便，使肠道清洁。以利于药物吸收，每日睡前灌肠1次。根据不同的疾病选择不同的体位。①直肠炎病人：取截石位或平卧位。②降结肠炎、乙状结肠炎病人：以左侧卧位为妥。③横结肠炎病人：取膝胸位。④右半结肠炎病人：以右侧卧位为妥。⑤全结肠炎病人：可取截石位→左侧卧位→膝胸位→右侧卧位→平卧位.抬高臀部10 cm。插管时嘱病人做深呼吸，全身放松，灌肠完毕，取下注射器，抬高肛管停留1分钟后反折肛管拔除，协助病人平卧，抬高臀部约10 cm，操作者用手将肛门轻轻掐住，使药液保留20~30分钟，使灌肠液不易流出。

三、肛管插入深度的把握技巧

1.不保留灌肠　插管深度为15~25 cm，且抬高臀部10 cm，使肠液顺势流向结肠。因肛门口在高位，灌肠液不易外流，使灌肠液在肠内保留时间相应增加，避免了边灌边流的现象。

2.保留灌肠　不抬高臀部插管深度为15~20 cm。清洁灌肠肛管插入深度15~20 cm。

四、肛管插入角度把握技巧

灌肠操作时必须注意人体所固有的肛直肠角及其变化。肛直肠角是肛管长轴与直肠纵轴所形成的向后开放的夹角。该角度大小在静息屈髋位时平均为112°，插管时把肛管顶端从肛门向肚脐方向插入肛内3 cm左右，有松落感（通过肛肠环）后停止推进，需将肛管向前偏移与肛直肠偏角相同的角度即68°（肛直肠偏角即肛管偏离直肠的角度，为180°~112°=68°）后，再插入直肠。插管时顺着人体所固有的解剖角度，可减少肛管对肠管的刺激，增加病人的舒适感觉。

五、灌肠速度把握技巧

灌肠后的药液温度难以维持，以45滴/min为宜，但速度调节原则应以不引起病人不舒适为准则。

六、特殊病人灌肠操作技巧

（一）老年病人粪嵌塞

粪嵌塞是直肠便秘的一种特殊表现，老年人肠蠕动减弱、直肠反射迟钝，粪便被结肠运动推入直肠，不能有效激发排便反射，使其长时间滞留在直肠内而干燥坚硬。正常成人直肠长度为12~15 cm，肛管长度3 cm，在灌肠时将导管插入超过直肠。彻底润滑肠道，软化干燥的粪便。甘油灌肠剂灌肠因其性质温和，对直肠刺激小，适合于老年病人。选用甘油灌肠剂5支，一次性50 ml注射器1支，12号导尿管粗细长度适中，只有一个出水孔流量小、质地软、光滑。操作前将甘油灌肠剂置于温水中数分钟后挤入换药碗中，12号导尿管浸入温水中数分钟，使其柔软，插入时刺激小，同时在灌肠中注意病人的主诉和心率。将导尿管插入直肠15~20 cm，缓慢注入甘油灌肠剂50 ml。肠梗阻者注入甘油灌肠剂50 ml后再注入温盐水50 ml。因粪嵌塞导管的肠梗阻病人，加用温盐水能刺激肠蠕动。达到短时间内彻底排净粪便的目的。但温度过低可引起肠绞痛及呕吐，应将盐水加温至39 ℃~41℃。

（二）老年病人清洁灌肠技巧

老年人由于肛门括约肌松弛，耐受力较差，合并疾病多。在清洁肠道时，会出现插管不畅、灌肠液外溢及注入困难等问题。

1.插管困难的处理技巧护士在操作前要了解病人的病史。根据患病情况，选择软硬、粗细适宜的肛管，并用1%液状石蜡充分润滑肛管，以减少插管时的摩擦.消除病人恐惧心理。如有痔疮者先用1%液状石蜡棉球充分润滑肛门口，然后扩张肛门再插管。老年人反应迟钝，故操作时动作要轻柔，不可强行插入，以免损伤黏膜。

2.灌肠液注入困难的处理技巧插管前认真检查肛管，用注射器抽少量液体注入肛管，检查是否通畅和有无破损。肛管插入困难或灌肠注入困难时，可左右旋转肛管，或拉出少许改变肛管出口方向后再次插入。不可强行用力插入，以免肛管打折。经改变肛管方向后灌肠液仍注入困难时，考虑肛管口被堵塞，此时可拔出肛管，重新更换后再插入。

3.灌肠液外溢的处理技巧①为老年人灌肠时适当增加肛管插入深度：从人体的解剖特点看，直肠长12~15 cm，盆膈以上为直肠壶腹，以下为肛管，肛管由2种括约肌组成，内括约肌为平滑肌，外括约肌为横纹肌。正常情况下，内、外括约肌相互协调，控制排便，老年人内、外括约肌协调能力差，受到灌肠液刺激后易发生失控现象，导致液体外流。在正常情况下，直肠内无粪便，而且直肠对粪便的压力刺激有一定的阈值，达到此阈值后，便可引起排便。将肛管插入12~15cm，其肛管所达位置是直肠上端近乙状结肠处，避免了液体直接进入直肠，刺激其阈值，又可使单位时间内流入肛管的液量减少，对肛门括约肌的刺激强度减弱。使灌肠液在肠道内保留时间相对延长，从而得到较为理想的灌肠效果。②老年病人由于肛门括约肌松弛，应采取屈膝仰卧位，液面高于肛门45~60 cm，开始时最好以40 ml/min速度灌入。有便意时可适当调慢灌入速度或降低压力。速度过快刺激产生便意感，使其排便亦导致灌肠失败。③持室温18℃~20℃，灌肠液40℃~43℃，冬天可对灌肠液进行加温，避免温度过低引起肠道痉挛，影响药物保留和吸收。④应根据老年人体型、年龄、病情决定灌入量：体弱者、病情较重及80岁以上者灌入量最好在500~700 ml。防止灌入液量过多，刺激病人排便影响效果。⑤灌肠前排空膀胱以减轻腹压。

（三）肝性脑病病人的灌肠技巧

肝性脑病是内科的危急重症之一，目前认为肝性脑病由于严重肝衰竭时，来自肠道的毒性代谢产物未被肝脏解毒和清除，经侧支循环进入体循环，透过血脑屏障引起中枢神经系统功能紊乱。而灌肠术可清除肠中粪便，排除毒素以及灌入药物，通过肠黏膜吸收，达到治疗目的。

1.灌肠液选择技巧

（1）中药制剂　可抑制肠道菌群，促进肠的蠕动，减少毒素的形成和吸收。如大黄、乌梅等。

（2）乳果糖口服液乳果糖是人工合成的双糖，pH 值为 3.8，在结肠内，由于双歧乳酸杆菌和少量醋酸作用，1 分子乳果糖可分解成 4 分子酸，使肠道内 pH 值下降，使肠腔内已有的 NH_3 变成 NH_3^+，以阻止氨的产生和吸收。

（3）0.5%甲硝唑溶液主要是通过抑制肠道的细菌生长，使蛋白质和尿素分解减少，而减少氨的产生，使血氨降低。

（4）醋酸溶液因其无色，便于观察排出液的量和颜色，观察有无黏液、脓血等。食醋灌肠一方面刺激肠蠕动，清除肠内含氮物质；另一方面可使肠腔保持 pH 值为 5~6，有利于氨逸出进入肠腔随粪便排出。浓度以 25%~30%为宜，因为此浓度降低肠内 pH 值及血氨水平的效果明显优于低浓度，而过浓的食醋对肠黏膜刺激引起的损伤增加却并不明显增加疗效。

2.灌肠操作技巧

（1）清洁灌肠肝性脑病病人大部分都是因为饮食不当或消化道出血等诱因所致，清洁灌肠可清除肠内粪便、积血、毒素和细菌，使弥散在肠道的毒性物质清除体外.减少毒性物质的吸收。

（2）保留灌肠肝性脑病病人绝大部分采用灌肠液 200~300 ml，保留灌肠，1~2 次/d，起治疗和导泻作用。

（四）先天性巨结肠灌洗技巧

先天性巨结肠是一段结肠壁内神经节细胞缺如引起的，由于无神经节细胞的肠管缺乏正常蠕动，长期处于痉挛状态，粪便排出困难，形成功能性肠梗阻。近端肠管为克服肠梗阻，加强蠕动，逐渐肥厚、扩张，形成近端结肠巨大。先天性巨结肠根治术前须行回流灌肠，以清除积存粪便，改善营养，提高机体抵抗力及对手术的耐受性。因此给先天性巨结肠病儿灌肠时掌握一定的技巧尤其重要。

1.因巨结肠吸收面积大，进行回流灌肠时，应使用等渗温盐水，如应用高渗或低渗溶液，容易产生盐中毒或水中毒。

2.严格控制吸引压力，注意流入量和吸出量要相等。如每次流入量过多或吸引负压过大，可使扩张的肠腔压力增加，容易引起肠穿孔。

（五）肠造瘘病人灌肠技巧

肠造瘘病人应取仰卧位，使造瘘口处于较高水平，这与非造瘘病人体位不同。肠造瘘口处无括约肌，对稀便不能完全控制，易造成灌肠液外溢。

1.用凡士林纱布缠绕在已插入造瘘口肛管的周围，使造瘘口与外界无空隙，直到灌肠所需时间止，这种方法能有效防止灌肠液从瘘口溢出。

2.应用气囊肛管或双腔球囊式导尿管是减少灌肠液外溢的常用方法。为人工肛门灌肠时，气囊注气量为 30~50 ml 时液体反流量最少且不影响肠管血运。

3.腹壁人工肛门适宜的插管深度为 10~16 cm，会阴部人工肛门为 12~20 cm。

（六）小儿保留灌肠操作技巧

1.肛管的选择 应选择管径细、质地柔软、前端圆滑、透明易观察、刺激性小的硅胶肛管，不宜选择橡胶肛管，因橡胶肛管管径粗、插管阻力大，刺激性强，导致病儿疼痛而不配合。

2.灌肠管插入深度 灌肠插入深度为 7~10 cm，也有人报道为 10~12 cm 或 10~15cm，根据小儿直肠、肛门局部解剖特点，10 岁以后增至成人长度。

3.灌肠液温度选择 灌肠液的温度过高或过低都不利于药物的吸收。据报道.灌肠液 38℃与肠腔温度比较接近，可减少药液对肠道的刺激，增加局部血液循环，加快吸收。由于小儿不能表达自己的感受，因此灌肠时一定要特别注意灌肠液温度的调试，可用前臂掌侧内下 1/3 处皮肤试温的方法，最好用水温计测试。

4.灌肠后体位准备 灌肠后一般取侧卧位、俯卧位或抱侧位、抱俯位、左侧卧位、抬高臀部 10 cm 的膝胸卧位。乙状结肠和降结肠处于较低水平，液体可顺利进入结肠，使灌肠直接刺激直肠产生便意的时间延迟，且肛门位置高，便于保留灌肠液。灌肠结束后，迅速将导管拔出，并将病儿肛周皮肤、肌肉向肛门处捏紧。让病儿保留原位或平卧、侧卧、抱侧位，然后诱导病儿转移注意力，以免灌肠液过早排出。取以上体位或抬高臀部或床尾对保留灌肠是必要的。

（七）低体重儿灌肠操作技巧

凡出生体重≤2 500 g 的新生儿，不论胎龄大小，统称低体重儿。低体重儿胃肠功能弱，在哺乳后尤为明显，可谓是生理现象，但如果腹胀持续时间较长，特别是伴有呕吐、大便改变、腹壁循环差等其他症状，应注意有无病理性腹胀的存在。可选用一次性注射器抽吸 1，2，3 灌汤液 8~10 ml，取下针头，乳头接小儿输氧管。6 号硅胶输氧管纤细、柔软，对机体刺激性小，头部圆钝、有侧孔，利于灌肠液进入，能减轻病儿的痛苦。排出少许溶液，放治疗盘中，到婴儿培养箱前，病儿取右侧卧位，臀下垫一次性中单，润滑输氧管前端，输氧管徐徐插入肛门至直肠 8~10 cm，左手按捏双侧臀部，轻轻推注溶液，推注完后，反折输氧管，分离注射器，接上另备的抽吸温开水的注射器，推入少许温开水，使灌肠液全部进入病儿肠内，将输氧管反折后拔出，10 分钟后观察病儿腹部及排气、排便情况。

七、其他灌肠操作技巧

1.可控阀灌肠装置的操作技巧

（1）肛管的选择巨结肠病儿灌肠时应选用柔韧、粗细适宜的肛管。①1~6 个月病儿：常用一次性导尿管代替。肛管的尾端接三通阀，三通阀上端与引流装置相连，引流装置连接有刻度的引流瓶，引流瓶盛水 1/3 。（至）6 个月以上病儿：用

20~24F肛管为宜。

（2）操作技巧病儿平卧，两腿屈曲，臀部略抬高，臀下垫防渗治疗巾。润滑肛管后，一手分开两臀，露出肛门，一手持肛管轻柔插入肛门，在缓慢无阻力情况下送入直肠。若有阻力，可打开进水阀，让溶液边流边插入。灌肠时若有粪块，先流人液状石蜡，待20~30分钟粪便软化后再行清洁灌肠。肛管头端应超过狭窄肠腔，见有气体或粪便流出时，即肛管已进入扩张肠腔，再前进2~5 cm，插入20~30 cm后固定肛管，关闭出水阀，打开进水阀，使温盐水80~100 ml流人肠道，关闭进水阀，顺结肠蠕动方向按摩腹部2~3分钟，打开出水阀，使软化的粪便利用压力差快速流人引流瓶内，如此反复进行，直到灌洗液清亮为止。

2.电动低负压回流灌肠技巧

（1）体位准备病人取左侧卧位，双膝屈曲，操作者站于病人右侧。

（2）操作技巧挂输液瓶于架上，高度距病人臀部60~80 cm，输液管下端接上Y形接头，其分叉处一端接上肛管，另一端接上引流管，引流管与储液瓶盖上长玻璃管相连，储液瓶盖上另一短玻璃管与负压吸引管连接，止血钳夹紧吸引管。排气后止血钳夹紧输入管，液状石蜡润滑肛管后缓缓插入肛门，肛管超过狭窄肠腔到达扩大的肠腔后，松开血管钳，缓缓注入0.9%氯化钠溶液，每次入水量按10~15 ml/kg计算，注入后用止血钳夹住输入管，松开输出管止血钳，调节吸引负压在0.015~0.020 MPa，粪水即从肛管排出。如此反复，直到灌洗完毕，灌洗总量100~150 ml/kg，1次/d。灌洗过程注意观察吸出量与注入量是否大致相等，以防水中毒。如粪水流出不畅时，可轻轻来回移动或挤压肛管，用手掌顺时针方向按摩腹壁，必要时改变体位。如此反复灌洗，直到流出液澄清为止。

（刘海芹 冯慧 刘美菊 李婷婷）

第七章　常用护理抢救技术操作技巧

第一节　氧气吸入操作技巧

给氧法是指用各种方法使病人吸入气体中的氧浓度高于大气氧浓度，以提高肺泡内氧分压，改善和纠正低氧血症的一项重要护理措施，也是一项急救措施。氧气吸入适用证：①动脉血氧分压（PaO_2）<50 mmHg（6.7 kPa）病人，呼吸系统疾患影响肺活量病人。②心、肺功能不全，使肺部充血而致呼吸困难者。③各种中毒引起的呼吸困难者。④昏迷者及其他，如某些外科手术前、后病人，大出血性休克病人，分娩产程过长或胎心音异常者等。

一、环境准备技巧

吸氧应选择在安全、病房无火源、无易燃品的环境中进行，病房悬挂禁止吸烟标志。如选择氧气筒供氧，氧气筒在冬季应远离暖气片 1 m，远离火源 5 m。

二、用物准备技巧

物品的摆放应以方便操作和不违反无菌原则为前提。治疗盘内依次摆放氧表、湿化瓶、无菌蒸馏水、温开水、50%乙醇，治疗方盘内从上至下依次放置湿化蓝心管、橡胶管、不同型号的鼻导管、面罩及纱布数块。

三、吸氧方式选择技巧

氧气吸入时，应根据病人的病情及实际情况来选择不同类型的吸氧方式。

1.单侧鼻导管法鼻导管吸氧法是传统的吸氧方法，是通过鼻咽部供氧。鼻导管插入长度为鼻尖到耳垂的 2/3 长，鼻导管的插入对病人咽喉壁有刺激，敏感者有恶心不适，且导管易堵塞，病人难以忍受长时间吸入。由于鼻导管应每隔 4~6 小时更换 1 次。反复插入可能造成鼻黏膜的损伤，而从口咽部给氧，失去了鼻毛对吸入氧气的过滤清洁作用，现此方式已较少用。

2.双侧鼻导管吸氧法将硅胶吸痰管头端封闭，距封闭处 4 cm 处剪相距 0.5 cm 的 2 个侧孔，尾端连接氧气，两侧孔正对两侧鼻前庭，置于鼻外。适当固定。适用于潮气量小的婴幼儿吸氧。

双侧鼻导管吸氧较为方便，但其吸入氧浓度不稳定，很容易受下列因素影响。①病儿通气类型：是张口呼吸还是经鼻腔呼吸。②氧流量、病儿的潮气量：一般来说在相同氧流量时，潮气量越大，吸入氧浓度越低；反之，潮气量越小，吸入氧浓度越高。因此，此种供氧方式仅适用于潮气量小的 1 岁以内的婴幼儿。因婴幼儿呼吸道狭细，黏膜娇嫩，既不能承受鼻导管的插入，也经受不住双孔鼻塞对鼻前庭的损害。此方式避免了病儿对头罩、面罩的恐惧及对抗，以及由其引起的吸入气中二氧化碳浓度的增高。同时不影响病儿哺乳，也易于观察面色及口唇，是目前婴幼儿安全、有效、也易于接受的吸氧方式。

3.鼻塞法分单孔、双孔 2 种类型，是将鼻塞置于病人鼻前庭，操作简单，局部刺激小，病人易接受。

(1) 单孔鼻塞吸氧难以将血氧饱和度 (SaO_2) 提高到峰值，若加大氧流量，病人难以接受，临床已较少应用。但因其刺激性小，并可双侧鼻孔交替插入，所以对于需持续低流量供氧者，如肺源性心脏病 (简称肺心病) 病人仍为首选。

(2) 双孔鼻塞吸氧对 SaO_2 的提高最快、达峰值的时间最短，同时对氧的有效利用率也较高，由于鼻前庭给氧，保持了鼻毛对吸入氧气的过滤清洁作用。本方式既克服了鼻导管吸氧给病人带来的不适，又达到了快速、高效改善病人缺氧状况的目的。正是体现了以人为本的医疗服务，现已被临床普遍应用。

4.面罩法 使用面罩将病人口鼻全部罩上的供氧方式，对病人呼吸道黏膜无刺激，易固定，氧流量大，氧浓度可达较高水平。清醒病人主诉有憋气不适，且妨碍交流及咳嗽。开放式面罩吸氧，需要在加大氧流量 (10 L/min) 的情况下，才能快速将 SaO_2 提高到峰值。长时间开放式面罩吸氧可造成二氧化碳蓄积，引起肺心病病人二氧化碳麻醉而加重病情。因此只适合短期应用，以及急救和术后重症病人供氧。

5.头皮针管应用于儿科吸氧 对于较小的婴幼儿，由于鼻孔较小，应用普通的鼻塞,使病儿感觉整个鼻孔被塞满，甚至有胀痛感，加重病儿的哭闹，给护理工作带来很多不便。一次性头皮针硅胶管代替鼻塞吸氧，效果满意。吸氧时将一次性头皮针管 (去掉针头部分) 用聚维酮碘染色后代替普通鼻导管进行吸氧，婴幼儿插入鼻腔深度 1~1.5cm，用一块胶布固定在鼻翼两侧，可克服因鼻黏膜稚嫩、鼻腔细小而造成的吸氧困难，又可减少对鼻黏膜的刺激，病儿易于接受。

使用头皮针硅胶管作吸氧管的优点：①使用时操作简便，保证各类病人能有效吸入氧气。黏膜刺激小，避免了因为粗的吸氧管插入鼻腔引起病儿的不适和烦躁不安，甚至哭闹不合作现象，病儿易于接受。②氧气橡胶管与鼻导管接头衔接严密.不易滑脱，一次性使用，防止医院内感染。③病儿鼻腔阻塞范围小，通气效果好。④头皮针管管腔细，氧气通过集中，对鼻腔黏膜刺激小。⑤材料来源容易：为临床护理输液用的一次性头皮针。

6.全身麻醉手术后带管病人给氧法 全身麻醉术后带气管内插管的病人，吸氧管可直接固定在气管导管外口，尤其是气管切开病人通过套管吸氧，占据范围小，便于吸痰，不易影响通气。

7.早产儿恒温箱内低流量吸氧法 早产儿由于呼吸系统发育未成熟，通气和换气功能障碍，出生后给予一定流量的氧气吸入才能提高血氧浓度，减少脑缺氧而维持生命。对于合并某些疾病的早产儿来说，易出现呼吸困难和发绀等缺氧表现，必要时给氧就成为早产儿疾病治疗中不可缺少的重要环节。采用恒温箱内低流量吸氧法，操作简单，对病儿无刺激，弥补了传统的鼻导管低流量吸氧法的不足。按常规吸氧的方法准备吸氧装置后，将透明吸氧导管的一端经恒温箱上的小孔插入恒温箱内，使导管插入箱内约 5 cm，使氧气迅速均匀弥散在恒温箱内，约 5 分钟后将氧流量调整至 1~2 L/min，让病儿在恒温箱内轻松地吸氧。值得注意的是：早产儿吸氧时必须有脉搏、SaO_2 监测，SaO_2 应维持在 85%~92%。并定期行血气分析检查，使用能调节吸氧浓度的恒温箱，以避免高氧血症，预防早产儿视网膜病（ROP）的发生。

四、固定技巧

1.鼻导管吸入法固定技巧　鼻导管插入鼻腔后，传统固定方法常用"一字形胶布"交叉后固定在鼻翼的两侧，再以另一块胶布固定在脸颊部，但本法常因病人进食后咀嚼。影响胶布固定的稳定性。改用第 2 块胶布固定在耳郭的方法，胶布粘贴牢固，不易松脱，不影响病人进食。

2.面罩吸氧固定技巧　防止面罩脱落是保障安全、有效使用氧疗器吸氧的关键。临床上一直采用松紧带将面罩固定于头上，此种固定方法松紧度较难掌握，过松面罩容易脱落，若发现不及时将导致病儿缺氧而危及生命；过紧常造成病人面部肌肉和头皮受压缺血。采用外科用弹力绷带固定法可克服上述缺点。面罩根据病人头部的大小剪取合适的弹力绷带 6 cm×（8~9.5）cm，戴于病人的头上，然后用松紧带将面罩左、右两侧固定于弹力绷带的下缘。弹力绷带为网状、棉质，透气性能好，病人可免受被松紧带勒伤之苦；氧疗器面罩吸氧的病人大多数较烦躁，旧法固定易脱落，而弹力绷带戴在头上不会滑脱，保证了氧疗器面罩吸氧的有效进行，同时也保障了病人的生命安全。弹力绷带可浸泡消毒后重复使用。

五、鼻导管插入深度技巧

鼻导管插入深度不同对吸氧舒适度的影响存在很大差异。传统氧气吸入法，鼻导管插入长度为鼻尖到耳垂的 2/3，鼻导管的插入对病人咽喉壁有刺激，敏感者有恶心不适。在传统法基础上改用鼻导管插入深度 2 cm，使氧导管在鼻前庭位置。由于鼻前庭面积大，鼻黏膜内富有静脉血管构成的海绵状组织，故可供热.且具有灵敏的舒缩性，能迅速改变其充血状态。所以当吸入不同温度的空气时，通过三叉神经的反射作用，调整鼻黏膜的动脉供血情况，改变鼻腔宽度与血运量，从而对吸入空气起到调节温度的作用。同时鼻前庭的鼻黏膜内含有丰富的浆液腺、黏液腺和杯状细胞，能产生大量分泌物，并且黏膜表面经常覆盖有一层随纤毛运动而不断向后移动的黏液毯，黏液毯和纤毛对吸入的氧气都能起过滤清洁作用，可以保护下呼吸道不受刺激或感染。

另外，通过腺体和杯状细胞的分泌，组织间淋巴的渗透作用，鼻黏膜在 24 小时内分泌近 1 000 ml 水分，其中大部分水分用以提高吸入空气的湿度。所以，当吸入鼻腔的空气湿度一般只有 35%左右时，而到达鼻咽部时却能增至 79%。再者经常流入鼻腔的泪液也可以起湿润作用。而鼻咽部对吸入气体的温化、湿化和清洁过滤作用是很微弱的，因此，用改良法吸氧时，导管位于鼻前庭位置，有利于鼻腔正常的生理功能对吸入氧气发挥温化、湿化及清洁过滤作用，减少不适反应。同时，为防止管径小，出现给氧导管阻塞，可采用缩短更换鼻导管时间（4~6小时）的方法解决。

六、氧气湿化技巧

临床上氧气湿化是在湿化瓶内放入常温蒸馏水，定期更换。由于常温下的水温常低于20℃，这样氧气通过水是根本得不到湿化作用。于是病人吸入的氧气是干燥的氧气，如果长期吸入干燥的氧气会使病人的鼻腔、口腔、咽部及气管、支气管黏膜干燥，致使呼吸道分泌物黏稠，不易咳出或吸出，易导致或加重呼吸道感染。

1.蒸馏水湿化　把蒸馏水采用多种方法加热后（加热到32℃~38℃）存放在热水壶中保持水温，用加热的蒸馏水把湿化瓶内的水温调节至38℃用于氧气湿化。当湿化瓶内水温低于32℃时，就应重新加入高温蒸馏水调节至38℃。简单的测量温度方法：用手背贴在湿化瓶壁上，以手背能耐受的温度为最高温度，换水时间大约可间隔60分钟。病人用加温的蒸馏水湿化氧气，在输氧管壁上附有水珠。病人感觉口腔、鼻腔、咽喉湿润，痰液易咳出，长时间吸氧没有不　适感觉。

2.氧气加温及二次湿化法　临床上，需要长期吸氧的病人，如肺心病，由于氧气要从中心供氧站经过很长的室外管道才能到达病房，所以每当到了冬季，氧气既凉又干燥，病人在吸入时感到不舒服，往往不愿意接受长时间的氧疗。在原中心吸氧装置的基础上增加一个加温及二次湿化装置，能最大限度地减少病人在冬季吸入干燥、冷凉氧气对呼吸道的刺激。

（1）制作方法及材料原中心的吸入器及输氧管不变，在输氧管接近病人的一端加一个容积为2 200 ml的加温装置，制成高18 cm、外径45 cm的加温瓶，瓶塞为木制，瓶塞上有2个管口，其中连接原中心吸氧吸入器输氧管道末端的通气管为长管，在瓶塞外长2 cm，通过瓶塞内14 cm；另一个是接病人鼻塞导管通气管为短管，瓶塞外长2 cm，通气管材料可用不锈钢或耐一般湿热的无毒塑料制成，加温瓶底部再加一恒温加热部件，整个装置即为加温及二次湿化装置。

（2）使用方法使用前，整个装置按中心吸入器规定的方法消毒，然后在加温瓶内放入蒸馏水1 500 ml，将瓶塞盖好，瓶塞长管连接中心吸入器输氧管末端，短管连接一段接病人吸氧鼻塞的乳胶管，然后放到合适的位置，病人吸氧时插上电源。使瓶内的蒸馏水自动加温，并保持65℃恒温，即可使氧气经过原中心吸入器湿化瓶一次湿化，再经过加温瓶二次湿化及加温吸入。冬季氧气经过加温蒸馏水后湿化充分，吸入氧气湿度加大、温暖，病人呼吸道感到舒适，愿意接受较长时间的氧疗。加温瓶能自动加温，并保持恒温65℃，氧气经过湿热的蒸馏水不会引起意外，比较安全。

七、消除吸氧时产生水泡声的技巧

通常用的氧气湿化瓶通过蒸馏水湿化时会产生水泡声，特别是在夜深人静时，影响病人休息，采用海绵能消除水泡声，同时起到过滤作用。把氧气湿化瓶的氧气管道放于 3 cm~3 cm 的小方形消毒海绵（比湿化瓶口稍小）中间，放入湿化瓶蒸馏水水面下 2/3 处。氧气具有一定的冲击力，直接冲击蒸馏水会产生水泡声。从氧气管道出来的氧气直接通过小方形海绵，不直接冲击蒸馏水，起到缓冲消除水泡声、湿化过滤作用。

八、特殊病人吸氧技巧

（一）慢性阻塞性肺疾病病人

慢性阻塞性肺疾病（COPD）是一种严重危害人类健康的呼吸系统常见慢性疾病，中、老年人多见。COPD 由于呼吸道阻塞，大多数病人伴有不同程度缺氧和二氧化碳蓄积，不仅使通气/血流比例失调，降低 SaO_2 和 PaO_2，还严重影响病人的智能和生活质量。氧气疗法是针对缺氧的一种重要的治疗手段，不仅纠正低氧血症及其带来的危害，挽救病人生命，还能改善慢性缺氧引发的智力障碍，提高病人的自理能力。

1.吸氧浓度选择　在临床治疗 COPD 的传统氧疗管理中，常用 1~2 L/min 的氧流量（即氧疗浓度 25%~29%）氧疗，忽略了 1.5 L/min 流量（27%）的氧疗。在 COPD 的氧疗过程中采用浓度为 27%~29% 进行氧疗，血气分析中的 SaO_2、PaO_2 明显高于采用浓度为 25% 进行氧疗的 SaO_2、PaO_2，而动脉血二氧化碳分压（$PaCO_2$）却低于采用浓度为 25% 进行氧疗的 $PaCO_2$，有效纠正了低氧血症及二氧化碳蓄积，27%~29% 氧浓度氧疗效果明显好于氧浓度为 25% 的氧疗效果。27%~29% 浓度的氧疗还能明显改善 COPD 病人由于缺氧引起的大脑功能下降等一系列症状。如注意力不集中、综合智商下降和情商下降。长时间以 27%~29% 浓度氧疗能显著提高 COPD 病人的生活质量。

2.吸氧时体位选择　慢性阻塞性肺气肿急性发作期病人由于支气管黏膜炎症水肿加重，痰液堵塞支气管腔，潮气量减低，导致总的肺泡通气量不足，表现为明显的低氧血症，氧疗可以防止动脉血氧的急剧变化，从而改善病人的预后。病人采取俯卧位，头部用软枕垫高 15°~30°，双手向上，放于头的两侧，在髋、膝、距小腿关节处垫软垫，要求每日俯卧位吸氧时间为 3 小时，俯卧位能增加功能残气量，改善通气/血流比值，减少分流，改善膈肌的运动，肺内分泌物易于清除，以及血流灌注的重新分布，使得通气得到改善。对改善肺炎、急性呼吸窘迫综合征（ARDS）以及慢性呼吸功能不全基础上发生的急性呼吸衰竭等病人的氧合状态、提高存活率有明显的治疗作用。

（二）婴幼儿心脏术后

患有先天性心脏病的婴幼儿，心内直视术后因为年龄小，撤机后咳嗽、排痰能力弱；气管、支气管较细，软骨发育不完善，极少量痰液就可以引起气管、支气管阻塞，导致肺不张和肺炎，引起缺氧的发作，严重者会出现呼吸困难症状。因此选择正确的氧疗方法尤为重要。

经鼻持续呼吸道加压通气（NCPAP）装置设备：NCPAP 鼻塞管 1 根（主管为

6~10 cm 的硅胶管，2 根支管为 l cm 长的 6~8 号鼻导管塞于两侧鼻腔），主管左端接一玻璃接管，连氧气管与中心吸氧相连。右侧接一可控制呼出气流的活塞。大多数病儿用持续呼吸道正压吸氧 24~48 小时后，缺氧会有所改善，可避免二次插管，减少入住先天性心脏病监护病房（CICU）的时间。NCPAP 可给病儿提供生理呼气末加压呼吸（PEEP），增加肺功能残气量，改善通气/血流比值，避免肺泡塌陷，有助于维持肺泡及呼吸道开放，因此可增加肺顺应性，减少肺内分流，提高氧合能力。同时，能降低呼吸运动所需的能量，减轻横膈肌疲劳，减少泵衰竭。

（三）早产儿呼吸系统疾病

早产儿由于呼吸中枢及呼吸器官发育不成熟，极易发生呼吸暂停、肺透明膜病、吸入性肺炎等呼吸系统疾病。选用持续呼吸道给氧（CPAP），可在呼吸末保持正压，增加功能残气量，使萎肺的肺泡重新张开，减少肺内分流，增加氧合，从而改善呼吸功能，使 PaO_2 增加，并能减少因应用有创呼吸机产生肺的气压伤，故 CPAP 适用于早产儿。当早产儿出现呼吸浅促、呻吟、吐沫、呼吸暂停等早期表现时，即开始使用 CPAP。

新型 NCPAP 有空氧混合调节仪、呼气末压力调节和吸气压力调节装置，控制高氧吸入，降低了以前的简易 CPAP 吸入纯氧导致早产儿视网膜病及慢性肺支气管纤维化的发生。连接的加温湿化装置可使吸入气体维持在 32℃~35℃，提供适当温度可减少呼吸道水分丢失，减少每日输液量，从而减轻心脏负担，减少动脉导管重新开放的发生率，适当温度可保护呼吸道黏膜及纤毛运动，有利于痰液排出。

（四）气管切开病人

气管切开病人由于气管切开与外界相通，形成了一个开放性呼吸道，应用普通吸氧管吸氧时，因气管套管管径大于氧气管管径，使氧气不能完全吸入，影响氧疗效果，临床上常用加大氧流量的方式来达到氧疗效果，这样氧流量难以控制。对病人不利。应用人工鼻吸氧，把开放性呼吸道改为封闭式呼吸道，保证氧疗，并使痰液湿润，易于清除，达到保持呼吸道通畅、提高氧疗效果的目的。

人工鼻是一种湿热交换器，类似氧气管装置，使用时一头连接氧气湿化装置.一头是人工鼻的支架，将人工鼻放置于支架上，连接大小合适的气管套管接头，调节氧流量，再连接病人气管套管，形成了一个封闭式呼吸道。痰液湿润，易于清除，避免了反复吸痰，发生痰液阻塞危险，并且由于吸痰彻底，从而延长了吸痰间隔时间，减轻了病人痛苦。人工鼻能与密闭式吸痰管相连接，吸痰时，操作者的手不直接接触吸痰管，呼吸道与外界不相通，减少了外源性感染、医院内感染的机会，从而降低了肺部感染发生率，延长了肺部感染发生时间。人工鼻吸氧装置吸痰时可不中断供氧，从而防止了因吸痰引起的低氧血症而导致器官组织缺氧的不良后果。

九、吸氧病人舒适护理技巧

吸氧的舒适护理是在吸氧的护理中以病人的舒适为重点，充分考虑吸入氧气的温度、湿度、气味、噪声等因素对病人的影响，寻找解决问题的方法，使舒适护理的理论研究在吸氧护理技术中得到体现，使病人在吸氧过程中不仅得到治疗，而且舒适。

1.恒温湿化瓶取代普通湿化瓶理想的吸氧装置要求病人吸入的氧气除保持适当的浓度和流速外，还要有合适的温度和湿度，一般吸入氧气的温度要保持在 36℃左右.湿度在 80%左右，近于生理上的要求。目前医院使用的氧气瓶和中心供氧管道释放的氧湿度很低，相对湿度约 4%。经过气泡式湿化瓶，在 20℃标准室温下，如果流量为 1~8 L/min，氧气湿化后的湿度最高可达到 33.2%~39.1%，如果室温较低，氧气的湿度则更低，在 10℃室温下仅为 21.4%。这种低湿度的氧气进入呼吸道后加重了呼吸道的水分丢失，使病人呼吸道干燥。最后导致排痰困难，并可继发和加重呼吸道炎症，这是长期卧床吸氧病人继发肺内感染的重要原因之一。

采用恒温湿化瓶、60℃的湿化液，使吸入氧气的湿度与温度由常规吸氧法的34%、20 ℃增高到 78%、36℃。这样通过温化给氧，不仅病人自我感觉舒适，更有利于增强呼吸道黏膜纤毛运动，使呼吸道分泌物易于排出，同时改善了因长期吸氧造成的呼吸道干燥不适的状况。

2.除去吸氧管异味　在氧气湿化瓶中加入具有芳香味的中药如菊花。并将中药用无菌纱布包好，由于菊花的芳香味掩盖了吸氧时塑料的异味，从而提高了病人吸氧的舒适度。经过细菌培养浸泡菊花的湿化液符合微生物学要求。菊花对大肠埃希菌、志贺菌属（痢疾杆菌）、变形菌、伤寒沙门菌（伤寒杆菌）、副伤寒沙门菌、铜绿假单胞菌（绿脓杆菌）及霍乱弧菌 7 种革兰阴性肠内致病菌有抑制作用，并对乙型溶血性链球菌有抗菌作用，对结核分枝杆菌呈抑制作用。

3.对于吸氧装置进行降低噪声的处理　取一次性头皮针塑料管。长 8 cm，在距其末端约 2 cm 处开始，用注射针头沿管向上扎数个针孔，消毒后备用。将湿化瓶内的通气管弃去，将扎有针孔的塑料管套入，装好盛有湿化液的湿化瓶，塑料管有孔的部分没入水中，然后连接鼻导管吸氧，这样可有效地降低吸氧进程中的噪声。

4.促进舒适　在允许的范围内由病人选择自己认为舒适的吸氧管放置位置。在吸氧过程中护理人员应以良好的服务态度与病人沟通，了解病人的需求，向病人讲解吸氧的重要性，尽可能地减少吸氧对病人的不良刺激，提高吸氧的舒适度。

第二节　吸痰操作技巧

吸痰适用于危重、老年、昏迷及麻醉后等病人因咳嗽无力、咳嗽反射迟钝或会厌功能不全、不能自行清除呼吸道分泌物或误吸呕吐物而出现呼吸困难时。其目的是吸出呼吸道分泌物，保持呼吸道通畅，增加组织氧合作用。

一、用物准备技巧

治疗碗内置已消毒的血管钳和纱布、无菌持物钳、无菌敷料缸内备纱布、一次性 12~14 号消毒吸痰管数根（气管内插管病人用直径为导管内径的 1/2~1/3 大小的吸痰管）、一次性手套、消毒液挂瓶、剪刀、负压装置 1 套（负压瓶、压力表、胶管），必要时备压舌板、开口器、舌钳。有盖敷料缸盛作吸痰时冲洗液。口咽部吸痰时冲洗液的选择可选用0.9%氯化钠注射液，气管内吸痰可用1.25%碳酸氢钠溶液。因为对病人来说，吸痰管插入气管，刺激气管黏膜，本身就是一种创伤，易造成黏膜损伤，如用0.9%氯化钠注射液冲洗后的吸痰管插入，因其含钠盐，对损伤的黏膜是一种刺激，易造成感染。据文献报道，肺的蒸发面积大，盐水进入支气管、肺内，水分蒸发很快，盐分沉积在肺泡及支气管形成高渗状态.引起支气管、肺水肿，而加重呼吸困难。1.25%碳酸氢钠溶液是一种刺激性小的碱性液，碱性具有皂化功能，可使痰痂软化、痰液变得稀薄，而且易吸出，况且大部分细菌不易在碱性环境中生长繁殖，减少了肺内感染的机会。

二、病人准备技巧

向病人解释吸痰的目的及意义，使病人处于舒适的体位，主动配合吸痰，准备一个安静、舒适的环境，能够保护病人的隐私，消除其焦虑、紧张的心理。如为婴幼儿吸痰，应向家长解释吸痰的过程及如何保持婴儿吸痰时的体位，消除家长的恐惧心理。

三、吸痰管选择技巧

吸痰管是用来清除支气管内的痰液及分泌物的必需产品，以达到使呼吸道通畅的目的。吸痰管的选择应根据吸痰的部位及吸痰的目的来选择。临床上可供选择的吸痰管如下。

1.经鼻短时吸痰　可选择一次性使用吸痰管，吸痰管由接头和导管组成，产品材料采用医用聚氯乙烯制成，是临床与吸引装置配合使用的医疗器具，其特点是产品外表光滑无毛刺，对病人无损伤、无刺激，吸痰畅通无阻，无吸瘪现象，使用操作简便，产品通过环氧乙烷灭菌，一次性使用，无医院内感染，是临床上使用最普遍的一种吸痰管。

2.口咽部吸痰　鼻腔结构异常、舌后坠、留置鼻饲管的病人，因清理呼吸道无效，经鼻腔吸痰效果不好的病人可选择口咽吸痰管。插入的深度约为从下颌角或耳垂到门齿的长度。

3.新生儿窒息复苏吸痰　刚刚出生的新生儿如果羊水胎粪污染可选择专用的胎粪吸引管，将气管内导管经胎粪吸引管与吸引器相连，一边用手堵住胎粪吸引管的手控口，一边用吸引器吸引气管内导管，边吸引气管内的胎粪，边慢慢撤出导管，此操作简便、有效。适合在产房使用。

4.婴儿吸痰　因婴儿鼻腔较狭窄、呼吸道黏膜柔嫩、吸痰管相对粗硬等原因造成婴儿不适及呼吸道黏膜损伤，应选择一种柔韧性好的吸痰管，既可插入气管又不会因过硬而造成呼吸道黏膜损伤。可将一次性头皮穿刺针，剪去钢针端，高压蒸汽灭菌后使用。使用时直接与负压吸引装置相连接，按常规使用即可。该方法取材容易，制作简单，管径小，管质柔软，对小儿呼吸道黏膜损伤小。

5.气管内吸痰　气管导管内吸痰时，所用的吸痰管，其外径不得超过导管内径的

1/2，以免造成呼吸道阻塞，加重缺氧。

6.充氧—吸痰双腔管气管吸痰是临床上常用的护理操作，在吸痰过程中最易发生缺氧，轻者心率增快，重者发生血压降低或心律失常，特别是使用呼吸机的危重病人容易发生心搏骤停，充氧—吸痰双腔管对预防吸痰诱发的低氧血症效果明显。

充氧—吸痰双腔管的制作方法：取 40 cm 长的 12 号（直径 3 mm）与 8 号（直径 2 mm）的 2 条硅胶管用硅橡胶黏合剂将侧壁粘在一起，形成 2 个腔。12 号为吸痰管，8 号为给氧管，吸痰管前端位于给氧管的前端 4 cm；并在给氧管前端侧壁剪 3 个侧孔，便于氧气均匀分布气管内。吸痰时吸痰管与吸引器连接，给氧管与氧气连接。氧流量：成人 7 L/min，小儿 5 L/min。在整个吸痰过程中持续有氧气供给。充氧—吸痰双腔管吸痰时插入深度根据成人和小儿的不同而异，一般在隆突以下。适用于痰多黏稠不易吸出的病人。

四、成人经鼻腔吸痰操作技巧

经鼻腔内吸痰是临床最常用的一种吸痰方法。吸痰时护士应严格无菌操作，动作轻、快、准，吸痰时最好选择刺激性小及韧性高的无菌硅胶或橡胶吸痰管，成人选用 14~18 号吸痰管。

1.体位护理技巧　吸痰前，备齐用物，向病人做好解释工作。病人采取去枕平卧或半卧位，肩下垫一软枕，头稍向后仰，偏向一侧，颈过伸，防止吸痰时误吸反流，脊柱畸形、驼背者，肩下垫枕改为颈下垫一枕头，以托起颈部，利于插管。

2.翻身叩背技巧　选择病人进食后 1 小时进行，吸痰前给予翻身叩背，方法为 5 指并拢，手指向掌心微弯曲，呈空心掌，从肺底到肺尖、从肺外侧到肺内侧适度叩背，叩击频率为 50~100 次/min，可使痰液松动，易于吸出。

3.吸痰前准备　吸痰前须检查吸引器效能是否良好，各管连接是否正确，吸气管和排痰管不能接错。

4.插入吸痰管技巧　吸痰管插入时，润滑吸痰管前段，戴无菌手套。右手执笔法拿吸痰管，将吸痰管末端反折，按以下通路插入气管内：鼻孔→鼻前庭→鼻阈→固有鼻腔→鼻咽（腭垂后）→口咽→喉咽→喉口→喉前庭→喉中间腔→声门下腔→气管，将吸痰管送到气管预定部位。对于合作的病人，嘱其深呼吸；对于不合作的病人，可随其自主呼吸进入。具体方法：当病人吸气时，随吸气轻轻快速往气管方向插入，呼气时停止插入，再吸气时再插入。当达到气管隆嵴处，护士会感到有阻力，这时吸痰管插入长度应为 24~29 cm，当病人刺激咳嗽加剧时，稍退 0.5~1cm，以游离吸痰管的尖端，以免损伤气管黏膜，打开负压成人<150 mmHg（20 kPa），婴幼儿<100 mmHg（13.3 kPa），从深部左右轻轻旋转，边吸边向上提拉，时间不应超过 15 秒，若一次痰液不能吸净者应先给予吸氧后再行吸痰术。

5.根据病变情况选择吸痰管插入途径　如鼻腔有充血水肿，可用1%呋喃西林麻黄碱滴鼻剂（呋麻滴鼻剂）滴鼻数滴后再经鼻腔插管吸痰。鼻腔狭窄严重者，经口腔吸痰。有喉梗阻者，应慎用导管吸痰，可行气管切开吸痰。

6.预防感染技巧　每 1 个部位用1根吸痰管，防止上呼吸道感染播散到下呼道，吸痰装置每人1套，不可共用，吸痰管拟插入部分，即使戴手套的手也不可触及，应采用无菌接触技术用血管钳夹持吸痰管。

7.插管注意事项　要考虑到病人的耐受性。不能反复连续插管吸痰。若插管2~3次不成功应更换操作者。

五、小儿经鼻或口、气管内吸痰技巧

1.体位摆放技巧　操作时由2人配合进行。病儿去枕平卧，肩下垫一软枕，一人将病儿颈部托起，助头后仰，颈过伸，并固定头部。不合作的病儿，除做充分的解释工作外，吸痰时需2人配合，操作者站在病人右侧，助手站在病人左侧，协助置好体位，拉直呼吸道，并约束肢体和头部。

2.吸痰前准备　病人吸痰前常规雾化吸入，拍背助咳，吸痰前后给予高浓度氧气吸入，吸痰时一侧鼻塞式或鼻导管高流量（3~4 L/min）吸氧。

3.吸痰时操作技巧操作者戴无菌手套，经一侧鼻孔或口（垫口咽通气管）将吸痰管插入10~14 cm（相当于病儿声门处）时，感阻力增高，嘱病儿深吸气或发"哝哝"声，也可用手指压天突穴，以刺激气管引起病儿咳嗽，于声门开放时迅速将吸痰管插入气管进行吸痰。判断插管成功的依据：导管插入气管后，可引起剧烈咳嗽，不能发音或声音嘶哑。插管吸痰时动作要轻柔，适时吸引，每次吸痰时间应控制在10~15分钟，压力应严格掌握，一般为<100 mmHg（13~3 kPa），以免导管贴附于管壁或损伤气管黏膜。整个过程要严密观察病人心率、血压、呼吸及SaO_2，防止心律失常、心力衰竭、低氧血症的发生。如有异常，暂停吸痰，及时处理。

六、老年人人工呼吸道吸痰操作技巧

1.加大建立的气体通道用此清除呼吸道分泌物，辅助通气及治疗肺部疾病。人工呼吸道已成为老年人、呼吸衰竭病人主要的抢救治疗手法。常用的人工呼吸道有气管内插管和气管切开。

2.吸痰管的充分湿润摩擦阻力是气管内插管病人最常见的吸痰管插入困难的原因。可用无菌加温蒸馏水润滑吸痰管，其润滑作用较好，降低摩擦阻力。

3.加强呼吸道湿化　人工呼吸道的病人失去上呼吸道的温化、湿化功能，吸入的气体全部由下呼吸道来加温和湿化，下呼吸道分泌物中的水分丢失增加，因此，吸入的气体必须在体外进行充分温化和湿化。

（1）加强人工呼吸道建立最初8小时内的呼吸道湿化特别是对气管内插管或气管切开时出血较多的病人在人工呼吸道建立的最初8小时内应每15~30分钟湿化吸痰1次，以及时清除积血，防止血痂形成。

（2）做好停机呼吸道湿化因停机后吸入的气体不能得到来自于呼吸机的湿化与温化，以及直接用导管口吸氧，导管管腔内的痰液很容易被吹干而形成痰痂。应特别重视停机期间人工呼吸道的湿化，保证湿化液250 ml/d。可采用空气湿化法、间断湿化法等输液管持续呼吸道湿化法加强湿化效果。

七特殊病人的吸痰技巧

1.新生儿吸痰技巧

（1）由于胸部物理治疗对气管内插管的新生儿有一定的危险，所以一般不采用，给新生儿翻身、叩背时一定要注意血氧饱和度（SpO_2）的降低。最好采用先叩背2~5分钟，安抚病儿至安静，增加病儿对吸痰、缺氧的耐受性。如有SpO_2降低，稍做休息，并提高给氧浓度，使得SpO_2维持在90%以上。吸痰过程中严密观察病儿反应、面色及SpO_2的情况。

（2）采用正确的翻身动作也可以减少缺氧的发生，翻身时动作轻柔，保持头、颈和肩在一条直线上活动，保持呼吸道通畅，避免脱管；用软面罩叩背，自肺下叶向上、由外向内向肺门方向利用腕力轻叩，频率50~100次/min，叩击部位垫薄软毛巾或在单衣上进行，以免引起疼痛，叩背同时一手固定病儿头颈部，以减少头部晃动。

（3）按常规吸痰法吸去口腔、咽部分泌物后，再进行气管内吸痰。气管内吸痰的动作轻柔、迅速。吸痰的压力不能太大，应<100 mmHg（13.3 kPa），每次吸痰的时间不能超过15秒。以免损伤气管黏膜。

（4）按需吸痰①痰多者多吸痰，少痰或无痰者尽量少吸痰。②除痰液黏稠难以吸出外。一般不常规呼吸道内注入0.9%氯化钠注射液。③根据病人对吸痰的耐受程度，在吸痰前、后5分钟适当调高呼吸机氧浓度（10%~60%）。④吸痰管送入深度：按预定长度（即等于气管内插管全长或外减0.5~1.0 cm）送入。⑤吸引方式：边吸引边转动吸痰管回退。

2.开胸术后肺不张病人

（1）物品准备 0.9%氯化钠注射液、一次性可控性吸痰管、一次性塑料手套、负压吸引装置、监护仪。

（2）操作方法①病人半卧位，给予鼻导管吸氧5 L/min。用0.9%氯化钠注射液清洁一侧鼻腔后，以0.9%氯化钠注射液润滑吸痰管。②戴一次性手套，正确连接吸痰管，松开负压，将吸痰管经鼻腔轻柔送到咽部，嘱病人轻咳，就势将吸痰管插入气管内。③将吸痰管沿呼吸道送至可达到的最大深度（约50 cm），接通负压[负压吸力15~30 mmHg（2~4 kPa）]，吸痰过程中观察SpO_2和心率。打开负压吸引接头，嘱病人带吸痰管深呼吸。左右旋转吸痰管，吸痰时间不超过15秒。若SpO_2<85%、心率>140次/min，应立即停止吸痰，给予持续吸氧，待症状缓解后继续吸痰。如此反复数次，直至将痰吸净。④在一次吸痰过程中尽量不要将吸痰管反复提拉出气管。吸痰管进入气管后，病人会出现不自主呛咳，深部的痰会随之咳入主呼吸道，对吸痰有利。若病人呛咳剧烈，可松开吸引器与吸痰管接头处带管深呼吸，以缓解呛咳。⑤留置吸痰管在呼吸道内可保留60分钟左右。在此期间护士可根据SpO_2指标吸痰。

3.昏迷病人吸痰技巧

（1）用物准备技巧治疗盘内放治疗碗（内盛漱口液棉球）、弯血管钳、压舌板、开口器、舌钳、ISI咽通气管、手电筒。

（2）操作技巧①操作前先给病人进行口腔护理，并注意观察口腔黏膜及舌苔情况。②用压舌板将舌根向下压，有利于口咽通气管的插入。对牙关紧闭的昏迷病人可使用开口器，对舌后坠者用舌钳将舌拉出，然后将口咽通气管经口腔迅速置入口咽部。③吸痰方法：用血管钳将吸痰管经口咽通气管插入口咽部、气管。遇痰液黏稠者，可行雾化吸入或用糜蛋白酶（糜蛋白酶）喷入稀释痰液，因气管纤毛以1 mm/min 的速度向上推送分泌物，15 分钟后吸痰效果较好。吸痰前、后必须给予高浓度的氧气，以免因气管内吸痰导致低氧血症。④注意事项：操作时动作要轻柔、迅速，避免机械阻塞呼吸道，影响呼吸；每日晨取出口咽通气管，进行清洁浸泡消毒处理，待口腔护理后，再按操作程序安置口咽通气管，避免细菌在口咽通气管内繁殖，增加呼吸道感染的机会；当病人意识逐渐恢复，能自行咳嗽、咳痰时，即可拔除口咽通气管。

4.机械通气病人吸痰技巧 机械通气是救治呼吸衰竭的重要措施。加压机械通气妨碍纤毛运动，影响痰液排出。因此，吸痰成为机械通气病人的主要护理任务。吸痰过于频繁可导致不必要的气管黏膜损伤，加重低氧血症和急性左心衰；吸痰不及时又可造成呼吸道不畅、通气量降低、窒息，甚至心律失常，所以适时吸痰是保持呼吸道通畅、确保机械通气治疗效果的关键。

（1）应用正确的吸痰方法选择质地光滑、管壁挺直、硬度合适、富有弹性的吸痰管，吸痰管的外径不超过气管导管内径的 2/3。吸痰时按照"由浅至深，先口后鼻"的原则。在行气管导管内吸引时先将导管浅部痰液吸尽，再吸深部痰液.吸痰管插入轻柔。插入深度=气管导管插入长度+导管的接头长度。不可深插吸痰管吸引，非抢救吸痰前通过翻身、叩背和体位引流将呼吸道深部痰液引流至肺门部，可以有效地将痰液排出，减少呼吸道损伤。口、鼻腔内吸痰应先吸口腔再吸鼻腔，吸痰管插入长度不超过病人鼻尖到耳垂的距离，避免插入过深引起反射性迷走神经兴奋造成的呼吸、心搏骤停。吸痰的全过程中均需有人固定导管以防导管脱出。

（2）掌握正确的吸痰时间及负压 吸痰时间不超过 15 s/次，吸引负压成人不应>150 mmHg（20 kPa），小儿≤100 mmHg（13.3 kPa）。开放负压后，将吸痰管边旋转边吸引，慢慢向外提出，手法轻巧，动作轻柔。如遇痰液多时在旋转提出的过程中可稍减慢旋转、外提速度，吸出气管内较多量的痰液，切忌来回提插导致损伤。

（3）观察病人吸痰时出现的不良反应主要为气管黏膜出血、吸痰时出现刺激性呛咳、心率减慢、发绀、气管内插管痰液阻塞以及肺不张、肺部感染。应严密观察病人面色、心率、血压、SpO_2 的变化。若 SpO_2 降低、心率增快、血压增高，应适当延长吸痰间隔时间。吸痰前通过一定时间的体位引流可使痰液容易吸出，同时对保持吸痰时体内血氧的稳定起到积极的作用。

（4）吸痰时要求严格无菌操作加强医务人员洗手和手的清洁，用物严格消毒灭菌，无密闭式吸痰装置时在吸痰后将气管内插管与呼吸机接头处用聚维酮碘消毒后再连接，做好基础护理。尤其重视加强口腔护理，及时清除口腔内的异物和分泌物，防止致病菌的繁殖，减少误吸的发生。采用小号胃管鼻饲或微量牛奶由输液泵持续滴入，喂养前、后 30 分钟内不吸痰，预防胃内容物的反流，减少胃肠道病原菌的定植和吸入，以达到减少气管内痰液、预防感染的作用。

（5）呼吸道湿化吸痰前应先将呼吸道湿化，可采取对室内空气进行加温加湿、使用有效的呼吸机雾化吸入、湿热交换过滤器（人工鼻）、呼吸机的电热恒温湿化装置等使吸入的气体充分湿化，以便有效地清除呼吸道分泌物.控制肺部感染，减少并发症，减轻病人痛苦。

（6）气管内插管机械通气病人大多病情危重，并存在不同程度的意识障碍。保护性咳嗽反射减弱甚至缺失。适时吸痰方法：以听诊为依据，在确定痰液位置前提下，对大气管内痰液及时吸出；深部痰液采用翻身、拍背、雾化，促进痰液排人大呼吸道后，每次用多孔透明硅胶软管在5秒内准确吸出痰液，避免深部长时间吸痰，有效地减少了支气管黏膜损伤，避免发生吸出痰液带血现象。须注意吸痰管每次更换1根，以防止污染。

（7）吸痰前、后均应加大通气量，根据痰液性状，掌握雾化吸入次数，使痰液软化稀释，可提高吸痰的有效性，避免了痰痂形成及反复脱机吸痰带来的并发症。依据仪器监测指标的变化，使吸痰具有目的性，减少目性。

5.气管切开病人吸痰技巧

（1）用物准备技巧无菌盘内备好2个治疗碗、2把血管钳，且做好口鼻气管吸痰标记。口鼻吸痰及气管切开处吸痰分开，先抽吸口鼻，后抽吸气管切开处。吸痰管一用一废弃，治疗碗、血管钳一用一消毒。

（2）吸痰方法气管切开病人由于失去呼吸道对吸入空气的加温、加湿屏障作用，使黏膜干燥充血、分泌物黏稠，细菌易繁殖，引起感染，甚至溃疡。且需要气管切开的病人都是危重病人，此时自身免疫力已处于低谷状态，很容易引起内源性感染。气管内吸痰作为一种侵入性操作，容易引起外源性感染。

先抽吸口、鼻腔分泌物，再吸气管切开处分泌物。其优点如下。①减少感染机会：因为先抽吸口、鼻腔分泌物，防止先抽吸气管切开处至局部压力低、口、鼻腔分泌物流人气管。②吸痰彻底：由于口、鼻吸痰后刺激咳嗽反射，引起咳嗽。咳嗽时，先是短促或深吸气，接着声门紧闭，呼气肌强烈收缩，肺内压和胸泡腔内压急速增高，然后声门突然打开，由于气压差极大，肺内气体便以极高的速度冲出，将呼吸道内的异物或分泌物排出。这样，既能使吸痰彻底，又能防止口、鼻腔分泌物流人气管；由于吸痰彻底，从而延长了吸痰间隔时间；无须重复吸引.吸痰时间相对缩短，吸痰所致低氧血症的程度减轻，且持续时间缩短，也减少了对气管黏膜的损伤。

八、吸痰注意事项

1.必要时才吸痰　当病人咳嗽、呼吸困难，听诊闻及湿啰音，呼吸机报压力增高，PaO_2 及 SpO_2 突然降低时才吸痰。有些病人需要每小时甚至更短时间吸痰1次，而有些病人只需每4小时或更长时间吸痰1次。不视病情的常规吸痰，如1次/2 h，不但易损伤呼吸道黏膜，还会因呼吸道受到刺激使分泌物增多。

2.吸痰前、后必须给予高浓度的氧气吸痰前后若不给病人高于原来使用的氧气浓度，气管内吸痰将导致低氧血症。

（1）一些新型的呼吸机有一种提供 2 分钟 100%氧气的模式。吸痰前只需将开关设置在这一模式，就可给病人提供纯氧，用毕返回到原来所需的氧浓度，此法简单。但必须注意：在调节给氧模式后的前数秒，病人所吸入的氧浓度并非 100%，需等待一段时间（30~100 秒），使呼吸机管道内的氧浓度达到 100%。

（2）使用人工呼吸气囊是另一种常用而有效地提供高浓度氧气的方法。在操作正确的条件下，人工呼吸囊可提供 100%的潮气量和平均 80%的高浓度氧气，足以满足病人的需要。但其受诸多方面的影响，如呼吸囊的型号、供给呼吸囊氧流量的大小、囊袋的容量、挤压的力与率等，为了达到预期使用效果。必须确保 1.5 L/min 或更高的氧流量以及储氧袋完全充盈.两者缺一不可。

3.正确判断是否需要加压给氧在吸痰前、后，病人除了需要高浓度的氧气之外，多数病人需要加压给氧。而那些肺功能正常、短期内使用呼吸机的病人，如冠状动脉旁路移植术及其他一些术后或有些因肺部疾患导致肺功能异常的病人，就无须加压给氧，因为加压给氧有一定的危险性，可导致平均动脉压增高。因此，评估病人对高浓度给氧的反应尤为重要，若病人的心率、SpO_2 稳定。高浓度给氧即可，反之就需要加压给氧。

4.吸痰时不宜注入 0.9%氯化钠注射液许多护士认为吸痰时在气管内滴入 0.9%氯化钠注射液可稀释分泌物，便于吸出，有些护士甚至把 0.9%氯化钠注射液气管内冲洗作为常规。然而，研究发现 0.9%氯化钠注射液与呼吸道分泌物并不能混合成易被吸出的稀薄分泌物，反之，这一操作会影响氧合作用.增加感染的危险性。

5.选择粗细适宜的吸痰管通常可选择外径小于气管内插管内径 1/2 的吸痰管，这有利于空气进入肺内，预防过度负压而致的肺不张。成年病人用 30~38 号（7~9 mm）的气管导管，可选用 10~16 号（2~3 mm）的吸痰管。

6.吸痰时注意负压的大小　每次吸痰前先将吸痰管放于无菌盐水中，以测试导管是否通畅和吸引力是否适宜。吸引负压不宜过大，一般小儿为 100 mmHg（13.3 kPa），成人为 150 mmHg（20 kPa），动作宜轻巧，而且不宜在同一部位吸引时间过长，应边退管边吸引，以免损伤气管黏膜。每次吸痰时间不可超过 15 秒，以免引起气管痉挛而加重缺氧。

7.严格执行无菌操作　操作前、后洗手，戴口罩、帽子、手套。操作前，用乙醇消毒气管导管口及导管外端 1~2 cm；操作完毕，消毒导管口及导管外端 1~2cm 处、导管接头以及呼吸机管道与导管接合处。

8.密切观察病情变化　吸痰时，密切观察病人的心率、心律、动脉压和 SpO_2 的变化。若发现病人有心律不齐如心动过速或期前收缩、血压降低、神志转模糊，应立即停止吸痰，给予 100%氧气吸入。如果发现病人的 SpO_2 降低，在吸入高浓度的氧气后，仍不能使其恢复到原来的水平，应检查脉搏血氧饱和度仪探头所置部位的循环是否正常，以及病人是否有痰液阻塞、气胸及肺功能的改变。

第三节　自动洗胃机洗胃法操作技巧

一、评估病人技巧

评估病人的病情，对有生命危险者迅速进行救护，根据病人的具体情况来进行洗胃用物的准备，尽快进行有效的洗胃，减少毒物的吸收，促进毒物的排出，减轻对机体的损害，预防并发症的发生。

1.病情观察　病人的生命征、意识、瞳孔。如病人病情危重，应首先进行维持呼吸、循环的抢救，而后再洗胃。

2.毒物　了解中毒的时间、途径，毒物的种类、性质、量，是否呕吐，有无洗胃禁忌证。如吞服强酸、强碱等腐蚀性药物者禁忌洗胃，以免穿孔，可给予牛奶、豆浆、蛋清、米汤等物理性拮抗剂，以保护胃黏膜。

3.措施观察　病人口腔、鼻腔黏膜有无肿胀、炎症及气味，认真询问既往病史、进食情况。尤其是老年人有其特殊的生理状况，进行洗胃时很容易发生胃破裂.一定要非常谨慎。消化性溃疡、食管阻塞、食管静脉曲张、胃癌等病人不宜洗胃。进食后的病人若是神志清楚可以先鼓励其进行催吐，尽量将胃内的食物残渣呕吐干净，然后再进行洗胃，以防胃管反复堵塞。

4.心理状态　了解有无焦虑、紧张，严重程度如何，是否自服毒物、合作程度等：对自服毒物者应耐心、有效地劝导，并给予针对性的心理护理，减轻病人心理负担。

5.相关知识　既往有无插胃管及洗胃的相关知识。

二、操作前准备技巧

操作前准备以用物准备齐全、病人主动配合、环境适合洗胃操作进行为原则。

1.用物准备技巧

(1) 胃管的选择根据需要选择普通胃管或硅胶管。对需长时间留置胃管者，可选用硅胶胃管。硅胶胃管与普通胃管相比优点多，与组织相容性大，对病人的刺激性小。硅胶胃管留置适宜时间是21~30日，可降低反复插管对鼻、咽黏膜的刺激，减少插管引起的痛苦。

(2) 洗胃液的选择根据毒物性质准备拮抗性溶液。①遇到毒物性质不明或此种毒物尚无特效解毒剂感到左右为难时：可考虑使用中药解毒方剂洗胃。也可选用温开水或等渗盐水，液量为 10 000~20 000 ml。②有机磷农药中毒病人：可使用0.45%氯化钠溶液洗胃。经胃肠道吸收入血后，钠离子和氯离子所产生的晶体渗透压可以产生极强的利尿作用，促进毒物的排泄，又不致发生溶血反应，从而提高了抢救成功率。③洗胃液温度为 25℃~38℃，过高可致胃黏膜血管扩张，促进毒物吸收；过低可导致胃肌痉挛。

（3）洗胃机的准备正确连接好洗胃机的管道，洗胃前认真检查洗胃机的性能，保证其处于良好的工作状态，并进行试运行，观察出入液量是否平衡、每次进入液量是否过多、进液时的压力是否正常 [一般<300 mmHg（40 kPa)]、水流是否均匀等，调节洗胃液的流速。

2.病人的准备技巧

（1）减轻或解除病人的紧张心理，消除思想顾虑，取得病人的主动配合。病人过于烦躁时可以适当使用镇静药或采用心理护理的办法，使病人的情绪尽量趋于平静，主动配合。

（2）向病人或家属讲解插胃管的目的、操作过程及配合的相关知识。

（3）有义齿者操作前应取下，妥善放置。

3.环境的准备技巧环境安静、舒适、清洁，病人床单位周围宽敞，用物摆放合理，便于操作。

三、插胃管技巧

1.插管时所取的体位清醒病人取左侧卧位，昏迷病人取平卧位，头偏向一侧。

2.比量胃管插入长度，并做好标记洗胃液的灌入和吸出均通过胃管实现。若胃管长度不合适，势必影响洗胃质量。人体食管长度为 25~30 cm，咽部长度约为 12 cm，鼻部长度约为 8 cm，总长度为 45~50 cm，胃管远端侧孔距顶端距离为 5 cm。传统洗胃法胃管插入长度是 45~55 cm，因身高差异，临床常以病人耳垂至鼻尖再到剑突的长度为插入长度，从解剖学的角度看此长度胃管侧孔不能完全进入胃内，胃管顶端仅达贲门下，最多到达胃体部，此长度仅胃管的顶端和 1 个侧孔在胃内。由于不能将全部侧孔都留在胃内，尽管病人取左侧卧位.胃内液体有时仍不能漫过侧孔，洗胃液流出缓慢，吸出洗胃液的时间长。残留液体多，洗胃不彻底。将胃管插入长度延长为 55~70 cm，顶端可达胃窦部，胃管侧孔全部在胃内，病人不论取何种体位，均达到洗胃液流出快、通畅、洗胃时间短、洗胃彻底的目的。在未行电动机洗胃之前，多数能引流出较多的原液，能及时、彻底清除进入胃肠道的毒物，为抢救赢得宝贵时间。

3.润滑胃管润滑胃管，减少摩擦，以利胃管插入。

4.插胃管技巧从口腔缓慢插入，病人呕吐反应比较剧烈时应该暂停插管或洗胃。待病人反应减弱时再继续进行操作。当胃管到达咽部时，嘱病人做吞咽动作。术者缓慢将胃管插入胃内。也可采取快速插胃管法，当胃管插入 10~12 cm，达咽部时，不做吞咽动作，憋住气，术者快速将胃管经食管插入至胃内。此法不做吞咽动作，可避免术者插管与病人吞咽动作不协调造成的进管困难。

5.证实胃管在胃内后固定插管后用常规方法，证实胃管在胃内后用胶布固定，以防胃管脱出。

四、洗胃技巧

（1）根据病情取合适的体位①清醒病人：取左侧卧位，床尾抬高 10 cm，使病人臀部也随之抬高，此种卧位使胃底处于最低位，有利于胃管在胃底部抽吸，胃管置于胃腔内，不易贴于胃壁，进而减少了毒物通过幽门进入肠道，起到了体位引流的作用。②昏迷病人：洗胃宜谨慎，取平卧位，头偏向一侧，以免分泌物误入气管，用压舌板或开口器张开口腔。如舌后坠，可用舌钳将舌拉出，垫牙垫于上、下磨牙之间。

（2）按手吸键吸出胃内容物，第1次吸出或洗出的胃内容物留取标本送检。再按自动键，机器对胃内进行反复多次冲洗。毒物性质明确后，尽早采取对抗剂洗胃。灌入量以 300~400 ml/次为宜，灌入过多则胃容积增大，胃内压明显大于十二指肠内压，促进胃内容物排空入肠道，加速毒物吸收，同时亦可引起液体反流，导致呛咳、窒息，还易产生急性胃扩张，突然的胃扩张又易兴奋迷走神经，引起反射性心搏骤停，对心、肺疾患病人更应慎重。灌洗液过少则无法与胃内容物充分混合，不利于彻底洗胃，且延长了洗胃时间。

（3）洗胃过程中，可采用灌入洗胃液后按摩胃部的方法，边更换体位、边按摩，以达到良好的洗胃效果，严密注意出入量，必须保证出入量平衡。每间隔一定次数之后就要观察并准确计算进液量与出液量是否相等，发现问题就要及时解决。另外，洗胃过程中还要经常在送液时轻轻移动胃管，谨防胃管长时间吸附在同一部位的胃壁上。

（4）在洗胃过程中应随时观察脉搏、呼吸、血压及腹部情况，如病人主诉腹痛，且流出血性灌洗液或出现休克现象，应立即停止操作，通知主管医师，配合相应抢救工作，并且详细记录在记录单上。

（5）幽门梗阻病人洗胃时，需记录胃内潴留量，以了解梗阻情况。如灌入量为1 500 ml，洗出量为 2 000 ml，表示胃内潴留 500 ml，洗胃宜在餐后 4~6 小时或空腹时进行。

（6）洗胃结束后从胃管内注入药用炭或解毒药，稍过一段时间再注入 50%硫酸镁50 ml，以促进毒物排出。停止洗胃后及时关掉洗胃机。防止大量空气被灌入胃内，导致胃破裂。第1次洗胃后可留置胃管，每隔 6 小时再洗胃 1 次，直到下一次洗胃开始洗出液即为澄清无味时停止洗胃。此种方法抢救成功率明显高于单次洗胃法。

（7）拔除胃管时应反折捏紧胃管口，防止管内液体流入气管。帮助病人漱口、擦脸，清除残留的毒物。

第四节 人工呼吸机的使用技巧

机械通气是指用人工方法或机械装置的通气代替，控制或辅助病人呼吸，以达到增加通气量，改善气体交换，减轻呼吸功消耗，维持呼吸功能等目的的系列措施。其目的是：①维持代谢所需的肺泡通气。②纠正低氧血症和改善氧运输。③减少呼吸功。

适应证：①急性或慢性呼吸衰竭，呼吸频率>40次/min，或<5次/min。②心源性或非心源性水肿。③ARDS。④胸部创伤，多发性肋骨骨折，连枷胸。⑤呼吸中枢控制失调，神经肌肉疾患。⑥大手术后通气弥散功能障碍。⑦呼吸性酸碱平衡失调。⑧低氧血症，用鼻导管给氧后，PaO_2 仍<60 mmHg（8.0 kPa）。⑨虽 SaO_2 达95%，但有点头样呼吸或潮式呼吸等呼吸形态。⑩应用呼吸机进行呼吸道药物和气溶胶治疗。

禁忌证：①严重肺大疱。②未经引流的气胸，纵隔气肿。③大咯血呼吸道未通畅前。④支气管胸膜瘘。⑤低血容量性休克未补足血容量前。⑥急性心肌梗死。

一、评估技巧

1.环境评估环境清洁、宽敞，符合用氧要求。

2.用物评估 检查呼吸机的性能，病室内有无中心供氧、供气装置，氧气管道的接头是否配套，电源及电源插座是否与呼吸机上的电源接头吻合，呼吸机管道与人工呼吸道接头是否相吻合。无中心供氧装置时则检查氧气筒是否有氧、是否有四防标志、氧气装置有无漏气等。

3.操作者自我评估 是否了解呼吸机的应用及呼吸机参数的调节。

二、操作前准备技巧

1.操作者准备 核对医嘱、床号、姓名，熟悉病情，掌握上呼吸机的适应证与禁忌证，熟悉呼吸机的性能和操作程序，掌握气管切开与气管内插管的操作技术、操作前洗手、戴口罩。

2.病人准备 与神志清醒的病人进行沟通，使病人了解上呼吸机的目的和意义.知道如何配合建立人工呼吸道，如何以非语言方式表达需要，以便护士随时提供帮助。

3.用物准备技巧 在于用物一定要准备齐全，除呼吸机外还应在床旁备有简易呼吸器、吸引器、吸痰装置，以备急用。

（1）呼吸机的选择根据病情及应用呼吸机时间的长短选择不同的呼吸机。

（2）气管导管的选择根据病人的年龄、身高、体重，选择合适的气管导管型号及插入深度。

三、人工呼吸机操作技巧

人工呼吸机操作应用技巧在于进行机械通气前，先接上模拟肺，进行试机，看呼吸机管道是否连接紧密，有无漏气，压力是否稳定，湿化器能否加湿，以保证应用的安全性。

1.建立人工呼吸道 紧急时应用简单易行的经口气管内插管，可用呼吸复苏囊先给病人充分供氧，待缺氧有所缓解后，再考虑建立能维持较长时间的人工呼吸道。

2.确定呼吸机模式根据病人的情况选择合适的呼吸模式，常用的呼吸机模式如下。

（1）容量控制通气（VCV）为定容模式，预设潮气量、呼吸频率及吸气/呼气比，以保证分钟通气量（MV），其气流模式通常采用恒流，可在控制或同步状态下使用，缺点是易发生气压伤及人机对抗。

（2）同步间歇指令通气（SIMV）是自主呼吸和控制呼吸的结合，在自主呼吸的基础上给病人有规律地和间歇地触发指令气流，将病人所需要的气体强制送入体内。优点是不干扰病人的自主呼吸，不易产生呼吸依赖，术后有自主呼吸，逐步清醒者和脱机前多用 SIMV 的过渡。

（3）压力控制通气（PCV）是时间发动、压力限定、时间切换的通气方式。优点是呼吸道压恒定，气压伤少及氧合通气良好，但是潮气量（VT）易随肺顺应性和呼吸道阻力的变化而改变，注意监测 VT。PCV 适用于治疗 ARDS–COPD 引起的呼吸衰竭。可与 SIMV、PSV 及 CPAP 配合使用。

（4）压力支持通气（PSV）是一种辅助通气方式，预置压力水平困难，可能发生通气不足或过度，呼吸运动或肺功能不稳定者不宜单独使用，可与 SIMV 或 CPAP 联合应用。

（5）呼气末正压（PEEP）为治疗低氧血症的主要方式之一，可增加呼气时肺容量和跨肺压，使原来萎缩的肺泡再膨胀。同时增加肺顺应性，改善通气和氧合。多与其他呼吸方式联合应用。

（6）持续呼吸道加压通气（CPAP）预调 CPAP/PEEP 值，在此水平上进行自主呼吸，由于持续气流的供给，呼吸道压波动较小。

3.设置参数 设置报警界限和设置呼吸道安全阀，不同呼吸机的报警参数不同.参照说明进行调节。呼吸道压安全阀或压力限制一般设置在维持加压通气峰压上 5~10 cm H_2O。

4.调节温化、湿化器 一般湿化器的温度应调至 34℃~36℃。

5.调节同步触发灵敏度 根据病人自主吸气力量的大小调整，一般为 2~4 cmH_2O 或 0.1 L/s。

6.观察 0.5~l 小时后依血气分析结果调节参数。

四、观察人工呼吸机的应用效果技巧

1.严密观察病情 呼吸机治疗的病人必须专人护理，密切观察治疗反应和病情变化，并做详细记录，除生命征、神经症状外，重点观察呼吸情况，包括呼吸频率、胸廓起伏度、呼吸肌运动、有无呼吸困难、自主呼吸与机械呼吸的协调等。定时监测血气分析，综合病人的临床表现和通气指标判断呼吸机治疗的效果。

2.加强呼吸道的护理 对气管内插管或气管切开病人，应加强呼吸道护理，及时清除呼吸道分泌物，尤其应做好呼吸道湿化，防止痰液干结，保持呼吸道通畅。可通过加温湿化、雾化或直接滴注等方法，湿化液不应<250 ml/d，使痰液稀薄，易于吸出。湿化的温度一般 32℃~36℃。每 24 小时应进行湿化液体更换。

3.积极控制感染 室内定时通风换气，一般每班开窗通风 30 分钟。严格限制人员出入，并可用电子消毒机、臭氧消毒机对病房进行动态空气消毒，气管内吸痰一定要遵守无菌技术操作原则。加强口腔护理，防止口腔炎的发生。

4.做好生活护理及心理护理　建立翻身卡，帮助病人定时翻身。经常拍背，以防止呼吸道分泌物排出不畅，引起阻塞性肺不张，以及长时间压迫导致压疮。昏迷病人应做好眼部护理，眼睑不能闭合者用无菌 0.9%氯化钠注射液纱布覆盖眼部，每班滴抗生素眼药水 1 次。经常用非语言方式与病人进行沟通，了解病人的需求，以便提供帮助。

5.及时发现处理人机对抗　呼吸机与自主呼吸不协调的危害很大，可增加呼吸功。加重循环负担和低氧血症，严重时可危及病人生命。如果神志清醒的病人突然出现躁动、持续的呼吸道高压或呼吸道低压报警不能用其他原因解释。呼吸气二氧化碳监测，二氧化碳波形可出现"箭毒"样切迹，甚至冰山样改变，则有可能是人机对抗，应及时报告医师处理。

五、参数调节及报警值的设置技巧

1.参数的设置

（1）VT 呼吸机的潮气输出量一定要大于人的生理 VT。用 VCV 或 SIMV 时，VT=体重（kg）× [(8~15) ml/kg]。

（2）呼吸频率不同年龄机械通气频率大致接近生理呼吸频率。VT×呼吸频率=MV，故根据血气分析需要改变 MV 时，呼吸频率是重要的调节参数。一般新生儿为 40~60 次/min，儿童 12~16 次/min，成人 8~10 次/min。

（3）呼气/吸气比值小儿一般为 1:1.5，成人为 1:(2~3)。

（4）呼吸道压力和肺顺应性呼吸道阻力不大时一般吸气峰压值为 20 cmH_2O（2.0 kPa）左右，但当肺顺应性减少或呼吸道阻力增加时（包括气管导管内径造成的呼吸道阻力），如不提高峰压值就不能保证 VT，所以峰压值应以胸部起伏的幅度为参数。成人为 20~30 cmH_2O，小儿 15~25 cmH_2O。

（5）吸氧浓度常规手术后吸氧浓度为 45%、发绀型先天性心脏病术后吸氧浓度为 60%，可视病情调整，换气功能障碍者≤50%。新生儿根据 SaO_2 调整，维持 SaO_2 在 85%~95%即可。

（6）PEEP 常规为 0~5 cmH_2O，必要时可达 6~10 cmH_2O。成人最佳为 5~10cmH_2O 小儿为 2~3 cmH_2O。

2.呼吸机报警值的设置

（1）呼吸道压力上限报警为 40 cmH_2O，特殊情况下可增至 50 cm H_2O，下限报警为 5~15 cmH_2O。

（2）低 VT 为所设置 VT 的 60%，MV 与此相同。

（3）触发灵感度根据所选择的呼吸方式调节，VCV 或 PCV 时无异，SIMV 时调为 0~4 cm H_2O。

3.常见的报警的原因和处理

（1）呼吸道高压报警常见原因和处理如下。①气管、支气管痉挛：处理方法是解痉，应用支气管扩张药等。②呼吸道内黏液潴留：处理方法为充分湿化，及时吸引，加强翻身、叩背和体位引流，应用祛痰药，配合理疗等。③气管套管位置不当：处理方法是校正套管位置。④病人肌张力增高，刺激性咳嗽或肺部出现新合并症，如肺炎、肺水肿、肺不张、张力性气胸等：处理方法为查明原因，对症处理；合理调整有关参数，如吸氧浓度、PEEP 等。⑤呼吸道高压报警上限设置过低：处理方法为合理设置报警上限，使其比吸气气峰压（PIP）高 10 cm H_2O（1.0 kPa）。

（2）呼吸道低压报警最可能的原因为病人脱机，如病人与呼吸机的连接管道脱落或漏气。吸气压力的低压报警通常设定在 5~10 cmH_2O（0.5~1.0 kPa），低于病人的平均呼吸道压力。如果呼吸道压力降低，低于该值，呼吸机则报警。

（3）通气不足报警①常见原因：包括机械故障、管道连接不好或人工呼吸道漏气，病人与呼吸机脱离，氧气压力不足。②处理方法：重新检查中心供气压力，维修或更换空气压缩机，及时更换破损部件；正确连接电源和管道，保证管道不打折、不受压、保持正确角度；及时倒掉储水瓶的积水；氧气瓶的压力保证>30 kg/cm²，通知中心供氧，开大分流开关，使之达所需压力。

（4）吸氧浓度报警①原因：人为设置氧浓度报警的上、下限有误，空气—氧气混合器失灵，氧电池耗尽。②处理方法：正确设置报警限度，更换混合器、电池。

4.人工呼吸机的停机技巧　若病人病情基本好转，意识清楚，能咳嗽、咳痰，缺氧明显改善，呼吸衰竭纠正，可考虑撤机。在试行停机前，调节好呼吸机参数，逐步下调氧浓度，减少 VT，观察病人的适应程度及 SpO_2。若病人适应良好，血气分析结果正常，便可撤机，撤机前应充分行气管内吸痰，然后按步骤进行，即撤离→气囊放气→拔管→继续常压吸氧。

第五节　气管切开术后的呼吸道管理技巧

气管切开术是通过外科方法形成一个长期或暂时的呼吸孔道，一般在甲状软骨下第 2 或第 3、第 4 环状软骨之间做横切口，插入气管导管，以形成人工呼吸道，是临床抢救和治疗呼吸道梗阻及重型颅脑损伤昏迷时间长的病人的重要措施之一。气管切开术后的呼吸道管理是护理气管切开术后病人的重中之重，直接关系着疾病的转归与恶化。

一、体位准备技巧

气管切开术后病人一般采用平卧位，颈肩部垫一薄软枕，使头轻度后仰，颈伸展.头部位置不能过高或过低，防止内套管角度变化太大而压迫、损伤气管内壁。在翻身时保持病人头、颈、躯干一致性或同方向的转动，勿使颈部扭曲，防止因套管旋转角度太大致套管滑出呼吸道，或引起呼吸道堵塞，影响通气致窒息，同时减少套管与气管间的摩擦，防止套管内口压迫气管壁引起出血、糜烂、穿孔，甚至形成气管食管瘘。

二、呼吸道湿化技巧

气管切开术后，空气直接经气管套管进入下呼吸道，失去了吸入空气的加湿与加温、清洁与过滤作用，呼吸道水分丢失可达 800 ml/d，吸入的空气干燥，易损伤气管黏膜，气管内的分泌物容易结痂，堵塞呼吸道，影响呼吸。呼吸道湿化的目的是使分泌物稀释，以利于吸引或咳出。

（一）湿化的方法

1.气管内滴药临床上常用间断滴注和持续滴注 2 种湿化方法。

（1）间断滴注湿化法传统的方法是用注射器吸取湿化液 3~5 ml，去掉针头后将湿化液缓慢滴入或直接推入到气管内。若用吸痰管从气管切开处插入 8 cm 后再滴药。效果最好，一般间隔 30 分钟 1 次。间断气管内滴药临床常用，但是工作烦琐，且易引起病人刺激性咳嗽、心率加快、SaO2 降低、血压增高，咳嗽还可将部分湿化液咳出，而影响气管湿化效果。

（2）持续滴注湿化法①将湿化液连接静脉输液管，排气后剪掉针头，将头皮针软管直接插入气管套管内 5~8 cm，以 3~5 滴/min 的速度滴入。②还可选择用微量泵控制湿化液，以 5~15 ml/h 持续滴入的方法湿化气管，持续滴注克服了病人在推入湿化液时引起的刺激性咳嗽和咳出湿化液的缺点，且减少了因反复滴注或推注湿化液引起的污染。

2.雾化吸入 是利用气流或超声波的声能为动力将湿化液撞击成微细颗粒，悬浮于气流中进入气管，以稀释痰液，促进排痰。雾化的方法有：超声雾化、空气压缩雾化器雾化、高流量氧气雾化及喷射式雾化器雾化。雾化吸入时将配好的雾化液置于雾化罐内，根据雾化的种类和病人年龄调节雾化时间。雾化吸入降低了药液对气管黏膜的刺激，从而增强了局部用药的疗效，达到局部预防感染的目的。

3.吸湿性冷凝湿化器（HCH）的应用 详见本章第六节机械通气的呼吸道管理。

（二）湿化液的选择

传统方法多采用等渗 0.9%氯化钠注射液，现研究表明湿化液采用无菌蒸馏水或 0.45%氯化钠注射液效果优于 0.9%氯化钠注射液。为提高治疗效果，可在湿化液中加入蛋白酶、抗生素、糖皮质激素、氨溴索（沐舒坦）等药物。

三、呼吸道内吸痰技巧

1.掌握吸痰的适应证 呼吸音减弱，呼吸困难，在气管套管内可以看到分泌物.可闻及痰鸣音或呼吸哮鸣音，呼吸道压力增高，不明原因的 SaO_2 降低。

2.吸痰管插入深度 根据病人咳嗽反射强弱而定。如果病人意识清醒，并能用力咳嗽将痰咳出，则吸痰管不宜插入过深，以套管下 2 cm 为宜，避免插入过深.造成气管黏膜损伤及不必要的痛苦。

3.必要时雾化吸入后吸痰 痰液黏稠难以吸出时，应先给予雾化吸入后再行吸痰。

4.严格遵守无菌操作原则 吸痰时要无菌操作，口腔吸痰与套管内吸痰要分开进行，一般先吸口腔内，以避免套管内形成负压造成口腔内痰液逆流。在紧急情况下，应先吸套管内分泌物，再吸口腔内分泌物，具体操作方法详见本章第二节吸痰法操作技巧。

四、气管套管的护理技巧

（一）外套管的固定技巧

1.传统的外套管固定法 用绷带在外套管两侧固定小孔各打 1~2 个死结，另一端绕至颈后或一侧，在颈后或颈部一侧再打 1 个活结，松紧度以能放进 1 个示指为宜。此法更换绷带时复杂，易刺激病人反复咳嗽，给病人造成不适，同时存在打结处易受血渍、痰渍污染而结痂变硬，拆解困难又无弹性，当头颈部移动时易牵拉气管套管，咳嗽时影响呼吸。

2.单结外套管固定法 用一绕颈 2 倍长的绷带，从颈后绕至颈前，两端各穿入固定小孔，再绕至颈后，松紧适宜，后在颈部一侧打易活结。此种方法避免了传统方法的缺点，但其缺点是活结易松脱。

3.搭扣粘贴固定法 此法是利用一种简单、安全且廉价的气管套管固定带进行外套管固定，操作时将固定带的搭扣面正对操作者，将一侧带子穿过气管套管固定孔后反折粘贴，对侧同法，再在颈后把两端粘牢，最后依病人颈围调整松紧，即完成操作。此种方法外套管固定更牢固，并可依据病人的颈围随意调节松紧。

（二）内套管的消毒技巧

1.煮沸消毒法 临床上常用煮沸消毒法，每 4 小时煮沸消毒 1 次，但因煮沸消毒时间长，内套管与外套管长时间的分离易导致痰液黏结，阻塞呼吸道，影响通气。

2.浸泡消毒法 可应用 3%过氧乙酸溶液、0.1%苯扎溴铵、0.25%聚维酮碘或 1%84 消毒液进行浸泡消毒。此法较煮沸消毒法节省时间，且消毒效果相同。

3.高压蒸汽灭菌法 此法灭菌效果最好，但由于取出内套管送消毒时间过长，造成内套管与外套管长时间分离，宜采用同型号内套管高压蒸汽灭菌法，然而此种做法不符合临床实际，尤其是塑料气管套管属一次性用品，增加病人的经济负担。

（三）套管外口的保护

1.双层湿纱布覆盖 在套管外口覆盖双层湿纱布，目的是防止空气中的灰尘、微粒进入呼吸道，同时又能起到湿化的作用。此种做法的缺点：①湿纱布往往浸湿切口处敷料，增加切口感染机会。②影响病人顺利把痰从套管口咳出，常造成痰液反流，痰液在通气道潴留或结痂，影响呼吸，增加呼吸道感染的发生。

2.气管套管帽 将气管套管帽用于入口端，以气管套管帽代替纱布防止空气中的灰尘、微粒进入呼吸道，避免了病人在咳嗽过程中纱布移位的发生.但气管套管帽小，易导致痰液排出不畅，主要用于恢复期及终身带管的病人。

（四）气管切口的护理

切口周围皮肤每日用聚维酮碘或 75%乙醇消毒 1 次。切口处的敷料多用中间剪开 Y 形的灭菌纱布加垫，每日更换 1 次，痰多时随时更换，但剪口处的纱布线头易堆在切口处或掉入呼吸道内，引起呛咳或造成感染。而用一次性无纺布气管纱布垫可避免以上缺点，且滞留的痰液容易被清除。

第六节　　机械通气的呼吸道管理技巧

一、体位固定技巧

一般采取平卧位或侧卧位，病情允许情况下可采用半卧位（床头抬高45°），半卧位能有效减少胃肠道反流及误吸，是预防呼吸机相关性肺炎的相对经济、有效、简单、安全的措施。

二、保持呼吸道的温度、湿度技巧

呼吸机机械通气时，正常呼吸道的湿化、加温和过滤功能丧失，加上人工呼吸通气量增加使呼吸道失水严重。正常情况下支气管内的温度为37℃，相对湿度100%。湿化疗法是机械通气疗法中防止或减少并发症、保持呼吸道通畅的重要措施。

1.湿化方法

（1）电热恒温湿化装置多功能呼吸机均有这一装置，使用中及时添加湿化液，维持温度在35℃~37℃，不宜超过40℃，警惕恒温调节失灵，导致水温骤升骤降，引起喉痉挛、呼吸道烫伤等。

（2）短时间小雾量喷雾法每2~4小时雾化10分钟，可避免长时间大雾化导致的病人PaO_2降低。喷雾给药能够扩大药物在呼吸道内分布的范围，增强药物分布的均衡性，雾滴在压力作用下小而均匀地进入肺组织，降低药物对支气管黏膜的刺激，增强局部用药的疗效。

（3）气管内滴注选用0.9%氯化钠注射液呼吸道内滴注，包括直接滴注和持续滴注。①直接滴注：是在吸痰前将0.9%氯化钠注射液5~10 ml注入呼吸道，滴入的数量、次数以能使呼吸道分泌物顺利被咳出、吸出或排出为原则。②持续滴注：是脱呼吸机后没拔管的病人，应用微量注射泵持续滴入呼吸道。滴入量约250ml/d。

（4）HCH的应用　HCH连接于气管套管外部，俗称人工鼻，模拟人体解剖湿化系统机制，可循环呼出气体的热和水分（呼出气通常>35℃，湿度达到100%）。即吸收人体呼气阶段的热和湿度，在下次吸气时释放。

（5）空气的温化、湿化病室内可利用加温湿化器提高空气的相对湿度和温度，使空气温度保持在>60%。

2.湿化液的选择

（1）0.45%氯化钠溶液内加敏感抗生素、糜蛋白酶等，吸入后在呼吸道内再浓缩，使之接近0.9%氯化钠注射液，对呼吸道无刺激作用。而0.9%氯化钠注射液浓缩后形成高渗状态，引起支气管、肺水肿，不利于气体交换。

（2）无菌蒸馏水用于分泌物稠厚、量多、需积极排痰者。

(3) 1.5% 碳酸氢钠配置时用蒸馏水 150 ml 加 5% 碳酸氢钠 50 ml 即可，可溶解黏蛋白，清除有机物，且碱性环境可抑制细菌的生长，效果较好。

3.湿化量根据痰的性质决定，如分泌物稀薄，能顺利通过吸引器，表明湿化满意；如痰液过于稀薄，咳嗽频繁，且需经常吸痰，提示湿化过度；分泌物呈厚块黏液或结痂，则为湿化不足。湿化量以 200~220 ml/24 h 为宜。

三、呼吸道内吸痰技巧

吸痰虽然可清除呼吸道内分泌物，保持呼吸道通畅，改善通气，但也常带来若干不良反应，它可从呼吸道带走氧气，造成病人缺氧和低氧血症。如吸引时间过长、压力过高或吸痰管过粗可引起肺不张、支气管痉挛、心律不齐、呼吸道创伤、血流动力学改变。现多采用有效的改进吸痰程序：气管内深部滴药 3~5 ml，10 分钟后翻身拍背 3 分钟，给高浓度吸氧 1 分钟再吸痰（吸痰<15 秒），然后再深部滴药 3~5 ml，吸痰毕再给予高浓度吸氧 1 分钟。吸痰管的外径一般为气管导管内径的 1/2。具体操作方法详见本章第二节吸痰法操作技巧。

四、呼吸机管道的管理技巧

(1) 使用机械通气前要对呼吸机进行检测，确认无故障后方可用于病人。在使用过程中要注意保持呼吸管道的通畅，防止管道受压、扭曲，或因痰液、呕吐物等引起阻塞，或因体位改变脱落。时刻警惕仪器故障的发生，一旦出现，必须及时识别和处理，否则会引起极为严重的后果。切忌在未辩明原因的情况下仅简单消除或重置报警，如不能在短时间内查明原因，则用简易呼吸器维持病人的呼吸.再对呼吸机进行检修。

(2) 机械通气中，每日更换湿化罐内的无菌蒸馏水，及时清除呼吸机管道储水瓶积水，冷凝水收集瓶应置于管路最低位置，严禁把冷凝水引向湿化器甚至病人呼吸道中，以免逆行感染。每日更换吸引装置，并行有效消毒。定时做呼吸道深处的分泌物细菌培养，每周至少 1 次做呼吸机管道的细菌培养，并定期更换呼五人工呼吸道感染的预防技巧

病人建立人工呼吸道后，增加了外部细菌进入下呼吸道的机会，容易发生肺部感染，机械通气病人呼吸机相关性肺炎的发病率为 50%~60%，从插管到发生感染的时间为 3~7 日，严重影响疾病的预后。

1.严格无菌操作　护理病人前后加强洗手，必要时戴手套，避免病原菌在病人之间传播。

2.加强口腔护理　口腔、鼻腔常是细菌感染的途径，口内清洗后 4~6 小时又有细菌再生长，故需每日 4 次清洗或采用喷雾法。喷雾法即用过氧化氢棉球擦拭后再用 5% 聚维酮碘液刷洗，每次刷洗 2~3 遍，1 次/d，以后喷雾聚维酮碘 1 次/2 h。可清除口咽部细菌，预防呼吸系统感染；经口气管内插管病人的口腔护理有一定困难，需 2 人配合，一人固定气管导管，另一人去除胶布、牙垫，彻底清洗口腔后再放置洁净牙垫固定，以减少呼吸机相关肺炎的发生。

3.加强室内空气消毒 保持室内空气新鲜，定时通风，保持室温 20℃~22 ℃，湿度 60%~70%。可用空气净化机或动态多功能通气机过滤空气，定期进行室内空气熏蒸消毒，每周 2 次，可减少室内 2/3 的细菌数。

（刘美菊 李梅 魏静 张伟 秦萍萍）

第八章 门诊护理常规

一、诊疗候诊护理常规

1.护士接待病人应态度和蔼，服务礼貌、周到，耐心解答病人提出的有关问题。

2.开诊前应做好一切准备工作，检查各诊疗室的各种用品（表格和器械等）是否齐全，并按固定位置放好。

3.开诊前后，要维护好就诊秩序，随时向病人介绍候诊须知：

（1）挂号后请坐在椅子上等候就诊；

（2）不要喧哗，不要随地吐痰，不要吸烟；

（3）诊疗时其他病人不得进入诊室内，做到一医一患；

（4）介绍门诊各科室方位，方便病人就诊。

4.根据挂号的先后顺序就诊。对老、弱、残、重病人应优先就诊。

5.保持室内清洁卫生，空气流通。检查床上的床单、枕套，定期更换。

6.在候诊中，经常巡视病人，及时发现病情变化，必要时护送至急诊科。一旦发现传染病人，应立即送传染科门诊，并及时采取消毒措施，严防院内感染。

7.根据病情测量体温。必要时测脉搏、血压，观察呼吸状况，并记录在门诊病历上。

8.为病人进行肛门、乳房检查时，应有屏风遮挡或专门的诊室。男医生检查女病人会阴及肛门时，须有护士陪同。

9.检查完毕后，对需要进行特殊检查和治疗的病人，应向病人解释清楚，以取得病人的配合。

二、分诊护理常规

1.分诊护士必须具有高度的责任心，熟悉各种常见病的症状及主要检验的临床意义，便于做好分诊工作。

2.护士要热情、和蔼地接待病人，耐心询问病史，根据主要症状及辅助检查安排病人专科就诊。

3.发现传染病病人时，应立即送传染科门诊，并对病人接触过的物品及时进行消毒处理。

4.疑难病例，应请医师协助分诊。要注意总结经验，不断提高业务水平。

三、传染病门诊护理常规

1.按诊疗、候诊护理常规。分诊室发现传染病后，应指定病人到传染门诊就诊。

每个诊室只能看一种传染病，并各有出入口。诊疗器械和室内各种用物不得交叉使用，以防交叉感染。

2.严格执行消毒隔离制度，每日上下班前，均应用消毒液擦拭桌面、椅子，门把用消毒液纱布包裹，诊室每日紫外线照射1次。

3.注意候诊病人有无发绀、脱水、烦躁不安、意识障碍等现象。一旦发现异常，应予提前就诊。

4.病人的呕吐物及排泄物，应及时进行消毒、处理。

5.认真做好各项登记工作。对法定传染病，应提请医生填写传染病报告卡片。

6.对腹泻门诊病人，要认真做到一粪两检（常规、培养），检验单编号归案。

四、门诊换药室护理常规

1.保持室内整洁，物品放置有序。每日紫外线空气消毒1次。每日用消毒液常规擦拭物体表面，并随时保持清洁。每月空气培养1次。

2.换药时严格执行无菌操作，防止院内感染。特殊感染应予以隔离，污染敷料及器械按规定处理。

3.注意伤口情况，区别伤口的性质。先换清洁伤口，后换感染伤口。

4.换药物品及容器，每周定时彻底清点、擦洗、消毒。

5.对病人要有高度同情心，做到认真负责、热情体贴、动作轻柔，不断总结经验，提高换药质量。

五、门诊手术室护理常规

1.手术室工作人员必须严格遵守无菌原则。进入手术室必须更换衣、裤、鞋，戴口罩、帽子。外出时应更换室外衣、鞋。手术完毕，衣裤、口罩、帽子要放到指定地点。

2.严格控制实习、参观人员，一般每室不超过3人。参观、实习及手术者，应接受本室医护人员指导。

3.手术室内保持肃静、整洁，禁止吸烟，一切物品定位放置。

4.严格执行工作程序，防止差错事故。

（1）接待病人须查对病人手术通知单、姓名、性别、手术名称。

（2）术中取下的标本应妥善保管，巡回护士应及时填写标签，并于24小时内送出，防止标本弄错、遗失。

（3）病人躺在手术台等待手术或手术完毕时应注意照看，防止坠床。

（4）各室每天用紫外线照射30分钟~60分钟，每月空气培养1次。

（5）每个无菌包内、外应分别放置化学指示卡和指示胶带，以监测灭菌效果。

六、门诊注射室护理常规

1.清洁卫生工作应在上下班前后进行，要经常保持室内整齐清洁，保持室内空气新鲜，定时作空气消毒与培养。

2.针对注射病人的心理反应，应热情服务，耐心解释，帮助病人消除疑虑和恐惧。

3.注射时要思想集中，认真负责，严格执行无菌技术及操作规程。做好"三查"、"七对"、"一注意"（三查：操作前查、操作中查、操作后查；七对：对治疗卡、对姓名、对药名、对剂量、对浓度、对用法、对时间；一注意：注意用药后反应）。

4.易过敏药物做皮试时应注意：

（1）询问过敏史，并将试验结果记录在门诊治疗单上。

（2）药液现配现用，不宜久置。

（3）皮丘直径在 1cm 以内，周围皮肤有红晕或散在红点，则应用生理盐水作对照试验判定。

（4）皮试阳性者，根据药物性质需做脱敏疗法时，应按操作规程做脱敏注射。

（5）对青霉素停药 3 天及以上或用药期间更换批号的病人须再做皮试。

（6）使用不同剂型青霉素和半合成青霉素时，均用原液做过敏试验，不得互相替代。

（7）注射后必须留病人继续观察 15 分钟~20 分钟，无异常反应，病人方可离开。

5.注射室必须备齐各种抢救物品、药物及器械，定位放置。一旦发现过敏反应，立即进行抢救。

6.注射化疗药物时，必须正确掌握药物剂量、时间及反应。

（刘美菊）

第九章　急诊护理常规

第一节　急诊一般护理常规

一、预检分诊

1.预检分诊护士应有爱护患者的观念，态度和蔼，具有高度的责任心和丰富的临床经验。听到救护车铃声，立即出迎患者。

2.预检分诊护士应熟悉急诊范围，对各种常见急诊症状有鉴别诊断的能力，能迅速作出判断，按轻重缓急分科处置。对危重急诊患者必须护送到指定抢救地点，并立即通知有关医护人员进行抢救，做到先抢救后挂号。

3.遇有成批患者就诊时，应立即通知有关科主任及医务处（科），组织抢救工作，对烈性传染病按传染报告制度及时汇报；涉及刑事、民事纠纷的伤员应向公安、保卫部门报告。

4.安排就诊：根据预检印象进行分诊挂号、安排患者到有关科室就诊。

5.登记内容包括患者姓名、性别、年龄、工作单位、地址、就诊时间和初步诊断。

二、急诊抢救室设置及管理要求

1.急救器械：除一般诊查室应有设备外，还应备有洗胃机、人工呼吸机、心电图机、吸引器、心电监护器等急救设备。

2.急救治疗包：备有并胸包、气管切开包、静脉切开包、胸腔穿刺包、腰椎穿刺包、导尿包、外科清创缝合包、各种引流管及敷料等，环需要备有各类注射器。

3.急救药品：应备有抗休克，强心。抗心绞痛，抗心律失常，抗高血压-解毒，安定镇静，止血，抗凝，抗惊厥，激素，调节水、电解质及酸碱平衡，降颅压等类的急救药品及外用药。

4.管理要求：

（1）急诊抢救室为抢救危重患者的专用设施，不能作为他用。

（2）一切抢救物品实行"五定"，即定量供应、定点安置、定人管理、定期检查消毒、定期维修，各类器械要保证性能良好，呈现备用状态。

（3）药品、器械用后均需及时清理、消毒和补充，无菌处理需注明有效日期，过期应重新消毒。

（4）在抢救危重患者时护士应主动观察病情、正确执行医嘱、协助留取标本检验、维护秩序、加强患者的基础护理与心理护理，并做好护理记录。在执行医师口头医嘱前，护士要复述一遍，经核对无误后方可实施，同时把各种急救药物的空安瓿、空输液瓶、空输血袋等用完后集中放在一起，便于查对与统计。

第二节　常见急诊救护

一、急腹症护理

急腹症是指腹部常见急性疾病的总称。根据腹内脏器病变可分为炎症性、穿孔性、出血性、梗阻性、绞窄性，其共同特点是发病急、进展快、病情重，需进行紧急处理。

临床表现为腹痛、恶心、呕吐、腹胀、黄疸、发热、大小便异常及腹膜刺激征。

1.在未诊断前，对急腹症患者应禁食、禁水、禁热敷、禁灌肠或禁用泻药、禁用止痛剂，但应实施抗感染，抗休克，纠正水、电解质和酸碱失衡。

2.建立静脉通道，保持输液通畅。

3.放置胃管和导尿管。对腹胀明显、胃肠穿孔等患者，应尽早放置胃管进行胃肠减压；对休克、酸碱失衡等危重患者，应及时留置导尿。

4.正确采取标本送验。如血型鉴定及血型交叉试验.血液生化检查、血常规检查等。

5.需紧急手术者，应做好术前准备，包括备皮、药物过敏试验，术前用药、心理护理等。

二、休克救护

1.备齐抢救药品（如强心剂、碱性药物、血浆代用品、升压药、呼吸兴奋剂等）及急救器材（如氧气、呼吸机、气管插管等）。

2.患者取休克卧位（头和躯干抬高 20°~30°，下肢抬高 15°~20°），注意保暖。

3.保持呼吸道通畅，及时吸痰、给氧，必要时人工呼吸、气管插管或气管切开。

4.保持良好静脉通道，调整滴速，及时备血。

5.针刺人中、足三里、涌泉等穴位。

6.各种休克护理要点见表 9-1。

三、中暑救护

中暑是指在高温环境下或受到烈日暴晒引起体温调节障碍，汗腺功能衰竭和水、电解质的代谢紊乱所致的疾病。对高温环境的适应能力不足是致病的主要原因。促使中暑的原因是环境温度过高，产热增加，散热及汗腺功能障碍。

根据发病机制和临床表现不同，中暑可分为热射病、热衰竭和热痉挛等类型。临床表现：热射病以高热、出汗、昏迷为主要特征；热衰竭以头痛、头晕、恶心、呕吐、脉搏减慢、心律不齐，血压下降并可发生晕厥为主要特征；热痉挛以四肢肌肉痉挛疼痛为主要特征。

表 9-1　休克护理要点

休克	护理要点
外伤性出血性休克	1.立即静脉输液,首选平衡液,加压输入。 2.立即行血型、交叉试验,尽早快速输血。 3.迅速确定出血原因后控制出血。若外出血,可用压迫止血法;若内出血,尽快进行确定性手术止血,并做好术前准备。
非外伤性出血性休克	1.立即静脉输液。 2.查血型,备血尽快补充失血量。 3.尽快确定出血部位,必要时作内窥镜检查,并根据原因及症状对症处理,如宫外孕应立即手术。食管胃底静脉曲张破裂者,应放置双气囊三腔管压迫止血等。
心源性休克	1.检查心功能不全及心搏量减少的原因。 2.立即进行心电图检查,分析原因并对症处理。3.给氧。 4.药物疗法,利多卡因、洋地黄、多巴胺、肾上腺素等按医嘱静脉给药。 5.心包填塞者应进行心包穿刺术或心包手术。
感染性休克	1.收集血、尿、痰、脓、脑脊液等标本做检查,明确感染源,并尽早清除感染灶。 2.对不同感染者根据医嘱合理使用抗生素。3.血压下降者,根据医嘱给予多巴胺、去甲肾上腺素或间羟胺类药物。4.控制体温,可用解热镇痛药或物理降温法。5.检查凝血系统,防止弥散性血管内凝血(DIC)及其合并症。
过敏性休克	1.立即皮下注射肾上腺素 lmg。观察呼吸道有无水肿并及时处理,如给激素类药物、吸氧等。 2.输液用生理盐水或林格氏溶液,并加用多巴胺、间羟胺、去甲肾上腺素药物维持血压。3.减轻支气管痉挛,给氨茶碱。4.抗组胺类药物应用。
神经源性休克	1.立即输生理盐水或林格氏溶液。 2.给多巴胺及去甲肾上腺素药物。

1.立即移患者到阴凉通风处。解开衣服、安静休息。

2.仅有先兆表现或轻型者可给予清凉含盐饮料,口服人丹、十滴水等。疑有循环衰竭者,酌情给予葡萄糖生理盐水静滴。

3.痉挛型者口服含盐凉饮料或静滴葡萄糖生理盐水,也可缓慢静脉推注 10%葡萄糖酸钙 10ml~20ml。

4.循环衰竭者,迅速补液扩容,纠正循环衰竭。

5.日射病者头部置冰袋或冷水湿敷。

6.高热型者:

(1) 迅速降温:

①物理降温:扇风、冷水、冰水或乙醇擦身,至皮肤发红,头、颈、腋下及腹股沟等放冰袋。亦可将患者除头部外浸在 4℃水中,并不断按摩四肢皮肤。

②药物降温:可与物理降温并用。氯丙嗪 25mg 加入生理盐水 250ml,1 小时~2 小时内静滴。若在 2 小时~3 小时内体温无下降趋势,可按上述剂量重复给药。每千克体重每日总量不宜超过 5mg。滴注过程中应密切注意血压变化,若体温下降应酌情减缓滴入速度或停止滴注,并作出相应的处理。

③在降温过程中除注意血压、心律外,应每 5 分钟~10 分钟测肛温一次,肛温降至 38℃左右时,立即擦干身体,裹以布巾,暂停降温。

(2) 支持疗法及防治各种并发症:

①维持呼吸道畅通,必要时气管插管以保证供氧。

②纠正失水、低血容量及电解质紊乱,一般最初 4 小时给予葡萄糖生理盐水或

葡萄糖液 1000ml 左右，有心肾功能不全者酌情减量；有代谢性酸中毒时，同时滴注碳酸氢钠。

③若有循环衰竭者，属高排血量型者，可予洋地黄、胰高血糖素及多巴酚丁胺。洋地黄量宜小，一般为常用量的 1/2。低排血量型者可选用异丙肾上腺素或多巴胺等。α-肾上腺素能收缩血管，影响散热，不宜选用。有条件时进行血流动力学监测。

④疑有肾功能衰竭、脑水肿、DIC 或继发感染时，应予相应处理。

⑤周密护理，严密观察，以防复发。

四、电击伤救护

电击伤是指一定量的电流或电能量通过人体，引起机体组织损伤和功能障碍，严重者发生心跳呼吸骤停。主要原因是忽视安全用电，违反用电操作规程及意外事故。

临床表现局部为电灼伤，轻者有头晕、心悸、四肢无力、面色苍白、肌肉收缩；重者出现昏迷、持续抽搐、心室颤动，心跳呼吸停止等。

1.立即切断电源或用木棍、竹竿等非导电体使患者迅速脱离电源。

2.神志清醒的轻症患者，应予卧床休息数日，并对心率、心律、呼吸、血压等变化进行严密观察。

3.重度电击者，立即建立静脉通道，查电解质、血气分析、血糖、留置导尿，维持水、电解质和酸碱平衡，积极抗休克。

4.呼吸、心跳停止或微弱者，立即按心肺复苏要求进行抢救。有时需持续数小时，直至复苏成功或尸斑出现，因此，不可轻易放弃。

5.若有电灼伤、软组织伤或骨折等应同时处理。

五、淹溺救护

由于意外落水或游泳时腿部肌肉抽搐，人体完全浸沉水面以下，致使液体堵塞呼吸道及肺泡或反射性引发喉痉挛而最终导致窒息和缺氧。致死原因为水、泥沙、喉头痉挛所致的呼吸道梗阻窒息；水、电解质紊乱，高钾血症所致的心室纤颤；急性肺水肿。

临床表现为意识丧失，呼吸停止及大动脉搏动消失，处于濒死状态。

此时，应尽快恢复患者的有效通气功能：

1.将患者从水中救出后，立即打开口腔、除去口鼻内的泥沙和污物（包括假牙），用手指包纱布将舌拉出口外，以防堵塞呼吸道。

2.若患者呼吸已停，在保持气道通畅的条件下，立刻进行口对口人工呼吸，并尽快做气管插管，进行间断正压控制呼吸（IPPV）或呼气末正压通气（PEEP）；若心跳停止，则立即按复苏要求抢救。

3.若患者尚有心跳、呼吸，且有明显呼吸道阻塞时，可先行倒水，并且动作要敏捷，切勿因此而延误其他抢救措施。

4.疑有颈椎外伤者，应立即固定颈部。

5.一旦自主呼吸恢复，应使用面罩给氧（高浓度），必要时加压给氧。

六、急性中毒救护

中毒是由于化学物进入人体、在效应部位积累到一定量，产生损害的全身性疾病。引起中毒的化学物称毒物。

根据接触毒物的量和时间不同，可将中毒分为急性中毒和慢性中毒两类。短时间内接触大量毒物，易产生急性中毒，长时间接触小量毒物产生慢性中毒。主要是职业性中毒和生活性中毒两种。

急性中毒临床以严重的发绀、昏迷、惊厥、呼吸困难、休克、少尿等为主要特征。

1.病员入院后应脱去已污染的衣服，皮肤或黏膜被毒物污染时应迅速用清水彻底冲洗，不可用热水，以免皮肤血管扩张后，毒物被再吸收和腐蚀，病员衣袋内可疑毒物及药品应妥善保存，以便化验检查。

2.消除毒物。根据毒物侵入人体的途径不同，采用不同方法：

（1）吸入性中毒：如一氧化碳或刺激性气体中毒时，应迅速使病员脱离中毒现场，并转移至空气新鲜处，给予氧气吸入，注意保暖。

（2）食入性中毒：用洗胃、催吐、导泻等方法，排除机体尚未被吸收的毒物，并采用静脉补充大量液体及利尿的方法，排除机体已吸收的毒物，但口服腐蚀性毒物者禁忌洗胃，可用牛奶、蛋清等沉淀毒物，保护胃黏膜。

（3）接触性中毒：去除污染衣服，迅速用清水冲洗体表、毛发、指甲内毒物。

3.迅速使用适当解毒剂，出现发绀、呼吸困难者给氧气吸入。

4.卧床休息，有自杀企图者应专人护理。

5.纠正酸中毒，维持水、电解质平衡。适当补液，并控制输液速度，注意心肺功能情况，若出现呼吸、循环及肾功能衰竭时应立即配合抢救。

6.口腔有分泌物或痰液时，应及时清除。烦躁不安或抽搐者给以镇静剂。

7.记出入量，凡意识不清的中毒者，给予保留导尿。

8.高热者按高热护理常规；休克者按休克护理常规。

七、脑外伤救护

脑外伤是指头部受到外界不同致伤因素所致的损伤。

根据病因分为开放性脑损伤和闭合性脑损伤。常见的颅脑损伤为头皮损伤、颅骨损伤及脑损伤。

临床表现：

1.头皮损伤：损伤局部剧烈疼痛出血，出血量大可造成休克。

2.颅骨骨折：骨折引起的脑膜、脑血管和神经损伤，可合并有脑脊液漏，颅内血肿及颅内感染等。

3.脑损伤：

（1）脑震荡伤后会立即出现短暂的意识丧失，可伴有头痛、头晕、恶心、呕吐等。

（2）脑挫裂伤为意识障碍严重，持续时间长，有明显的神经系统阳性体征，常合并有继发性脑水肿、脑出血，严重者出现高颅压及脑疝。

①维持静脉通道：患者一到急诊室即应根据需要建立静脉通路、备血、进行血流动力学监测、留置导尿。颅脑外伤伴意识障碍者必须输液，一般用 5%~10%葡萄糖液昼夜维持。中度以上颅脑外伤要预防脑水肿，可用 25%甘露醇 250ml（根据需要酌情加地塞米松、呋塞米）30 分钟内滴完。

②保持呼吸道通畅：给予吸氧及呼吸兴奋剂、气管插管或气管切开、吸痰以确保呼吸道通畅。有条件者应用呼吸机辅助呼吸。

③对颅脑外伤引起的原发性和继发性休克，应采取积极的抗休克治疗。

④头颅外伤患者应剃去头发，检查头颅，了解有无伤口、创伤的形态，有无帽状腱膜下出血等。对轻度头颅开放伤患者进行清创缝合；有颅内血肿者可钻颅抽吸或开颅清除血肿；开放性颅骨骨折予以手术治疗。对病情危急或脑受压症状明显者应紧急手术抢救。需手术者均应做好术前准备。

⑤在患者情况允许的条件下，检查患者全身各部位受伤情况.并注意肢体活动情况。

⑥对意识障碍患者应防止坠床，躁动者按医嘱给予适当的镇静剂或冬眠药物。躁动厉害者适当给予约束带或加床档保护。

八、心脏骤停复苏后的护理

心脏骤停指病人过去有或无心脏病史，意外地发生心脏射血功能突然停止，导致脑血流中断，随之出现意识丧失，呼吸停止，瞳孔散大。心脏骤停为心脏急症中最严重的情况，如能及时而迅速地抢救，不少病人可以获救，若抢救不及时或措施不当，常导致死亡。

1.备好各种应急抢救器械，做好心脏骤停可能复发的抢救准备。

2.连续进行心律、心率、血压的监测，如发现心律异常，尤其是频发或连发的室性早搏等应立即与医生联系，防止其室颤等严重后果的发生。同时抽血了解血钾等电解质情况，以便及时纠正和稳定心律。

3.为促进脑组织的恢复，在抢救开始时，争取 5 分钟内用冰帽保护大脑，降低脑细胞代谢率，减轻脑组织的损害。对血压、心率已恢复稳定而神志未清醒者，既可增加全身体表降温，也可给予人工冬眠，以保持低温、维持循环、保护心脏、镇静止痛，防止脑水肿的发展。

4.复苏后病人仍需吸氧，注意呼吸的频率、节奏和强弱，尤其对神志未清醒者，更需加强观察，经常保持呼吸道通畅。注意保暖，尤其在冬天，特别要防止肺部并发症，必要时加用抗生素以预防肺部感染。

5.静脉输液速度应根据病人的尿量、中心静脉压、血压和心功能情况来调节。

6.详细记录病情变化，正确记录 24 小时出入量；神志不清或因病情需要者，给予留置导尿管，及时发现引起电解质紊乱的可能因素等。

九、上消化道出血护理

上消化道出血是指屈氏韧带以上的消化道，包括食管、胃、十二指肠、胰、胆道病变引起的出血，以及胃空肠吻合术后的空肠病变出血。出血的病因多为上消化道疾病或全身性疾病。呕吐和黑便是上消化道出血的特征性表现。

1.须绝对卧床休息，取抬高下肢的平卧体位，头侧向一边。保持其呼吸道的畅通，保持环境安静。医护人员适当地对患者加以安慰，消除其紧张恐惧心理，注意保暖，及时建立静脉通道，做好输血准备。

2.采取有效的止血措施，必要时准备三腔气囊管压迫止血，根据医嘱及时给予止血药物。

3.严密观察出血情况，注意观察皮肤的色泽，四肢的温度，静脉的充盈度和意识、心率、脉搏、呼吸、血压的变化及尿量的多少。

十、心肌梗死护理

心肌梗死是指因冠状动脉供血急剧减少或中断，致使心肌因严重而持久地缺血导致心肌坏死。临床上表现为持久的胸骨后剧烈疼痛。心肌酶谱增高。心电图进行性改变；可发生心律失常、休克或心力衰竭，属冠心病的严重类型。

1.在急性期给予心电监护，定时观察心率、心律、血压及呼吸的变化。

2.备齐各种抢救药品。

3.医护人员给患者以体贴、关心、有目的安慰和鼓励，消除其紧张恐惧心理。病房环境应安静、整洁，并做好家属工作，减少探视，以免引起患者情绪波动。

4.注意止痛剂的应用。在急性心肌梗死时，迅速、及时地给予止痛药，但对年老或休克患者应慎用。

5.给予持续低流量吸氧。

十一、多发性损伤救护

损伤是指由机械性致伤因子的动力作用所致的伤害。如工伤事故、交通意外等导致的伤口出血、脏器破裂、骨折脱位等。由一种致伤因子同时引发多部位或脏器的损伤，称为多发性损伤。

1.防止窒息和确保气道通畅。及时清除呼吸道梗阻物，必要时气管插管或气管切开。应用呼吸机辅助呼吸，及时做血气分析。自主呼吸存在者可用鼻导管或面罩给氧；呼吸困难或窒息者气管插管给氧；颈椎骨折、喉部骨折或声门水肿者可行气管切开给氧。患者一旦呼吸心搏骤停，立即行人工呼吸、胸外心脏按压。

2.建立和保持静脉通路。补充有效循环血量是严重多发伤的重要抢救措施，也是抗休克成功的关键。应立即建立两条以上有效静脉通路，同时抽血查血型和交叉配血试验，建立中心静脉压测定。对有可能发生休克者，应快速点滴（首选平衡液，尽快用全血），任何时候不得停止输液。

3.控制出血。对有活动性出血情况者应迅速控制外出血（加压包扎。止血带结扎等）和查明内出血原因并予以消除。主要大血管损伤所致的外出血，到达急诊后尽快在 2 小时~4 小时内行血管修复术，内脏脏器损伤的大出血，在抗休克的同时，应立即进行急诊紧急手术。创伤失血性休克可应用抗休克裤，但横膈以上脏器出血慎用。

4.留置导尿。选择带气囊的硅胶导尿管为宜，导尿后采集尿标本和记尿量，观察有无泌尿系统损伤、微循环灌注情况及心肾功能等。

十二、毒蛇咬伤救护

毒蛇咬人时，其毒液通过尖锐的毒牙注入人体，人体吸收后迅速扩散到全身，造成机体重要生理功能紊乱，重者甚至死亡。根据主要毒性作用蛇毒分为神经毒素、血液毒素、混合毒素三类。

1.临床表现：

（1）神经毒类的主要特征是局部仅有微痒和麻木、疼痛或感觉消失，伤后数小时内出现头晕、视力模糊、胸闷、呼吸困难，严重者将昏迷、休克、呼吸肌麻痹甚至死亡。

（2）血液毒类的主要特征是局部疼痛、显著红肿，并伴有水泡、出血、坏死，全身表现为黄疸、高热、出血及肝、肾功能衰竭。

（3）混合毒素以血液毒类为主，并伴有神经毒类症状。

2.一般护理：

（1）了解毒蛇咬伤的时间、当时患者的情况、初步处理情况以及毒蛇种类等。

（2）稳定患者情绪，限制肢体活动，切不可伤后慌乱跑动，以免毒素吸收和扩散。

（3）全身支持治疗，预防和处理多脏器功能衰竭。

（4）转送途中应保持伤口与心脏在同一水平，不宜抬高伤肢。

3.防止毒素扩散：

（1）立即在伤口近心端扎止血带（约在伤口5~10cm处），以阻断毒液随淋巴液回流。

（2）用双手从近心端向伤口处挤压排毒，压力不可超过动脉压，时间不可超过1小时~2小时。

4.排毒方法：

（1）用过氧化氢彻底冲洗伤口后，在咬伤处以"+"、"++"形切开。

（2）向肢体远端方向挤压排出毒液。

（3）吸吮法，如用嘴吸吮，每吸1次，必须吐净所吸毒素，并用清水漱口，口腔黏膜有破损者不宜用此法。

（4）注射器吸引法，借负压吸引毒液。

5.应用中和毒素药物：

（1）李德胜蛇药内服外敷，在创口近心端环绕肢体外敷1周，不可敷在伤口上或远心端。

（2）抗蛇毒血清6 000U加5%葡萄糖40ml静脉缓注，必要时2小时~4小时后加用3000U，应早期应用，使用前作过敏试验。

（3）遵医嘱给予抗生素和破伤风抗毒素血清，预防感染和破伤风。

6.病情观察：

（1）观察患者脉搏、呼吸、血压、瞳孔及意识变化。

（2）观察局部伤口情况，注意有无出血倾向。

（3）监测血流动力学变化。

十三、胸部损伤救护

胸部损伤是指胸壁、胸膜及胸内各脏器受到外界致伤因素所造成的损伤。

根据胸膜腔与外界是否相通，分为闭合性和开放性损伤两类。闭合性损伤大多是暴力挤压或钝器打击胸部所致；开放性损伤大多见于火器、弹片和刀伤等利器穿透胸壁所致，形成开放性血气胸。

临床以胸痛、呼吸困难、咯血及休克为主要特征。

1.急救护理：

（1）了解致伤原因、部位及程度，进行现场抢救。

（2）呼吸心搏骤停时，应立即行心肺复苏术。

（3）窒息者应立即清除呼吸道分泌物或异物。

（4）张力性气胸立即用粗针头从锁骨中线第二肋间刺入排气，连接水封瓶；开放性气胸用无菌敷料压迫使开放伤口变为闭合伤口。

（5）多根多处肋骨骨折出现浮动胸壁，应紧急行胸壁加压包扎固定，减轻反常呼吸运动。

（6）纠正休克，迅速建立两条以上静脉通道补充血容量，必要时配血。

（7）吸氧，改善通气功能。

（8）胸部损伤未明确诊断前禁食、禁水。

（9）准确记录出入量。

2.病情观察：

（1）观察生命体征及神志、瞳孔等变化。

（2）多处多根肋骨骨折注意有无胸闷、气急、出冷汗等反常呼吸运动等。

（3）注意有无进行性呼吸困难、发绀、烦躁不安、休克、昏迷等气胸表现。

（4）注意引流液的量及性质，若出血量大于1 500ml并出现失血性休克，且伴有严重循环、呼吸功能紊乱、气管向健侧移位等症状，应立即协助处理。

（5）疑有心脏创伤者若出现心脏压塞征，应迅速配合医生行心包穿刺或就地行开胸术。

3.协助各项辅助检查，做好急诊手术的准备。

十四、腹部损伤救护

腹部损伤是指腹部受到外界各种致伤因素所致的损伤，主要是由于外力直接暴力作用于腹部引起的腹壁或内脏的损伤；利器、爆震作用于腹部引起的穿透性损伤。

根据损伤的脏器分为实质性脏器损伤和空腔脏器损伤。实质性脏器损伤如肝、脾、胰、肾的损伤，临床表现为腹腔出血、休克征象、腹膜刺激征等；空腔脏器损伤如胃、肠、胆囊、膀胱的损伤，临床表现为急性腹膜炎和感染性休克症状。

1.急救护理：

（1）了解受伤经过、致伤因素、身体接触部位及临床表现等，尽快明确诊断，配合抢救。

（2）迅速建立静脉通道，积极防治休克。

（3）保持呼吸道通畅，给予氧气吸入。

（4）开放性损伤有内脏膨出应用清洁或消毒布类覆盖，严禁将膨出脏器返纳腹腔，并给予注射破伤风抗毒素。

2.病情观察：

（1）定时测量生命体征。

（2）观察腹痛性质、部位及范围。

（3）观察腹部压痛、反跳痛、肌肉紧张范围和程度。

（4）注意合并其他损伤的程度和进展情况。

（5）实质性脏器破裂出血及空腔脏器穿孔引起出血性休克和腹膜炎时，立即行剖腹探查。

（6）监测各种相关的生化、B 超、腹腔穿液的结果等。

3.药物护理：

（1）遵医嘱给予抗生素预防感染。

（2）诊断不明的腹痛，严禁用吗啡类镇痛药。

十五、骨关节损伤救护

骨关节损伤是指骨组织连续性中断和关节的密合性遭到破坏的损伤。骨折是由于直接或间接的暴力、肌肉突然猛烈收缩、长久劳损及骨骼本身病变导致的；关节损伤主要是由于外来暴力、关节先天发育不良、关节病变骨端破坏、关节囊及韧带松弛引起的。常见的骨关节损伤分为骨折和关节损伤两类。

临床表现为疼痛和压痛、肿胀及淤斑、功能障碍；骨折特有体征如畸形、反常活动、骨摩擦音；关节损伤症状如关节脱位、韧带损伤。

1.急救护理：

（1）初步检查，确定有无危及生命的合并伤，并积极抢救。

（2）简单有效地固定损伤部位，避免在处理和搬运过程中增加新损伤。

（3）认真检查有无颅脑、腹部、胸部、血管、神经、肌腱等合并伤。

（4）开放性骨折彻底清创，注射破伤风抗毒素。

（5）病情允许行 X 线摄片、CT 等检查，以明确骨折类型、部位及程度，手术定位。

（6）遵医嘱给予镇静、止痛、抗感染等治疗。

（7）骨盆骨折合并直肠、膀胱、尿道损伤应优先处理并发症，并留置导尿管，检查尿液。

（8）断离肢（指）应冷藏保存，肢体用清洁布类包裹，外用塑料袋包装，周围置冰块，但禁忌直接浸泡在冰块或冰水中，应尽量争取 6 小时内进行再植，以免离断肢体发生坏死。

2.病情观察：

（1）观察患者呼吸、神志变化。警惕骨折端血肿张力增大，脊髓中脂肪微粒进入破裂的静脉窦内，引起肺或脑脂肪栓塞而出现呼吸困难、昏迷甚至死亡。

（2）注意有无脊柱骨折压迫脊髓引起不同程度的截瘫。

（3）观察损伤部位的血液循环，如局部疼痛、肿胀、指趾屈曲、皮肤苍白或潮红、发绀、远端动脉搏动减弱或消失等，应考虑有无因血肿或软组织压迫骨筋膜室引起骨筋膜综合征。

（4）注意骨折局部有无疼痛、压痛、肿胀、肢体活动障碍等。

3.对症护理。

十六、多发性损伤救护

多发性损伤是指同一致伤因素引起两处或两处以上的解剖部位和脏器的损伤。主要原因多为交通事故爆炸以及高处坠落等。

严重多发性损伤常为剧烈的、全身性的、危及生命的临床表现，如休克、昏迷、呼吸困难以及不同脏器功能衰竭。

1.急救护理：

（1）了解致伤原因、部位及程度，进行现场抢救。

（2）建立静脉通道，迅速扩充血容量，防止休克发生。

（3）心电监护，若发生心脏骤停应立即行心脏按压术。

（4）及时正确止血，可采用指压、纱布堵塞、止血带等方法止血。

（5）紧急情况下在急诊室进行手术，如开颅、开胸、剖腹等手术。

2.保持呼吸道通畅：

（1）及时清除呼吸道分泌物。

（2）昏迷患者防止舌后坠引起窒息。

（3）气管插管人工辅助呼吸。

（4）紧急情况下行环甲膜穿刺或行气管切开。

3.动态观察病情，认真检查伤情，避免漏诊和误诊。

4.积极转送条件较好的医院进一步治疗。

十七、烧伤急症救护

烧伤是指由于热力、某些化学物质、电流、放射线等作用于人体所引起的损伤。

1.烧伤主要原因：

（1）热力烧伤：由高温造成的损伤，包括热水、热液、蒸汽、火焰和热金属等。

（2）化学烧伤：体表接触化学物质或药品造成烧伤。临床常见盐酸烧伤、硫酸烧伤、石灰烧伤、氨水或氨气烧伤、沥青烧伤、磷烧伤、汽油浸泡烧伤等。

（3）电损伤：人体接触带电设备或带电导体时，造成人体不同程度损伤。临床常见电接触伤、电弧烧伤、电火花烧伤、闪电烧伤。

（4）放射性烧伤：由于放射治疗一次性照射量过大或短期内多次小剂量照射而致的损伤，如 β 射线、X 射线、钴 60 等。

2.急救护理：

（1）了解致伤原因、受伤环境、过程、时间及程度。

（2）尽快脱离致伤源。

①火焰烧伤者尽快撤离现场。

②强酸强碱烧伤的立即用清水冲洗；生石灰烧伤的要先除去石灰颗粒，再用水冲洗；磷烧伤的应将烧伤部位浸入水中与空气隔绝。

③电烧伤时用绝缘体中断电源。

④高温液体烫伤的立即脱去衣服，将受伤部位浸于水中。

（3）全面检查有无危及生命的合并伤，配合抢救。

（4）镇静止痛。

（5）保护创面，减少污染机会。

（6）口服含盐饮料，静脉补液。

（7）转送条件较好的医院进一步治疗。

3.病情的判断：

（1）烧伤面积的估计是伤情判断和早期处理的主要客观依据。

①九分法：此法以"9"为规律，运用方便，容易记忆，但不够精确。头颈为9%，双上肢为 2×9%，躯干为 3×9%，双下肢及臀部为 5×9%，会阴 1%。

②小儿面积计算法：

小儿头颈部面积一 [9+（12—年龄）] %

小儿两下肢面积一 [46–（12—年龄）] %

③手掌法：以患者自己的手大小为标准，五指并拢的手掌面积是 1%。

（2）烧伤深度的估计一般可分为三度四分法：

Ⅰ°：局部轻度红肿、干燥、无水泡，疼痛明显，感觉过敏。

浅Ⅱ°：水泡较大，基底部浸润，红肿明显，疼痛敏感。

深Ⅱ°：有或无水泡，基底苍白、水肿，干燥后可见网状栓塞血管，感觉迟钝。

Ⅲ°：蜡白或焦黄、炭化、坚韧，可见粗大血管栓塞网。

（3）烧伤程度的估计：

①轻度：总面积小于 10% 以下的Ⅱ°烧伤。

②中度：总面积为 11%~30% Ⅱ°烧伤或Ⅲ°面积<10% 以下的烧伤。

③重度：总面积 31%~50% Ⅱ°烧伤或Ⅲ°面积 11 %~20%；或总面积小于 31%，但伴有下列情况之一者：全身情况严重或休克；中、重度吸入性损伤。

④特重：总面积大于 51% 以上Ⅱ°烧伤或Ⅲ°面积大于 21% 以上者。

（4）转送：

①选择合适时机，发生休克时应稳定后再转送。

②建立静脉通道，保证途中血容量的补充。

③选择转运工具，患者取平卧位，躯体与行驶方向平行。

④途中不能应用冬眠或血管活性药物，疼痛可适当应用止痛剂。

（李梅 魏静 李茂英 秦萍萍）

第十章　常见疾病症状护理常规

一、高热护理

发热是指机体对于致病因子的一种防御反应，是由于各种原因引起的机体散热减少、产热增多或伴体温调节中枢功能障碍所致。引起发热的原因大致可分为感染性和非感染性两大类。

1.病人发热时应卧床休息，如烦躁不安、神志不清、谵妄、惊厥时，应用床挡防止坠床。必要时用约束具。

2.根据病情给予高热量流质或半流质饮食，每日摄入总热量为 2 000 卡~3 000 卡。鼓励病人多饮水，每日一般不少于 3 000ml，不能进食者，可鼻饲。

3.密切观察病情，每 4 小时测体温、脉搏、呼吸 1 次，必要时随时测量体温。注意发热特点及其伴随症状，皮肤黏膜有无出血点、荨麻疹、淤斑以及黄疸等情况.观察大小便、呕吐物的量和颜色，辨别其性质。

4.对体温 39℃以上者，在其头部放置冰袋；对 39.5℃以上者，用酒精或温水擦浴（血液病病人除外），给冷盐水灌肠，半小时后测体温并记录。必要时可应用药物降温。对原因不明的高热，慎用退热药。

5.体温骤退时，应予以保暖。及时测血压、脉搏、心率，及时记录并报告医师。

6.做好口腔护理。根据病情选用漱口液，每日漱口 2 次~3 次。口唇干燥者，可涂润滑剂。有疱疹或溃疡者，可涂锡类散或冰硼散。

7.加强皮肤护理，预防压疮。大量出汗者，应及时更换衣服、被单，并注意保暖，避免直接吹风，防止受凉。

8.昏迷者按昏迷护理常规进行。

9.疑似传染病时，先给一般隔离，确诊后再按医嘱执行。

二、昏迷护理

昏迷是指各种原因引起的大脑皮层或皮层下网状结构发生高度抑制的一种症状。

主要病因为中枢神经系统疾病，如感染、脑血管疾病、颅脑损伤、脑肿瘤、癫痫；全身性疾病如内分泌及代谢障碍性疾病；各种中毒；严重感染如败血症、感染性休克等。

1.昏迷病人应安置在抢救室或靠近护士办公室的病室内，保持室内空气新鲜，配备各种抢救药品及器械。

2.保持呼吸道通畅。仰卧、头偏向一侧，防止分泌物吸入呼吸道。必要时吸痰。若窒息，可行气管切开。

3.病人烦躁不安、谵妄时，应加用床档，防止坠床，并在床头横立一枕，以防头部撞伤；痉挛、抽搐者，可用开口器，压舌板撑开口腔，防止舌咬伤；活动假牙应取下，以防误入气管；舌后坠者，应及时用舌钳拉出；去除发夹，修剪指甲，防止外伤。

4.必须保证病人有足够的水及营养，及早给予鼻饲或静脉高营养等。

5.观察病情变化

（1）定时测量体温、脉搏、呼吸、血压，高热者给以物理降温。呼吸困难者给予氧气吸入，呼吸衰竭者按医嘱给予呼吸兴奋剂。呼吸深大有酸中毒时，应及时抽血进行血气分析，及时纠酸，积极抢救。若瞳孔散大、缩小，或反应迟钝，应迅速通知医师，给予处理，并详细记录病情。

（2）注意病人的神志变化、皮肤光泽、观察其瞳孔大小、对光反射，测量其四肢温度、呼吸气味，检查其有无脑膜刺激症状、四肢瘫痪等。

（3）注意呕吐物、排泄物及引流物的颜色、性质及量，并记录。

6.注意保暖。用热水袋时应防止烫伤。

7.加强皮肤护理，防止褥疮发生。

8.防止角膜损伤，对眼睑不能闭合者，涂以抗生素眼膏，并用湿纱布盖眼。

9.加强口腔护理，保持口腔清洁。每日用漱口液清洗口腔（漱口液按病情而定），每日 3 次，以防口腔感染。张口呼吸者，保持口腔黏膜湿润清洁。

10.肢体瘫痪者，在病情许可的条件下给予被动运动，注意防止肌肉萎缩和足下垂等。

11.保持大小便通畅。尿潴留者，可定时按摩膀胱区或针灸、热敷，必要时保留导尿；便秘者采取通便措施。

12.严格床头交接班及记录出入量。

三、休克护理

休克是指由于机体受到强烈致病因素侵袭后，有效循环血量锐减，机体代谢失调所引起的一系列Ｉ临床综合征。其特点为急性微循环灌注不足，细胞缺氧和全身重要脏器功能障碍。通常分为低血容量性、感染性、心源性、神经源性和过敏性休克 5 类，休克的病因很多，无论哪一种休克，有效循环血量锐减是其共同特点。

临床表现分为休克早期和休克期。休克早期表现为精神紧张，兴奋或烦躁不安、皮肤苍白、四肢厥冷、心率呼吸加快、尿量减少、血压正常或稍高、脉压缩小。休克期表现为表情淡漠，反应迟钝，甚至出现意识模糊或昏迷，出冷汗，口唇、肢端发绀，脉搏细速，血压进行性下降甚至测不出，尿少或无尿。

1.备齐抢救药品及器械，积极进行抢救。必要时专人护理，详细记录"临床护理记录单"并严格交接班。

2.取休克卧位，注意保暖。

3.严密观察病情。如皮肤的色泽、温度和湿度，面色有无苍白，口唇、甲床是否发绀，四肢厥冷的程度和范围，皮肤是否有出血点、淤斑及花斑等，以了解微循环灌流情况。

4.注意体温、脉搏、呼吸、血压变化，每15分钟~30分钟测一次，并记录，病情稳定或遵循医嘱，逐渐减少测量次数。

5.氧气吸入。

6.准确记录出入量，尤其是记录尿量的变化，必要时保留导尿。

7.对烦躁不安者应注意安全，防止坠床；抽搐者应用牙垫，防止舌咬伤；有假牙者应取出，清洗后妥善保管。

8.注意有无口渴、恶心、呕吐等情况，观察皮肤弹性、呼吸气味、节律等变化，以判断有无水、电解质、酸碱平衡紊乱等。

9.创伤性休克者，应注意伤口有无出血，及时检查血型及血交叉试验；遵医嘱做好输液、输血准备，并给以保暖，不宜在体外加温，避免血管扩张加重休克；感染性休克有高热者，除应用足量有效抗生素外，给以物理降温，并按高热护理常规处理；心源性休克者，应注意心率、心律变化，严格控制输液速度，一分钟不超过30滴；对过敏性休克者，应用1:1 000盐酸肾上腺素或肾上腺皮质激素积极抗过敏治疗，对急性中毒所致休克者，应迅速洗胃，减少毒物吸收。

10.保持呼吸道通畅，及时清除呼吸道血块和其他异物及分泌物，必要时行气管切开。并注意加强口腔及皮肤护理，防止并发症的发生。

11.根据病情合理调节输液速度。对失血、失液者，应尽快补足血容量。必要时行中心静脉置管，进行CVP监测，注意心肺功能。

12.用药注意事项：

（1）应用升压药时，应根据血压，调节输液速度和浓度，谨防药液外渗。

（2）应用阿托品时，要注意阿托品化。如出现面色潮红、瞳孔散大等情况，须立即通知医师，减少用药量或停药。

（3）应用抗生素及激素时，应观察药物的疗效及其副作用，注意有无二重感染。

四、咯血护理

咯血是指喉以下呼吸道或肺组织的出血经口咳出。呼吸系统疾病常见的咯血原因是肺结核、支气管扩张、肺炎、肺癌、慢性支气管炎、慢性肺脓肿或胸外伤。根据咯血量临床分为痰中带血、少量咯血（小于100ml/d）、中等量咯血（100mL/d~500ml/d）或大量咯血（大于500ml/d，或一次300ml~500ml）。

1.按呼吸系统疾病一般护理常规。

2.安静卧床休息。应采取患侧卧位，并保持呼吸道通畅。在未确诊前，先行呼吸道隔离。

3.大量咯血时禁食。咯血停止后，可进食温凉流质或半流质饮食，不进食刺激性食物，并注意口腔清洁。

4.密切观察病情变化，鼓励病人轻轻将痰液及血块咯出。如在咯血过程中，突然出现胸闷、烦躁、呼吸困难，面色苍白、出冷汗，应立即让病人头低脚高侧卧位，或协助医师抱住病人双腿呈倒立位，轻拍背部，协助病人将血咯出。如仍无效，则可直接用鼻导管抽吸或用手挖出口、鼻、咽、喉部血块。必要时，协助医师行气管插管或气管切开，以解除呼吸道阻塞，以防窒息。

5.大量咯血时护理人员应守护床旁，密切观察病情变化，并给予精神安慰，耐心解释，消除恐惧心理。

6.观察药物反应。如应用垂体后叶素时（高血压病、冠心病及孕妇忌用），静脉给药速度宜缓慢。如出现面色苍白及便意、心悸、胸闷等不良反应时，应及时与医师联系。

7.小量咯血时，除精神安慰外，可给予少量镇静止咳剂，但禁用吗啡、哌替啶，以免抑制呼吸。

五、上消化道出血护理

上消化道出血是指屈氏韧带以上的消化道，包括食管、胃、十二指肠、胰腺及胆道等疾病引起的出血。主要原因为消化道溃疡，食管及胃底静脉曲张，急性胃黏膜出血，凝血机制损害所致的出血。

临床以呕血、黑便、失血性周围循环衰竭、发热为主要特征。

1.按消化系统疾病一般护理常规。

2.卧床休息，头偏向一侧，保持呼吸道通畅，同时注意保暖。

3.大出血病人，常出现紧张恐惧心理，应予以关心和安慰，解除心理压力，以保持情绪镇静。

4.严重呕血、恶心呕吐的病人，应暂禁食。少量出血且无呕吐者，可选用温凉流质饮食。出血停止后，可给半流质。饮食应富有营养、易消化，以少食多餐为原则，避免进食粗糙、刺激性食物。肝性脑病病人，应禁食蛋白质，以防血氨升高，加重昏迷。

5.门静脉高压食管胃底静脉曲张破裂出血时，采用三腔管压迫
止血时，应做好相应护理。建立静脉通路，尽快补充血容量。

6.严密观察体温、脉搏、呼吸、血压、呕吐物、大便的次数、颜色、量等，以判断有无继续出血。如病人有烦躁不安、出冷汗、四肢厥冷、血压下降等情况，应考虑有失血性休克的存在，须及时与医师联系，协助处理。

7.做好口腔及皮肤护理。清洗口腔内血渍，保持口腔清洁。便血时应保持床单清洁、干燥、平整，并保持臀部清洁，防止并发症。

8.做好卫生保健宣教工作。宣传控制饮食的重要性，注意劳逸结合，避免精神刺激，保持情绪稳定。

六、抽搐护理

抽搐是指大脑皮层功能由各种原因引起的暂时性功能紊乱，或神经细胞异常放电所致。

临床以突然意识丧失、呼吸暂停、瞳孔散大、对光反应消失、四肢强直、双手握拳表现为特征。

1.一般护理：

（1）设专人护理。

（2）保持护理安全，防止舌咬伤、坠床及假牙误入气管。

（3）保持呼吸道通畅，迅速解开衣扣，及时清除呼吸道分泌物。

（4）保持安静，避免强光刺激，护理操作动作要轻，减少对患者任何刺激。

（5）备齐急救用物，如吸引器、开口器、拉舌钳等。

2.病情观察：

（1）监测生命体征，注意患者神志、瞳孔的变化。

（2）观察抽搐部位和持续时间、间隔时间等，并记录。

（3）高热者按高热护理常规。

（4）昏迷者按昏迷护理常规。

七、弥漫性血管内凝血护理

弥漫性血管内凝血（DIC）并非独立性疾病，而是由多种疾病引起的一种继发性出血综合征，主要与感染性疾病，恶性肿瘤、病理产科、手术创伤及全身各系统疾病等因素有关。

临床以出血、微循环障碍、微血管栓塞、溶血为主要特征。

1.一般护理：

（1）休息：卧床休息，保持安静，对神志不清者，应采取保护性措施。

（2）饮食：给予营养丰富易消化饮食，消化道出血者禁食。

（3）保持口腔、皮肤清洁，预防感染。

（4）准确记录出入量，观察尿色、尿量变化。

（5）积极治疗原发病，注意有无代谢性酸中毒等临床症状，并及时纠正电解质和酸碱失衡。

2.病情观察：

（1）观察患者意识、瞳孔、生命体征的变化，若出现呼吸困难、发绀、血压下降、脉搏加快等症状应及时协助处理。

（2）观察出血症状，注意有无皮肤、黏膜、口腔、鼻腔、呼吸道、消化道、泌尿道等出血，并记录出血部位和出血量。

（3）观察有无血液高凝状态，如静脉采血时血液迅速凝固应警惕。

（4）观察有无多发性微血管栓塞症状，如皮肤、皮下黏膜栓塞坏死及早期出现的脑、肺、肾等脏器功能衰竭，发现异常及时协助处理。

（5）监测血小板计数、血浆纤维蛋白原含量、3P试验、凝血酶原时间等变化。

3.药物护理：

（1）遵医嘱应用抗凝剂，补充凝血因子，抗纤溶药物等治疗。

（2）使用肝素治疗时应注意有无出血征象，定期测定凝血酶原时间，以指导用药。

八、心脏骤停复苏急救及护理

1.紧急抢救措施：

（1）在病人的心前区连续叩击 1 拳~2 拳，力量中等。如不成功，即行胸外心脏按压。

（2）病人平卧（抬颌仰头法打开气道。此法需使头部充分后仰，达到下颌角与耳垂线和身体长轴垂直）。背后垫入硬板，进行胸外心脏按压。成人节律为 100 次/分，小儿为 110 次/分，婴儿为 120 次/分。

（3）进行人工呼吸（与心脏按压同时，可取口对口或口对鼻）。频率一般为 14 次/分~16 次/分。呼吸功能恢复不够理想时，给面罩加压人工呼吸或气管插管加压人工呼吸。必要时用人工呼吸机辅助。

（4）心脏复苏药物的应用。在不影响抢救的情况下，迅速开放两条静脉通路。静脉或心内注射心脏复苏药物。

（5）心室颤动经药物治疗无效时，可用非同步直流电复律除颤。

2.复苏后的护理：

（1）备好各种应急抢救器械，作好心脏骤停可能复发的抢救准备。

（2）给予持续心电监护，监测心率、心律。如发现严重的心律失常，应及时与医师联系，并严密监护体温、呼吸、血压及神志的变化。

（3）为促进脑组织恢复，可用冰帽，在大血管处放置冰袋，或全身温水擦浴，尽快使体温降至 30℃~32℃（肛温）。根据病情决定降温时间，一般需要 1 天~3 天，也可给予人工冬眠。

（4）复苏后仍需吸氧，注意呼吸频率、节律的强弱，保持呼吸道通畅，注意保暖。

（5）详细记录病情变化，正确记录 24 小时出入量，尤其是要准确记录每小时的尿量。神志不清或因病情需要者，给予留置导尿，并注意无菌技术操作，预防泌尿道感染。

（6）静脉输液速度应根据病人的尿量、中心静脉压、血压和心功能情况来调节。用渗透性脱水剂时（常用20%甘露醇），应快速输注。

（7）及时正确采集血标本，以了解血钾等电解质情况，并及时发现引起电解质紊乱的可能因素。

（8）加强口腔、眼部及皮肤护理，预防褥疮及肺部等并发症。

（9）复苏 3 天后，如神志清醒，可给予高热量流质饮食，必要时鼻饲。

（刘美菊 李梅 魏静 李茂英 刘海芹 冯慧）

第十一章 内科护理常规

第一节 内科一般护理

1.患者入病室后，根据病情由值班护士指定床位。危重者安置在抢救室或监护室，并及时通知医生。

2.病室应当保持清洁、整齐、舒适，室内空气应当保持新鲜，光线要充足，最好有空调装置，保持室温恒定。

3.危重患者、行特殊检查和治疗的患者需要绝对卧床休息，根据病情需要可分别采取平卧位、半卧位、坐位、头低脚高位、膝胸卧位等。病情轻者可适当活动。

4.新入院患者，应即测血压、脉搏、体温、呼吸、体重。病情稳定患者每日测体温、脉搏、呼吸各 1 次，体温超过 37.5℃ 以上或危重患者，每日测 3 次，体温较高或波动较大者，随时测量。

5.严密观察患者的生命体征，如血压、呼吸、瞳孔、神志、心率等变化以及其他的临床表现，同时还要注意观察分泌物、排泄物、治疗效果及药物的不良反应等，如果发现异常，应当立即通知医师。

6.饮食按医嘱执行，向患者宣传饮食在治疗疾病恢复健康过程中的作用。在执行治疗膳食原则的前提下帮助患者选择可口的食物，鼓励患者按需要进食。重危患者喂饮或鼻饲。

7.及时准确地执行医嘱。

8.入院 24 小时内留取大、小便标本，并做好其他标本的采集。且及时送验。

9.认真执行交接班制度，做到书面交班和床头交班相结合，交班内容简明扼要，语句通顺并应用医学术语，字迹端正。

10.按病情要求做好生活护理、基础护理及各类专科护理。

11.对于长期卧床、消瘦、脱水、营养不良以及昏迷者应当做好皮肤护理，防止褥疮发生。

12.根据病情需要，准确记录出入量。

13.根据内科各专科特点备好抢救物品，如气管插管、机械呼吸器、张口器、心电图机、电除颤器、双气囊三腔管、氧气、静脉穿刺针、呼吸兴奋药、抗心律失常药、强心药、升压药、止血药等，并积极参加抢救工作。

14.了解患者心理需求，给予心理支持，做好耐心细致的解释工作，严格执行保护性医疗制度，并向患者宣传精神因素在治疗疾病恢复健康过程中的重要性，帮助患者克服各种不良情绪的影响，引导患者以乐观主义精神对待病情，以便更好地配合治疗，能早日得以恢复健康。

第二节　呼吸系统护理常规

一、呼吸系统一般护理

1.恢复期可下床适当活动，危重患者应绝对卧床休息。

2.给高蛋白、高热量、多维生素易消化饮食。高热和危重患者，可给流质或半流质饮食。

3.严密观察病情。随时注意体温、脉搏、呼吸、血压、神志等生命体征的变化。有否感染性疾病所致全身毒性反应，如畏寒、发热、乏力、食欲减退、体重减轻、衰竭等，以及本系统疾病的局部表现如咳嗽、咳痰、咯血、哮喘、胸痛等。

4.若系金黄色葡萄球菌、铜绿假单胞菌所致感染性疾病，应进行呼吸道隔离。有条件时将同一种致病菌感染的患者集中一室，或住单人房间。

5.当患者需进行支气管造影、纤维支气管镜窥视、胸腔穿刺、胸腔测压抽气、胸膜活检等检查时应做好术前准备、术中配合、术后护理。

6.呼吸困难者应给予氧气吸入。护士必须掌握给氧的方法 (如持续或间歇给氧和给氧的流量)。

7.结合临床，了解肺功能检查和血气分析的临床意义。发现异常及时通知医生。

8.呼吸衰竭患者如出现兴奋、烦躁、谵妄时应慎用镇静药，禁用吗啡和地西泮等巴比妥类药，以防抑制呼吸中枢。

9.留取痰液、脓液、血液标本时按常规操作。取样要新鲜，送检要及时，标本容器要清洁干燥。

10.病室空气要流通，每日定时通风，但避免对流。

11.高热、咯血患者护理参考有关章节。

12.做好卫生宣教工作，积极宣传预防呼吸系统疾病的措施。指导患者进行体育锻炼，阐明吸烟对人体的危害，劝告患者注意保暖预防感冒。

13.备好一切抢救物品和药物。

二、急、慢性支气管炎护理

急性支气管炎是由感染、物理、化学因素刺激或过敏反应等引起的气管支气管黏膜的急性炎症。常见于寒冷季节或气候突变时，也可由急性上呼吸道感染迁延而来。

慢性支气管炎是指气管、支气管黏膜及其周围组织的慢性非特异性炎症，以慢性反复发作的咳嗽、咳痰或伴有喘息为临床特征。

按呼吸系统疾病一般护理常规。

（一）一般护理

1.保持室内清洁、空气流通及适宜的温度、湿度。

2.鼓励病员多饮水，每日饮水量不少于 2 000ml。给营养丰富的食品，避免刺激性食物及饮料。

（二）对症处理

1.急性期发热按发热护理常规执行。

2.对咳嗽剧烈者可给止咳药。痰液黏稠不易咳出时，可给蒸气、超声雾化吸入，轻拍病人背部或指导病人变动体位等，协助病人排痰。

（三）健康教育

1.对慢性支气管炎经常发作者，在冬、春季可给支气管炎菌苗、核酪等预防注射，增加机体的免疫力。

2.慢性支气管炎病人，平时应加强耐寒训练，学会腹式呼吸，坚持体育锻炼等，增强机体抗病能力。同时加强个人防护。

三、支气管哮喘护理

支气管哮喘是指因致敏原或其他非致敏因素引起的一种支气管反应性过度增高的疾病，表现为不同程度的可逆性气道阻塞症状。哮喘发作时气道阻塞与支气管平滑肌痉挛，气道黏膜水肿及腺体分泌增多有关。诱发或加重哮喘的因素有过敏源、感染、环境、药物、精神因素等。临床以反复发作的呼吸性呼吸困难伴哮鸣音、胸闷、咳嗽为主要特征。

按内科及本系统疾病的一般护理常规。

（一）病情观察

1.密切观察血压、脉搏、呼吸、神志、发绀和尿量等情况。

2.观察药物作用和副作用，尤其是糖皮质激素。

3.了解患者诱发哮喘的病因和过敏源，避免诱发因素。

4.密切观察哮喘发作先兆症状，如胸闷、鼻咽痒、咳嗽、打喷嚏等，应尽早采取相应措施。

（二）对症护理

1.了解患者有否其他疾病，正确应用支气管解痉剂。

2.应合理给氧、鼓励多饮水，保证每日一定的饮水量。

3.帮助痰液引流、翻身拍背、雾化吸入等。

（三）一般护理

1.饮食护理，给予营养丰富清淡饮食，多饮水，多吃水果和蔬菜。

2.给予精神安慰和心理护理。

3.半卧位，保持病室的安静和整洁。减少对患者的不良刺激。

（四）健康指导

1.居室内禁放花、草、地毯等。

2.忌食诱发患者哮喘的食物，如鱼、虾等。

3.避免刺激气体、烟雾、灰尘和油烟等。

4.避免精神紧张和剧烈运动。

5.避免受凉及上呼吸道感染。

6.寻找过敏源，避免接触过敏源。

7.戒烟。

四、支气管扩张症护理

支气管扩张症是指由于支气管及其周围肺组织的慢性炎症损坏管壁，导致支气管腔扩张和变形的慢性化脓性疾病。主要原因为支气管—肺组织感染和支气管阻塞，两者互为因果。多起病于儿童和青年。

临床以慢性咳嗽、大量脓痰和反复咯血为主要特征。

按内科及本系统疾病的一般护理常规。

（一）病情观察

1.观察痰液的颜色、性状、气味和量的变化，必要时留痰标本送检。

2.观察病情变化，有无感染与咯血。

3.观察体温变化。

4.观察有无窒息的先兆症状，及时采取措施。

5.观察各种药物作用和副作用。

（二）对症护理

1.根据病情，合理给氧。

2.体位引流：

（1）根据不同部位的病变作体位引流。

（2）引流时间每次为15分钟，鼓励患者咳嗽。引流完毕后给漱口。

（3）每日1次~2次（清晨、入睡前）作体位引流。记录引流出的痰量及性质。

（4）引流应在饭前进行，应协助拍背。

3.清除痰液，保持呼吸道通畅，可每日2次进行超声雾化吸入。

4.咯血患者按咯血护理常规：

（1）给予精神安慰，鼓励患者将血轻轻咯出。

（2）给予温凉、易消化半流质，大咯血时禁食。

（3）密切观察止血药物的作用和副作用。

（4）密切观察咯血颜色和量，并记录。

（5）保证静脉通路通畅，并正确计算每分钟滴速。

（6）大咯血患者给予患侧卧位，头侧向一边。

（7）准备好抢救物品及吸引器。

（8）必要时正确记录特护单。

（9）密切观察有无窒息的先兆症状。

（10）保证病室安静，避免噪音刺激。及时清除血污物品，保持床单整洁。

（三）一般护理

1.饮食护理：鼓励患者多进高蛋白，高维生素食物。

2.口腔护理：晨起、睡前、进食后漱口或刷牙等，减少细菌下延至呼吸道引起感染。

3.适当休息：适当下床活动，以利痰液引流。

（四）健康指导

1.注意保暖，预防上呼吸道感染。

2.注意口腔清洁，勤漱口、多刷牙，定期更换牙刷。

3.锻炼身体，增强抗病能力。

4.保持呼吸道通畅，注意引流排痰。

5.定期做痰细菌培养，尽早对症用药。

五、自发性气胸护理

自发性气胸是指在没有创伤或人为的因素下，肺组织和脏层胸膜自发破裂，空气进入胸腔所致的气胸。临床以急性胸痛、憋气、渐进性呼吸困难、干咳为主要特征。

按内科及本系统疾病的一般护理常规。

（一）病情观察

1.观察患者胸痛、咳嗽、呼吸困难的程度，及时与医生联系采取相应措施。

2.根据病情准备胸腔穿刺术、胸腔闭式引流术的物品及药物，并及时配合医生进行有关处理。

3.观察患者呼吸、脉搏、血压及面色变化。

4.胸腔闭式引流术后应观察创口有无出血、漏气、皮下气肿及胸痛情况。

（二）对症处理

1.尽量避免咳嗽，必要时给止咳剂。

2.减少活动，保持大便通畅，避免用力屏气，必要时采取相应的通便措施。

3.胸痛剧烈者，可给予相应的止痛剂。

4.胸腔闭式引流时按胸腔引流护理常规。

（三）一般护理

1.给予高蛋白饮食，适量进粗纤维食物。

2.半卧位，给予吸氧，氧流量一般在 3L/分以上。

3.卧床休息。

（四）健康指导

1.饮食护理，多进高蛋白饮食，不挑食，不偏食，适当进粗纤维素食物。

2.气胸痊愈后，1 个月内避免剧烈运动，避免抬、举重物，避免屏气。

3.保持大便通畅，2 天以上未解大便应采取有效措施。

4.预防上呼吸道感染，避免剧烈咳嗽。

六、胸膜炎护理

胸膜炎概括起来有两种，一种是结核性的，患者大多属这种；另一种是继发于胸部的疾病。结核性又分为干性、渗出性及结核性脓胸。

按呼吸系统疾病一般护理常规。

（一）一般护理

1.保持病室内空气流通，温、湿度适宜。

2.给予高蛋白、高维生素、高热量饮食，并鼓励病人多饮水。

3.急性期卧床休息。大量胸腔积液合并呼吸困难时，取半卧位。

（二）对症处理

1.观察体温、脉搏、呼吸，如发现口唇发紫，呼吸困难者，应给氧气吸入。

2.高热者按高热护理常规。

3.胸痛严重，可局部热敷。支气管胸膜瘘时，鼓励病人多变换体位，将胸腔积液通过咳嗽排出体外。

（三）病情观察

1.协助医师施行胸腔穿刺放液术。术前向病人做好解释工作，术中密切观察神志、面色、脉搏、呼吸的变化。

2.详细记录胸水量及其性质，送胸水作常规检查。术后严密观察24小时。

3.注意抗结核药物的毒、副作用。服用激素药物者，应注意病情有无变化。并督促病人按时按量服药。

七、传染性非典型肺炎护理

传染性非典型性肺炎（严重急性呼吸综合征，又叫SARS）是一种传染性强的呼吸系统疾病，其病原体为一种新型的冠状病毒，主要传播途径为近距离飞沫和密切接触传播。

其临床表现潜伏期一般为1~12日，多数病人在4~5日发病。起病急，以发热为首发症状，多数体温高于38℃，偶有畏寒，伴有头痛、关节痛、肌肉酸痛、腹泻，常无上呼吸道卡他症状，可伴有咳嗽、少痰，偶有血丝痰，严重者出现呼吸加速、气促，部分病人发展为ARDS或MODS。

按呼吸系统疾病一般护理常规。

（一）一般护理

1.主动热情接诊。采取严密隔离。

2.保持病室内整洁、舒适、通气，温、湿度适宜。

3.休息：卧床休息，避免劳累，根据病情选择适当体位。

4.心理护理：应宽容对待病人，支持、安慰、尽快稳定病人情绪，并给以信息传递。当病情危重时应安抚、镇静，特别要注意与病人情感交流。

5.饮食：给予高热量、高蛋白、多维生素易消化饮食，避免刺激性食物。

6.保持口腔及皮肤清洁，预防并发症发生。

7.保持呼吸道通畅，协助病人翻身拍背，促进排痰，避免剧烈咳嗽。咳嗽剧烈者给予镇咳药，咳痰者给予祛痰药。

8.病情观察：

（1）密切观察病情变化，监测症状、体温、血压、呼吸频率、皮肤色泽、spO_2或动脉血气分析等。若出现气促、PaO_2 小于 70mmHg 或 SpO_2 小于93%给予持续鼻导管或面罩吸氧。

（2）注意有无休克、ARDS、MODS、DIC 等并发症，若发生异常，及时协助医师处理。

（3）观察有无腹泻现象，注意粪便颜色和性状，若出现腹泻，应及时给予处理，并留取标本。

（4）密切观察药物的作用及其副作用。如抗病毒药、抗生素、免疫增强药、糖皮质激素等。

（5）发热者按发热护理常规，休克者按休克护理常规。

（二）重症护理

1.动态监测：

（1）监测生命体征，尤其是呼吸频率的变化，如呼吸频率大于 25 次/分，常提示有呼吸功能不全，有可能是 ARDS 先兆期的表现。

（2）观察意识状态，发绀、皮肤的温、湿度，黏膜的完整性，出血倾向，球结膜有无充血、水肿。昏迷患者应检查瞳孔大小及对光反应肌张力、腱反射及病理体征。

（3）准确记录出入量，必要时监测每小时尿量，并注意电解质尤其是血钾的变化。

（4）监测血气分析，包括动脉氧分压、血氧饱和度。

2.氧疗护理：给予高浓度吸氧，记录吸氧方式、吸氧浓度及吸氧时间，密切观察氧疗的效果。

3.机械通气护理：

（1）使用无创正压机械通气（NPPV）。模式采用持续气道正压（cPAP）的通气方式。压力水平一般为 $4cmH_2O$~$10cmH_2O$；吸入氧流量一般为 5L/分~8L/分，维持血氧饱和度93%，NPPV 应维持应用（包括睡眠时间），暂停时间不宜超过 30 分钟，直到病情缓解。其护理按无创正压机械通气护理。

（2）若患者不耐受 NPPV 或氧饱和度改善不满意，应及时进行有创正压机械通气治疗。采用压力支持通气加呼气末正压（PSV+PEEP），PEEP 水平一般为 $4cmH_2O$~$10cmH_2O$，吸气压力水平一般为 $10cmH_2O$~$20cmH_2O$。其护理按有创正压机械通气护理。

4.保持呼吸道通畅，按时翻身、拍背，及时吸痰。

5.维持体液平衡及适当营养.鼓励病人进食高蛋白、高热量、多维生素富含营养食物，按医嘱做好鼻饲或全胃肠外营养护理。

6.注意有无气胸、纵隔气肿、多器官功能障碍综合征、消化道出血、二重感染等并发症。

（三）健康教育

1.入院介绍：

（1）介绍病房环境，包括病室设施、用物的使用方法、呼叫系统的使用方法。

（2）介绍疾病知识、个人卫生要求、隔离病区的管理规定、消毒隔离制度等。

（3）患者在住院期间佩戴口罩的目的、方法及注意事项。

（4）向患者解释住院期间不开放亲友探视及陪护的意义，以取得患者的理解和合作。嘱患者住院期间不要随意离开病室，防止交叉感染。

（5）基本消毒隔离知识介绍：

①病室开窗通风，门应随时关闭，传递窗口应单向开放。

②与其他病人或医务人员接触时要佩戴口罩。

③大小便、痰液的处理方法。

④用物、污物的处理。

2.患者家属的健康指导：

（1）及时向家属宣教 SARS 防治知识，说明隔离的必要性，取得家属的合作。

（2）强调与患者有密切接触者要接受监测和隔离，医学观察 14 日后方可解除隔离。强调家庭环境和工作环境进行消毒处理的重要性。

（3）指导患者家属利用手机、短信或写信方式传递信息，增强患者战胜疾病的信心。

3.出院指导：

（1）患者出院后实施家庭医学隔离观察 2 周，每日测体温 2 次，并按时服药。如体温超过 38℃并伴有其他不适时，应及时到原治疗医院就诊。

（2）注意休息，充足睡眠，生活要有规律，注意劳逸结合并进行自我心理调整，消除紧张、恐惧情绪，防止出现情绪低落和心理疲劳。

（3）天气变化时应注意防寒保暖，少去人群密度高或不通风的场所，必要时戴口罩。

（4）加强营养，合理膳食，可适当多食高蛋白、多维生素等富有营养食物，每日饮用 1 杯~2 杯牛奶，食用肉、鱼、豆、蛋类 4 两~5 两，蔬菜最好 3 种以上，加 2 种以上水果，可搭配少量油脂，获取均衡营养。避免辛辣、刺激性食物。

（5）保持良好的卫生习惯，勤洗手，勤洗脸，勤饮水，勤通风。

（6）适当进行锻炼，通过增强体质改善各系统的功能，提高机体免疫力。

（7）出院时外周血象、肝功能等各项检查和胸部 X 片已正常者，出院后 1 周内复查 1 次；不正常者每周复查 1 次，直至正常为止。

八、肺炎护理

肺炎是指由多种病因引起的肺实质或间质内的急性渗出性炎症。按病因分类有细菌性肺炎、病毒性肺炎、支原体性肺炎、真菌性肺炎等。以细菌性肺炎为最常见，主要的病原菌有肺炎球菌，其次为葡萄球菌，肺炎杆菌。按解剖分类有大叶性肺炎、小叶性肺炎、间质性肺炎。肺炎链球菌引起的急性肺炎临床特点为突然畏寒、高热、咳嗽、胸痛、咳铁锈色痰，重者出现周围循环衰竭的征象，血压下降至 80/50mmHg 以下。

按内科及本系统疾病的一般护理常规。

（一）病情观察

1.定时测血压、体温、脉搏和呼吸。

2.观察精神症状，是否有神志模糊、昏睡和烦躁等。

3.观察有无休克早期症状，如烦躁不安、反应迟钝、尿量减少等。

4.注意痰液的色、质、量变化。

（二）对症护理

1.根据病情，合理氧疗。

2.保证静脉输液通畅、无外渗，必要时测中心静脉压了解血容量。

3.按医嘱送痰培养 2 次，血培养 1 次（用抗生素前）。

4.高热护理见高热护理常规。

5.胸痛、咳嗽、咳痰可采取对症处理。

（三）一般护理

1.饮食护理，给予高营养饮食，鼓励多饮水，病情危重高热者可给清淡易消化半流质饮食。

2.注意保暖，尽可能卧床休息。

（四）健康指导

1.锻炼身体，增强机体抵抗力。

2.季节变换时避免受凉。

3.避免过度疲劳，感冒流行时少去公共场所。

4.尽早防治上呼吸道感染。

九、肺结核护理

肺结核是指由结核分枝杆菌引起的慢性传染病，可侵犯多个脏器，其中以肺结核最为多见。人体感染结核菌后不一定发病，当抵抗力降低或细胞介质的变态反应增高时，方可引起发病。

临床多呈慢性过程，表现为消瘦、低热、乏力等全身症状与咳嗽、咯血等呼吸系统表现。

按呼吸系统疾病一般护理常规。

（一）呼吸道隔离

1.保持室内适宜的温度和湿度。

2.餐具食用后煮沸 10 分钟后再清洗，剩余饭菜煮沸 10 分钟后弃去。

3.用具、便器、痰具用后消毒。

4.痰液入纸盒或纸袋，焚烧处理。

5.病室、被褥、书籍可用紫外线照射消毒或日光曝晒 2 小时。

（二）一般护理

1.休息：根据病情适当卧床休息。急性活动期应卧床休息，胸痛时取患侧位，病情好转后可增加活动，但应注意劳逸结合。

2.饮食：给予高蛋白、高热量、多维生素、易消化的饮食，多食水果、新鲜蔬菜等。

3.盗汗者防止受凉，保持皮肤清洁，勤换衣被，严重盗汗者应多饮水。

4.正确留取痰标本，入院后留晨痰浓缩查抗酸杆菌3次，必要时留24小时痰液送检。

（三）病情观察

1.观察患者体温、脉搏、呼吸等变化，如出现高热、咳嗽加剧，应注意有无结核播散。

2.对咯血患者，应注意有无窒息先兆表现，一旦发现应及时抢救。

3.注意肝、肾功能变化，如发现异常应及时通知医生。

4.观察抗结核药物的疗效及药物反应，一旦出现毒副反应，应立即停药，给予相应处理。

5.高热者按高热护理常规。

（四）健康教育

1.开放性肺结核患者单独使用餐具并消毒，吐痰入盂。

2.避免去公共场所。

3.加强心理咨询，帮助患者树立治疗康复信心。

4.定期复查。

十、肺脓肿护理

肺脓肿是各种病原菌引起的肺部感染，早期为化脓性炎症，继而坏死形成脓肿。临床上以高热、咳嗽，咳大量脓臭痰为特征。

（一）病情观察

1.观察体温、脉搏、呼吸、血压变化，呼吸困难、发绀者吸氧。

2.记录24小时痰量，观察痰的分层、颜色、有无咯血。及时送痰标本进行痰培养和药物敏感性试验。痰盒加盖以5%来苏水浸泡痰液。

（二）体位引流

依病变部位做好体位引流，于睡前及晨起空腹进行。嘱病人轻咳、轻呼吸，使痰由气管自动排出.记录每次引流量。高度衰竭、中毒症状明显及大咯血皆禁用（排痰不畅，可先行雾化吸入）。

（三）一般护理

1.保持室内空气流通，定期消毒。因痰有恶臭且咳重者，最好单独隔离。

2.注意口腔清洁，去垢除臭。

3.给予高蛋白、高维生素、高热量、易消化的饮食以补充营养，增加机体抵抗力。

4.急性期有高热及衰竭病人，应卧床休息，待感染控制，体温正常可适当下床活动。

（四）健康指导

1.注意休息，劳逸结合，生活规律，戒烟、酒。

2.每日开窗通风保持室内空气新鲜。少去人多的场所，预防感冒。

3.进行适当的体育锻炼。

4.加强营养，进食高蛋白、高热量、低脂肪的饮食。

5.使用正确的咳痰方法保持呼吸道通畅。

6.每日行体位引流 2 次~3 次，进行正确的扣背，促进痰液的排出。

十一、肺间质纤维化护理

肺间质纤维化足各种原因引起肺部分正常组织被纤维化的组织代替，失去正常的气体交换功能。活动后气促、干咳是该疾病最典型的症状。

（一）病情观察

1.监测病人的呼吸如频率、节律、深浅度。

2.病人感染分泌物增多，观察痰液的性状，给予有效的排痰，必要时雾化吸入，嘱病人饮水 1500ml/天~2000ml/天。

3。遵医嘱给予吸氧.4L/分~6L/分，并观察病人的缺氧症状改善情况。

（二）一般护理

1.给予舒适的卧位，依病人情况半卧位或端坐位。

2.指导病人有效呼吸以及呼吸锻炼的方式。

3.如病人体温过高，给予物理降温处理。

（三）健康指导

1.休养环境要舒适安静，空气新鲜，如室温高且干燥可使用超声波加湿器。

2.根据气候的变化随时增减衣服，避免受凉，避免接触感冒或流感人员。预防上呼吸道感染。戒烟并减少被动吸烟。

3.饮食上应多食高维生素（如绿叶蔬菜、水果）、高蛋白（如瘦肉、豆可制品、蛋类）、粗纤维（如芹菜、韭菜）的食物.少食动物脂肪以及胆固醇含量高的食物（如动物的内脏）。

4.避免剧烈运动。可选择适合自己的运动.如散步、打太极拳等。

5.肾上腺皮质激素是控制此病的主要药物.用药时注意：

（1）按时按量服药，在医生的指导下减药或换药，不要自行添加或减量。

（2）服药后会有食欲增加、肥胖、兴奋等症状.无须担忧。停药后会好转。

（3）此类药物还会引起骨质疏松，应注意安全，防止骨折。

6.定期到门诊复查.如有不适反应，及时到医院就诊。

十二、支气管肺癌护理

肺癌的病因复杂，迄今尚不能确定某一致癌因子，吸烟者约占发病的 75%。肺癌发病机会一般在 40 岁以后开始增长，50 岁~60 岁间上升显著，男女之比：美国为 4:1。我国为 2:1~3:1。

（一）病情观察

注意观察化疗、放疗的副作用。如出现声音嘶哑、食欲不振、恶心、呕吐、头晕、白细胞减少、血小板减少等，应通知医生及时处理。白细胞减少者，应注意防止交叉感染。

（二）症状护理

1.咳嗽、胸痛可止咳镇痛；憋喘伴胸腔积液可抽胸腔积液，给氧缓解症状；咯血者保持呼吸道通畅，适当使用止血药；全身乏力，食欲不振，消瘦，恶病质可给支持疗法；化疗反应需对症处理。

2.病人咯血时执行咯血护理常规。

3.晚期病人发生胸痛时，可适当给予止痛药。

（三）一般护理

1.晚期病人需卧床休息，呼吸困难者取半坐位。

2.给高蛋白、高热量、高维生素、易消化饮食。注意食物色、香、味以增进食欲。化疗期间可给清淡饮食。

3.做好心理护理，树立战胜疾病的信心，配合化疗放疗或手术治疗。随时了解病人思想情况，严格交接班.防止发生意外。

4.做纤维支气管镜窥视和活组织检查、胸腔穿刺、胸腔积液离心沉淀脱落细胞检查时，护士应做好术前准备及术中配合工作。标本及时送检。

5.痰液脱落细胞检查时，痰液标本必须新鲜并及时送检。否则细胞溶解影响检出率。

6.静脉注射化疗药物，注意用药剂量、方法，选择适宜的血管，避免药液外渗造成组织坏死。

7.注意安全，避免自伤。

（四）健康指导

1.休养环境需要舒适、安静。戒烟及减少被动吸烟.根据气候变化及时增减衣服.避免感冒。少去公共场所，加强自我保护。

2.注意饮食搭配，科学进餐。多食新鲜水果及蔬菜，保证足够的热量、丰富的蛋白质（如瘦肉、豆制品、鸡蛋、虾等）及维生素，保持大便通畅，每日饮水不少于1 500ml。

3.化疗后的病人应定期监测血象，如有体温升高及其他不适，应随时就诊。

4.脱发是化疗药的副作用所致，停药后会重新生成，不需担忧，短时期内可戴假发套。

5.适当地增加活动量，注意劳逸结合，松紧适度，达到自我最佳状态。

6.保持身心轻松，面对疾病要树立信心，更好地配合治疗，保持最佳的疗效。

十三、慢性阻塞性肺部疾病护理

慢性阻塞性肺部疾病（COPD）包括慢性支气管炎和肺气肿。临床上以咳、痰、喘为主要表现。

（一）病情观察

观察病情变化，如神志、呼吸深度及频率、音调、口唇和甲床的颜色。监测血氧变化。

（二）症状护理

1.卧床休息.呼吸困难时抬高床头.取半卧位或坐位。

2.持续低流量吸氧，指导患者正确留取痰标本.同时观察痰的颜色、性状、气味等。

3.排痰困难者可行雾化吸入或体位引流。

（三）一般护理

1.病室每日通风两次，每次 30 分钟，保持室内空气新鲜，温度、湿度适宜。

2.饮食以高热量、易消化的流食、半流食为宜，鼓励病人多饮水。

3.加强口腔护理，去垢除臭.使口腔湿润舒适。

4.指导病人有效地咳痰，学会腹式呼吸。

5.恢复期逐渐增加活动量。

（四）健康指导

1.休养环境要舒适安静，每日通风换气，保持空气新鲜。

2.根据气候的变化随时增减衣服.避免受凉.避免接触感冒人员.预防上呼吸道感染。

3.戒烟并减少被动吸烟。

4.饮食上应多食高维生素（如绿叶蔬菜、水果）、高蛋白（如瘦肉、豆制品、蛋类）、粗纤维（如芹菜、韭菜）的食物.少食动物脂肪以及胆固醇含量高的食物（如动物内脏）。

5.避免剧烈运动，可选择适合自己的运动，如散步、打太极拳等，注意劳逸结合。

6.坚持呼吸锻炼，配备家庭氧疗设施，必要时低流量吸氧。

十四、睡眠呼吸暂停综合征护理

睡眠呼吸暂停综合征是一种常见的、有一定潜在危险的睡眠呼吸紊乱，临床上以每晚睡眠 7 小时中发生 30 次以上呼吸暂停，或每小时睡眠发作 5 次以上呼吸暂停，或呼吸紊乱指数大于 5 为诊断标准。

（一）一般护理

1.减少白天的睡眠时间.注意睡眠情况，出现呼吸暂停时唤醒病人。

2.给予低流量吸氧。病情严重者予以 BiPAP 呼吸机辅助呼吸。

3.加强 BiPAP 呼吸机管理.注意面罩有无漏气，保护受压部位的皮肤。

4.控制饮食，多食水果、蔬菜。

5.加强安全保护，防止外伤。

（二）病情观察

观察呼吸频率、节律，监测血氧饱和度。

（三）健康指导

1.生活规律，戒烟、酒。

2.进行适当的体育锻炼。

3.合理膳食，坚持减肥。

4.学会并遵医嘱使用呼吸机。

十五、呼吸衰竭护理

呼吸衰竭是指各种原因引起的肺通气/换气功能严重障碍，以致在静息状态下不能维持足够的气体交换，导致缺氧，伴或不伴二氧化碳潴留，从而引起一系列生理功能和代谢紊乱的综合征。

临床分为急性与慢性两类。急性呼吸衰竭多由于溺水、电击、创伤，药物中毒等所致；慢性呼吸衰竭多继发于慢性呼吸系统疾病。

临床表现除原发病症状外，主要是缺氧和二氧化碳潴留引起多脏器功能紊乱、呼吸困难、发绀、精神神经症状，心血管系统症状等。

按内科及本系统疾病的一般护理常规。

（一）病情观察

1.密切观察神志、血压、呼吸、脉搏、体温、尿量和皮肤色泽等，观察各类药物作用和副作用（尤其是呼吸兴奋剂）。

2.密切观察动脉血气分析和各项化验指数变化。

（二）对症护理

1.保持呼吸道通畅：

（1）鼓励患者咳嗽、咳痰，更换体位和多饮水。

（2）危重患者每2小时~3小时翻身拍背一次，帮助排痰。如建立人工气道患者，应加强湿化吸痰。

（3）神志清醒者可每日2次~3次做超声雾化，喷雾吸入，每次10分钟~20分钟。

2.根据血气分析和临床情况合理给氧。

3.危重患者或使用机械通气者应做好危重病人护理记录。

4.重危患者保持床单平整、干燥，预防发生褥疮。

5.使用鼻罩或口鼻面罩加压辅助机械通气者，做好该项护理有关事项。

6.病情危重患者建立人工气道（气管插管或气管切开）应按人工气道护理要求。

7.建立人工气道接呼吸机进行机械通气时，应按机械通气护理要求。

（三）一般护理

1.饮食护理.鼓励患者多进高蛋白、高维生素食物（置胃管患者应按胃管护理要求）。

2.保持病室整洁、通风.每日2次。

3.正确留取各项标本。

4.严格控制陪客和家属探望。

（四）健康指导

1.鼓励患者做腹式呼吸以改善通气。

2.鼓励患者尽可能下床活动。

3.预防上呼吸道感染，注意保暖，季节交换和流感季节少外出，少去公共场所。

4.劝告戒烟，如有感冒尽量就医，防止感染加重。

第三节　心血管系统护理常规

一、心血管系统一般护理

（一）病情观察

1.症状观察：及时了解患者主诉，如胸闷、胸痛、心悸、气急。并进一步观察其部位、性质、持续时间.及时通知医师并采取相应措施，如吸氧、口含硝酸甘油等。

2.体征观察：定时测量脉率、脉律、心率、心律、呼吸和血压，对危重者应使用心电、呼吸、血压监护。

（二）一般护理

1.生活护理：对心功能不全、急性心肌梗死、严重心律失常、急性心肌炎患者，协助其生活起居及个人卫生。

2.休息及卧位：重症患者绝对卧床休息.病情稳定者逐渐鼓励床上活动乃至下床活动，长期卧床者每2小时更换体位。心功能不全者半卧位或端坐卧位。

3.饮食护理：宜给高维生素、易消化饮食、少量多餐，禁烟酒、咖啡、浓茶及其他刺激性食物。高血压病、冠心病、心功能不全患者应限制钠盐食物。

4.氧疗护理：非严重缺氧患者采用低流量鼻导管吸氧，即 2L/分~4L/分，浓度为 30 %~40%；严重缺氧者 6L/分~8L/分。急性肺水肿患者采用 30%~50%乙醇湿化交替吸氧。肺源性心脏病患者予以间歇低流量持续吸氧，呼吸功能不全者使用面罩加压吸氧或必要时行机械通气。

5.排泄护理：鼓励长期卧床者多食蔬菜、水果及富含纤维素食物，养成每日解便习惯。对便秘患者可用手沿结肠走向轻轻揉压，连续数日未解便者可给予缓泻剂或低压温水灌肠，无效时可戴手套润滑手指后轻轻将粪便抠出。对危重患者记录24小时尿量。定时测体重。

6.药疗护理：掌握心血管常用药物的剂量、方法、作用及副作用，如应用洋地黄类药物时应准确掌握剂量。用药前后密切注意心率、心律变化；利尿剂应用中应注意尿量及电解质变化；扩血管药物应用时应定期测量血压，准确控制和调节药物的浓度与使用速度；使用抗凝药物时应注意患者有无出血现象。

7.护理人员应保持良好工作情绪，关心、体贴、鼓励患者，做好充分的解释、安慰工作，避免他人谈论任何使患者烦恼、激动的事，协助患者克服各种不利于疾病治疗的生活习惯和嗜好。

（三）急救护理

1.护理人员熟练掌握常用仪器、抢救器材及药品。

2.各抢救用物定点放置，定人保管，定量供应，定时核对，定期消毒.使其保持完好备用状态。

3.患者一旦发生晕厥，应立即就地抢救并通知医师。

4.应及时给予吸氧，建立静脉通道。

5.按医嘱准、稳、快地使用各类药物。

6.若患者出现心脏骤停，立即进行心、肺、脑复苏。

（四）健康指导

1.向患者及家属宣传有关疾病的防治与急救知识。

2.鼓励患者积极治疗各种原发病，避免各种诱因。

3.根据不同疾病指导患者掌握劳逸结合的原则，保证足够的睡眠并避免任何精神刺激。

4.根据不同疾病指导患者选择不同的治疗饮食，少食多餐，忌烟酒。

5.对安装起搏器患者应随身带好保健卡，对冠心病患者应随身备好急救药物。

6.患者应遵医嘱按时服药，定期随访。

二、冠状动脉粥样硬化性心脏病护理

冠状动脉粥样硬化性心脏病：指冠状动脉粥样硬化使血管腔阻塞导致心肌缺血、缺氧而引起的心脏病，它和冠状动脉功能性改变（痉挛）一起，统称冠状动脉性心脏病.简称冠心病，亦称缺血性心脏病。心绞痛是冠状动脉供血不足，心肌急剧的、暂时的缺血与缺氧所引起的临床综合征。

（一）病情观察

1.密切监测血压、脉搏及心电图的变化，如有异常及时报告医生。

2.心绞痛发作时病人多感到紧张、焦虑，故在护理病人时应态度镇定、和蔼，并认真听取病人主诉。积极处理，以减轻病人心理负担。必要时可遵医嘱予镇静剂。

3.发作时予硝酸甘油舌下含服或外用贴剂。但在使用中应注意硝酸甘油的副作用。并应告知病人用药后可能出现的症状，如头痛、低血压、面色潮红、眩晕等。同时贴剂应每日一换，静滴硝酸甘油速度不可过快。

（二）对症处理

1.积极控制糖尿病、高血压，减少患冠心病的可能。

2.心脏病人长期服用血小板抑制剂（如肠溶阿司匹林）应随时观察有无牙龈出血、血尿、皮下出血等出血倾向，并根据情况给予相应处理。

3.饮食宜为低盐低脂，减少动物性脂肪（猪油、肥肉、牛油等）及高胆固醇（如蛋黄、动物内脏、坚果类食品等）食物的摄取，多摄取粗纤维食物（如青菜、水果等），以减少诱发因素，同时应少食多餐，切忌暴饮暴食。

4.保持大便通畅，排便时不可过度用力。必要时遵医嘱予缓泻剂（如开塞露、通便灵、麻仁润肠丸等），甚至便前可预防性含服硝酸甘油，以减轻心脏负担，预防心绞痛的发生。

5.完善各项检查：心电图、超声心动图、冠状动脉造影、Holter等，以明确病变的部位和程度。

（三）一般护理

1.休息：疼痛发作时应立即停止一切活动，视病情而采用坐位或卧床休息，保持安静直到胸痛消除。

2.有憋喘或呼吸困难时可给予氧气吸入（2L/分~3L/分），以改善心肌缺氧，缓解疼痛。

三、心绞痛护理

心绞痛指冠状动脉供血不足导致心肌急剧、暂时性缺血缺氧所引起的临床综合征。主要是由于冠状动脉粥样硬化所致的冠脉管腔狭窄或痉挛，或其他原因如重度主动脉狭窄或关闭不全、肥厚型心肌病等。

临床表现为阵发性的前胸压榨性疼痛感.主要位于胸背后部，可放射至心前区或左上肢.常发生于劳累或情绪激动时，持续数分钟，休息或含服硝酸酯类药物后消失。

按内科及本系统疾病的一般护理常规。

（一）病情观察

1.症状：典型心绞痛具有以下特征。

（1）部位：常见于胸骨中段或上段之后.其次为心前区，可放射至颈、咽部，左肩与左臂内侧.直至环指与小指。

（2）性质：突然发作的胸痛，常呈压榨、紧闷、窒息感，常迫使患者停止原有动作。

（3）持续时间：多在 1 分钟~5 分钟，很少超过 15 分钟。

（4）诱发因素：疼痛多发生于体力劳动、情绪激动、饱餐、受寒等情况下。

（5）缓解方式：休息或含服硝酸甘油后几分钟内缓解。

2.体征：发作时患者面色苍白、冷汗、气短或有濒死恐惧感，有时可出现血压波动或心律、心率的改变。

3.掌握心绞痛患者典型的临床症状和体征后，应密切观察脉搏、血压、呼吸的变化情况；密切观察疼痛的部位、性质、范围、放射性、持续时间、诱因及缓解方式，以利于及时正确地判断、处理。在有条件的情况下应进行心电监护，无条件时，对心绞痛发作者应定期检测心电图观察其改变。

（二）对症护理

患者主要表现为疼痛时，应即刻给予休息、停止活动、舌下含服硝酸甘油，必要时给予适量镇静剂，如地西泮等，发作期可给予吸氧。

（三）一般护理

1.休息：心绞痛发作时应立即就地休息、停止活动。

2.饮食：给予高维生素、低热量、低动物脂肪、低胆固醇、适量蛋白质、易消化的清淡饮食，少量多餐，避免过饱及刺激性食物与饮料，禁烟酒.多吃蔬菜、水果。

3.保持大便通畅：见循环系统疾病护理常规。

4.心理护理：见循环系统疾病护理常规。

（四）健康指导

1.指导患者合理安排工作和生活，急性发作期间应就地休息，缓解期注意劳逸结合。

2.消除紧张、焦虑、恐惧情绪、避免各种诱发因素。

3.指导患者正确使用心绞痛发作期及预防心绞痛的药物。

4.宣传饮食保健的重要性。让患者主动配合。

5.定期随访。

四、急性心肌梗死护理

心肌梗死是指因冠状动脉血供急剧减少或中断，使相应心肌严重而持久的缺血导致心肌梗死。主要是由于冠状动脉粥样硬化，造成管径狭窄或闭塞使心肌供血不足，且有血供急剧减少或中断，使心肌严重而持久性的急性缺血，即可发生心肌梗死。

临床以持久的胸骨后剧烈疼痛、发热、白细胞计数和血清心肌酶增高及心电图ST-T 的进行性改变为特点，可发生心律失常、心力衰竭或休克。

（一）病情观察

1.急性心肌梗死的早期发现：

（1）突然严重的心绞痛发作或原有心绞痛程度加重、发作频繁、时间延长或含服硝酸甘油无效并伴有胃肠道症状者，应立即通知医师。并加以严密观察。

（2）心电图检查 sT 段一时性上升或明显下降，T 波倒置或增高。

2.三大合并症观察：

（1）心律失常：

①室性早搏落在前一心搏的 T 波之上（RonT 现象）。

②频发室性早搏，每分钟超过 5 次。

③多源性期前收缩或室性早搏呈二联律。

以上情况有可能发展为室性心动过速或心室颤动。必须及时给予处理。

（2）心源性休克：患者早期可能出现烦躁不安、呼吸加快、脉搏细速、皮肤湿冷.继之血压下降、脉压变小。

（3）心力衰竭：心衰早期患者突然出现呼吸困难、咳嗽、心率加快、舒张早期奔马律，严重时可出现急性肺水肿，易发展为心源性休克。

（二）对症护理

1.疼痛：患者绝对卧床休息，注意保暖.并遵医嘱给予解除疼痛的药物.如硝酸异山梨酯，严重者可选用吗啡等。

2.心源性休克：应将患者头部及下肢分别抬高 30°~40°，高流量吸氧.密切观察生命体征、神志、尿量。保证静脉输液通畅.输液速度切勿过快.有条件者可通过中心静脉或肺毛细血管楔压进行监测。应做好患者的皮肤护理、口腔护理、按时翻身预防肺炎等并发症。做好 24 小时监测记录。

3.心律失常与心力衰竭护理：见各有关章节。

4.密切观察生命体征的变化，预防并发症，如乳头肌功能失调或断裂、心脏破裂、室壁瘤、栓塞等。

（三）一般护理

1.休息与环境：有条件的患者应置于单人抢救室或 CCU 监护病房，给予床边心电、呼吸、血压的监测，尤其在前 24 小时内必须连续监测，室内应配备必要的抢救设备和用物，如氧气装置、吸引装置、人工呼吸机、急救车、各种抢救器械包以及除颤器、起搏器等。急性心肌梗死患者应绝对卧床休息 3 天~7 天，一切日常生活由护理人员帮助解决，避免不必要的翻动，并限制探视，防止情绪波动。从第二周开始，非低血压者可鼓励患者床上作四肢活动，防止下肢血栓形成。两周后可扶患者坐起，病情稳定患者可逐步离床，在室内缓步走动，对有并发症者应适当延长卧床休息时间。

2.饮食：基本按心绞痛患者饮食常规，但第一周应给予半量清淡流质或半流质饮食，伴心功能不全者应适当限制钠盐。

3.保持大便通畅：见循环系统疾病护理常规。

4.心理护理：见循环系统疾病护理常规。

（四）健康指导

1.积极治疗高血压、高脂血症、糖尿病等疾病。

2.合理调整饮食，适当控制进食量，禁忌刺激性食物及烟、酒，少吃动物脂肪及胆固醇较高的食物。

3.避免各种诱发因素，如紧张、劳累、情绪激动、便秘、感染等。

4.注意劳逸结合，当病人进入康复期后可适当进行康复锻炼，锻炼过程中应注意观察有否胸痛、心悸、呼吸困难、脉搏增快，甚至心律、血压及心电图的改变，一旦出现应停止活动，并及时就诊。

5.按医嘱服药。随身常备硝酸甘油等扩张冠状动脉的药物，并定期门诊随访。

6.指导患者及家属当病情突然变化时应采取的简易应急措施。

五、急性心功能不全护理

急性心功能不全是指由于急性心脏病变引起心排血量在短时间内显著、急骤下降，甚至丧失排血功能。导致组织器官灌注不足和急性淤血的临床综合征。

任何突发的心脏解剖或功能异常，使心排血量急骤而显著的降低和肺静脉压升高，均可发生急性左心衰。如：急性广泛性心肌梗死、急性瓣膜返流、高血压危象、缓慢性心律失常小于 35 次/分、快速性心律失常大于 180 次/分、输血输液过多过快等。临床以急性左心功能不全较为常见，表现为急性肺水肿。

按心血管系统疾病一般护理常规。

（一）一般护理

1.休息：绝对卧床休息，取端坐卧位或半卧位，两腿下垂。

2.给予高流量吸氧，6L/分~8L/分为宜，并给予 30%~50% 酒精湿化，必要时加压给氧。

3.心理护理：给予精神安慰，稳定情绪，避免躁动。

4.严格控制输液速度，必要时使用微量泵。

5.保持皮肤清洁，防止褥疮。

6.保持大便通畅。必要时给予缓泻剂。

7.准确记录出入量。

（二）病情观察

1.观察患者面色、神志、呼吸、心率、心律、血压、氧饱和度及尿量变化。

2.注意咳嗽发生时间、咯血性状及量。

3.观察水肿的部位、程度等。

4.监测血气分析、电解质及心电变化。

5.遵医嘱及时、准确地应用镇静剂、强心剂、利尿剂及血管扩张药物等.并观察疗效及不良反应。

（三）健康教育

1.积极治疗原发病。

2.避免情绪激动和过度劳累。

3.保证充足的睡眠，合理调节饮食。

4.保持大便通畅。

5.定期复查。

六、慢性心功能不全护理

慢性心功能不全通常称为慢性充血性心力衰竭，是指在静脉回流正常的情况下，由于原发的心脏损害引起心排血量减少，不能满足机体代谢需要，伴肺循环和（或）体循环淤血的临床病理生理综合征。主要原因是原发性心肌损害和心室负荷过重。

临床以体循环/肺循环淤血以及组织血液灌注不足为主要特征。按其发生部位和临床表现可分为左、右心功能不全和全心功能不全。

（一）病情观察

1.注意观察有无早期心衰临床表现。劳力性或夜间阵发性呼吸困难等，如发现患者心率增快、乏力、尿量减少、心尖部闻及舒张期奔马律时，应及时与医师联系。一旦出现急性肺水肿征兆，应立即准备配合抢救。

2.定时测量心率、血压、呼吸，一般为 30 分钟~60 分钟 1 次，危重患者应予连续监测。在使用血管扩张剂过程中需 15 分钟~30 分钟测血压 1 次，必要时行漂浮导管进行血流动力学变化监测。

3.输液过程中应根据患者血压、心率、呼吸情况，随时调整药物的浓度和滴速.严格控制补液滴速，每分钟 20 滴~30 滴，急性肺水肿者应控制在每分钟 15 滴~16 滴，有条件情况下可采用微量输液泵来控制滴速。勤观察并记录 24 小时出入液量，并定期作尿比重测定。

（二）对症处理

1.呼吸道感染：注意保暖，保持室内空气新鲜，定时翻身、拍背、鼓励患者咳痰。

2.栓塞：鼓励患者作床上肢体活动或被动运动，当患者肢体远端出现肿胀时，应及时检查及早诊断处理。

3.急性肺水肿的急救配合及护理：

（1）立即通知医师，安置患者于监护室，并安慰患者。

（2）给患者半卧位或两下肢下垂坐位。

（3）30%~50%乙醇湿化吸氧（与无菌水湿化交替）。

（4）及早、准确使用镇静、强心、利尿及血管扩张剂。

（5）观察记录患者神志、面色、心率、心律、呼吸、血压、尿量、药物反应情况。

（三）一般护理

1.休息：根据心功能受损程度而定。心功能Ⅰ级，患者应适当休息，保证睡眠，注意劳逸结合。心功能Ⅱ级，应增加休息，但能起床活动。心功能Ⅲ级，限制活动，增加卧床休息时间。心功能Ⅳ级，绝对卧床休息，原则上以不出现症状为限。

2.饮食：以高维生素、低热量、少盐、少油、富有钾、镁及适量纤维素的食物，宜少量多餐避免刺激性食物。对少尿患者应根据血钾水平决定食物中含钾量。

3.吸氧：按循环系统疾病护理常规。

4.排泄：按循环系统疾病护理常规。

5.皮肤及口腔：重度水肿患者，应定时翻身，保持床单整洁、干燥，防止褥疮的发生。呼吸困难者易发生口干和口臭，应加强口腔护理。

6.心理护理：按本系统疾病护理常规。

（四）健康指导

1.按循环系统疾病护理常规。

2.加强宣传避孕和绝育的重要性。

七、心律失常护理

心律失常是指心脏冲动起源部位、频率、节律及冲动传导途径速度中任何一项异常。主要是各种器质性心血管病、药物中毒、电解质和酸碱平衡失调等因素引起，部分心律失常也可因自主神经功能紊乱所致。按心律失常发作时心率的快慢分为快速性和缓慢性两类。

临床表现为心律失常症状与病情有时不完全一致，症状的发生与活动、情绪、嗜好、药物间关系密切。可有心悸、胸闷、气急、恐慌等症状，亦可有晕厥、黑蒙，心绞痛等不适。亦可无任何不适。

（一）病情观察

1.心律：当心电图或心电示波监护中发现以下任何一种心律失常，应及时与医师联系，并准备急救处理。

（1）频发室性早搏（每分钟5次以上）或室性早搏呈二联律。

（2）连续出现两个以上多源性室性早搏或反复发作的短阵室上性心动过速。

（3）室性早搏落在前一搏动的T波之上。

（4）心室颤动或不同程度房室传导阻滞。

2.心率：当听心率，测脉搏 1 分钟以上发现心音、脉搏消失，心率低于每分钟 40 次或心率大于每分钟 160 次的情况时应及时报告医师并做出及时处理。

3.血压：如患者血压低于 10.6kPa，脉压小于 2.6kPa，面色苍白，脉搏细速，出冷汗，神志不清，四肢厥冷，尿量减少。应立即进行抗休克处理。

4.阿-斯综合征：患者意识丧失，昏迷或抽搐，此时大动脉搏动消失，心音消失，血压测不到，呼吸停止或发绀，瞳孔散大。

5.心脏骤停：突然意识丧失、昏迷或抽搐，此时大动脉搏动消失。心音消失.血压测不出，呼吸停止或发绀，瞳孔散大。

(二) 对症处理

1.阿-斯综合征抢救配合：

(1) 叩击心前区和进行胸外心脏按压，通知医师。并备齐各种抢救药物及用品。

(2) 静脉推注异丙肾上腺素或阿托品。

(3) 心室颤动时积极配合医师作电击除颤，或安装人工心脏起搏器。

2.心脏骤停抢救配合：

(1) 同阿一斯综合征抢救配合。

(2) 保证给氧，保持呼吸道通畅，必要时配合医师行气管插管及应用辅助呼吸器，并做好护理。

(3) 建立静脉通道，准确、迅速、及时地遵医嘱给药。

(4) 脑缺氧时间较长者，头部可置冰袋或冰帽。

(5) 注意保暖，防止并发症。

(6) 监测记录 24 小时出入量，必要时留置导尿。

(7) 严密观察病情变化，及时填写特别护理记录单。

3.电击复律：见心脏电复律护理常规。

4.人工心脏起搏：见人工心脏起搏器安装术护理。

(三) 一般护理

1.休息：对于偶发、无器质性心脏病的心律失常，不需卧床休息，注意劳逸结合，对有血流动力学改变的轻度心律失常患者应适当休息，避免劳累。严重心律失常者应卧床休息，直至病情好转后再逐渐起床活动。

2.饮食：按心血管系统疾病护理常规。

3.心理护理：按心血管系统疾病护理常规。

4.药疗护理：根据不同抗心律失常药物的作用及副作用，给予相应的护理，如利多卡因可致头晕、嗜睡、视力模糊、抽搐和呼吸抑制，因此静脉注射累积每 2 小时不宜超过 3 00mg；苯妥英钠可引起皮疹、WBC 减少。故用药期间应定期复查 WBC 计数；普罗帕酮易致恶心、口干、头痛等，故宜饭后服用；奎尼丁可出现神经系统方面改变，同时可致血压下降、QRS 增宽、Q-T 延长.故给药时须定期测心电图、血压、心率，若血压下降，心率慢或不规则应暂时停药。

(四) 健康指导

1.积极治疗各种器质性心脏病，调整自主神经功能失调。

2.避免情绪波动，戒烟、戒酒。不宜饮浓茶、咖啡。

3.坚持服药，不得随意增减或中断治疗。

4.加强锻炼，预防感染。

5.定期随访，检测心电图，随时调整治疗方案。

6.安装人工心脏起搏器的患者应随身携带诊断卡和异丙肾上腺素或阿托品药物。

八、高血压病护理

高血压是指以体循环动脉压增高为主要表现的临床综合征，是最常见的心血管疾病。分为原发性高血压和继发性高血压两大类。与之相关的主要因素有：交感神经兴奋，儿茶酚胺类活性物质分泌增加；肾素—血管紧张素—醛固酮系统调节失调，血管内皮功能异常；遗传、肥胖、摄盐过多，饮红酒等其他因素。

目前，我国采用国际统一的标准，即收缩压大于或等于140mmHg和舒张压大于或等于90mmHg，即诊断为高血压，根据血压水平的定义和分类标准.可分为高血压1级、2级、3级。

临床表现为绝大多数高血压属缓进型，早期可无症状或仅有头晕、耳鸣、头痛、眼花、失眠、记忆力下降等非特异性症状。长期、持久血压升高可导致心、脑、肾等靶器官受损。

按内科及本系统疾病的一般护理常规。

（一）病情观察

1.需在固定条件下测量血压。测量前患者需静坐或静卧30分钟。

2.当发现患者血压急剧升高.同时出现头痛、呕吐等症状时，应考虑发生高血压危象的可能，立即通知医师并让患者卧床、吸氧。同时准备快速降压药物、脱水剂等，如患者抽搐、躁动，则应注意安全。

（二）对症护理

1.当患者出现明显头痛，颈部僵直感、恶心、颜面潮红或脉搏改变等症状体征时，应让患者保持安静，并设法去除各种诱发因素。

2.对有失眠或精神紧张者.在进行心理护理的同时配以药物治疗或针刺疗法。

3.对有心、脑、肾并发症患者应严密观察血压波动情况，详细记录出入液量，对高血压危象患者监测其心率、呼吸、血压、神志等。

4.冬季应注意保暖。室内保持一定的室温，洗澡时避免受凉。

（三）一般护理

1.休息：早期患者宜适当休息，尤其是工作过度紧张者。对血压较高，症状明显或伴有脏器损害表现者应充分休息。通过治疗血压稳定在一般水平、无明显脏器功能损害者，除保证足够的睡眠外可适当参加力所能及的工作，并提倡适当的体育活动，如散步、做操、打太极拳等，不宜长期静坐或卧床。

2.饮食：应适当控制钠盐及动物脂肪的摄入，避免高胆固醇食物。多食含维生素、蛋白质的食物，适当控制食量和总热量，以清淡、无刺激的食物为宜。忌烟酒。

3.心理护理：了解患者的性格特征和引起精神紧张的心理社会因素，根据患者不同的性格特征给予指导，训练自我控制的能力，同

时指导亲属要尽量避免各种可能导致患者精神紧张的因素，尽可能减轻患者的心理压力和矛盾冲突。

（四）健康指导

1.要广泛宣教有关高血压病的知识，合理安排生活，注意劳逸结合，定期测量血压。

2.向患者或家属说明高血压病需坚持长期规则治疗和保健护理的重要性。保持血压接近正常水平，防止对脏器的进一步损害。

3.提高患者的社会适应能力，维持心理平衡，避免各种不良刺激的影响。

4.注意饮食控制与调节，减少钠盐、动物脂肪的摄入，忌烟、酒。

5.保持大便通畅，必要时服用缓泻剂。

6.适当参与运动。

7.定期随访，高血压持续升高或出现头晕、头痛、恶心等症状时，应及时就医。

九、病毒性心肌炎护理

病毒性心肌炎是由病毒感染引起的心肌急性或慢性炎症。多见于儿童、青少年，但成人也不罕见。

按内科及本系统疾病的一般护理常规。

（一）病情观察

1.定时测量体温、脉搏，其体温与脉率增速不成正比。

2.密切观察患者呼吸频率、节律的变化，及早发现有无心功能不全。

3.定时测量血压，观察记录尿量，以及早判断有无心源性休克的发生。

4.密切观察心率与心律，及早发现有无心律失常，如室性早搏、不同程度的房室传导阻滞等，严重者可出现急性心力衰竭、心律失常等。

（二）对症护理

1.心悸、胸闷：保证患者休息，急性期卧床。按医嘱及时使用改善心肌营养与代谢的药物。

2.心律失常：当急性病毒性心肌炎患者引起Ⅲ度房室传导阻滞或窦房结病变引起窦房阻滞、窦房停搏而致阿一斯综合征者，应就地进行心肺复苏，并积极配合医师进行药物治疗或紧急做临时心脏起搏处理（见人工起搏器护理常规）。

3.心力衰竭：按心力衰竭护理常规。

（三）一般护理

1.休息：急性期需完全卧床休息，症状好转方能逐步起床活动，病室内应保持新鲜空气.注意保暖。

2.饮食：应进高蛋白、高维生素、富于营养、易消化饮食；宜少量多餐，避免过饱或食用刺激性饮料及食物；心力衰竭者给予低盐饮食。

3.心理护理：见循环系统疾病护理常规。

（四）健康指导

1.注意劳逸结合，避免过度劳累。进行适量体育锻炼，提高和增强机体抗病能力。

2.加强饮食卫生，注意保暖，防止呼吸道和肠道感染。

3.有心律失常者应按医嘱服药，定期随访。

十、心肌病护理

心肌病亦称原发性或原因不明的心肌病，是一组病因不明的心肌疾病。分为扩张型、肥厚型、限制型、未定型心肌病4类。扩张型心肌病可能与病毒、细菌、药物中毒和代谢异常等所致心肌损害以及免疫反应因素有关，肥厚型心肌病可能与遗传因素有关。

扩张型心肌病临床以心脏扩大、慢性充血性心力衰竭、心律失常、栓塞等为主要特征。肥厚型心肌病临床早期无症状，病程进展时，出现心悸、胸痛、呼吸困难、眩晕、晕厥等主要特征。

按心血管系统疾病一般护理常规。

（一）一般护理

1.休息轻者适当休息，明显心脏扩大。严重心律失常，伴心力衰竭者应绝对卧床休息。

2.呼吸困难时。给予半卧位，并给氧气吸入。

（二）病情观察

1.观察生命体征变化，一旦发生心脏骤停、严重心律失常时，应及时配合抢救。

2.注意有无栓塞症状表现。如肺栓塞时可出现咯血、胸痛、呼吸困难、发绀等；脑栓塞时可出现神经精神症状及运动障碍；肾栓塞时可出现血尿、腰痛；肢体动脉栓塞时可出现皮肤温度下降、面色苍白、动脉搏动减弱或消失。

3.心力衰竭者按心力衰竭护理常规；心律失常者按心律失常护理常规。

（三）药物护理

1.观察药物的作用及副作用。

2.应用抗心律失常药物时，严密观察心率、心律、血压的变化。

必要时行心电监护。

十一、心包炎护理

心包炎是指心包脏层和壁层的炎症。分为急性和慢性两类。主要是由病毒。转移性癌肿、结核、细菌（化脓）性心肌梗死，风湿病、黏液性水肿、尿毒症、血液系统疾病及理化因素损伤等原因所致。

急性心包炎临床以胸痛、呼吸困难、发热、干咳、嘶哑、吞咽困难及心包摩擦音为主要特征。

按内科及本系统疾病的一般护理常规。

（一）病情观察

1.急性心包炎患者主要表现为心前区尖锐剧痛或沉重闷痛。

可放射至左肩，疼痛可随呼吸或咳嗽加剧。应十分重视患者的主诉并及时给予处理。

2.呼吸困难为急性心包性渗液时最突出的症状，也为慢性缩窄性心包炎最主要症状。护理人员应密切观察患者呼吸频率及节律，及时与医师联系。

3.当患者出现心脏压塞征象时可出现静脉压升高，动脉压降低。严重者可出现休克。由于渗液积聚还可出现体循环淤血征，如肝—颈返流征阳性、胸腹水、面部及下肢浮肿。常有奇脉，并注意有无心律失常发生。

（二）对症护理

心包积液护理人员应积极做好心包穿刺术准备，并做好对患者的解释工作，协助医师进行心包穿刺及做好术后护理。

（三）一般护理

1.休息与卧位：患者应卧床休息，取半卧位，认真做好一级护理。

2.饮食：给予高热量、高蛋白、高维生素饮食。

3.保持大便通畅：见循环系统疾病护理常规。

4.高热护理：及时做好降温处理。及时更换患者衣裤，定时测量体温并做好记录。

5.吸氧：按循环系统疾病护理常规。

6.心理护理：见循环系统疾病护理常规。

（四）健康指导

1.加强个人卫生，预防各种感染。

2.遵医嘱及时、准确地使用药物并定时随访。

十二、感染性心内膜炎护理

感染性心内膜炎是指微生物感染心内膜或邻近的大动脉内膜伴赘生物形成。致病菌以细菌、真菌多见.亚急性感染以草绿色链球菌为常见。急性者主要由溶血性链球菌、金黄色葡萄球菌引起，临床分为急性和亚急性两类。

临床表现为急性呈现暴发性败血症过程，高热、寒战、呼吸急促，常诉头、胸、背和肌肉关节痛，常见突发心力衰竭。亚急性起病隐匿，全身不适、软弱无力、食欲不振和体重减轻等非特异性症状；呈现弛张性低热，体温低于39℃。午后和晚上较高，伴寒战和盗汗、头痛、背痛和肌肉关节痛。

（一）一般护理

1.休息：卧床休息，保持舒适体位，根据病情安排患者的活动量。

2.饮食：给予高蛋白、高热量、多维生素、易消化的饮食。

3.准确记录出入量。

（二）病情观察

1.观察发热及其伴随症状。高热时按高热护理常规。

2.注意皮肤黏膜有无出血点及淤斑。

3.注意有无栓塞征象，若有腰痛、胸痛、意识障碍等症状时应及时处理。

4.注意有无呼吸困难、浮肿、咳嗽、尿量减少等心功能不全表现。心力衰竭时按心力衰竭护理常规。

5.长期使用抗生素应注意有无霉菌感染。

（三）健康教育

1.指导患者保持口腔、皮肤清洁，适当进行锻炼，增强体质。

2.在停止治疗后 2 周内出现体温再度升高、结节、纳差和乏力等应考虑复发.及时就诊。

十三、风湿性瓣膜病护理

心脏瓣膜病是指由于各种病因引起单个或多个瓣膜的功能或结构异常，导致瓣膜狭窄/关闭不全。风湿性心脏瓣膜病简称风心病，风湿炎症过程所致的瓣膜是病变。其中又以二尖瓣狭窄为常见，多合并二尖瓣关闭不全。

临床表现二尖瓣狭窄早期无症状，随着病情的进展出现呼吸困难、咳嗽、咯血、急性肺水肿等，呈现二尖瓣面容，心尖区出现舒张期隆隆样杂音；二尖瓣关闭不全，轻度仅有轻微呼吸困难，严重者有急性左心衰、急性肺水肿或心源性休克、心尖区出现舒张期吹风样杂音。

（一）一般护理

1.休息：心律失常伴有心功能三级以上者应绝对卧床休息，协助患者更换体位，并做肢体主动和被动活动。

2.饮食：给予低盐、高热量、高蛋白、多维生素、易消化饮食。

（二）病情观察

1.观察患者有无神志改变，注意疼痛程度及部位、四肢活动度，以判断有无栓塞。

2.注意体温、皮肤黏膜有无出血点及淤斑，应警惕感染性心内膜炎发生。

3.使用洋地黄类药物应注意有无中毒反应。使用利尿剂时注意观察尿量及定期监测电解质的变化。

4.心力衰竭者按心力衰竭护理常规。

（三）二尖瓣狭窄行球囊扩张时按球囊扩张手术护理常规

（四）健康教育

1.指导患者避免诱发因素，如上呼吸道感染等。

2.预防风湿热发生，控制风湿活动。

3.坚持服药，观察药物疗效和副作用。

4.育龄妇女，注意避孕。

5.定期复查。

十四、慢性肺源性心脏病护理

按内科及本系统疾病的一般护理常规。

（一）病情观察

1.观察神志、血压、心率、心律，呼吸节律、频率、深浅以及有无发绀、体温、水肿、尿量等变化。

2.了解各类药物的作用和副作用，慎用镇静安眠药，以免诱发或加重肺性脑病。慎用地高辛类药，以免引起洋地黄中毒。

3.血气分析和各项化验指数观察。

（二）对症护理

1.根据血气分析和临床情况合理给氧。

2.病情加重出现肺性脑病者可行气管插管及人工呼吸机通气（按人工呼吸机护理常规）。

（三）一般护理

1.保持呼吸道通畅，鼓励咳嗽、排痰、更换体位，危重患者可帮助翻身、拍背。

2.按病情做好各种护理记录。

3.必要时作痰培养加药敏连续 2 次。

4.正确记录和计算静脉输液量和滴速。以免加重心脏负担，诱发心力衰竭。

5.适当卧床休息，避免劳累，以减轻心脏负担。

6.饮食护理。嘱患者不要饱食，限制钠盐摄入，避免诱发心力衰竭。

7.劝患者戒烟，以控制慢性支气管炎的加重。

（四）健康指导

按本系统疾病护理常规。

十五、人工心脏起搏器安置术护理

（一）目的

人工心脏起搏是用人造脉冲电流刺激心脏，带动起搏的治疗方法。主要用于治疗缓慢的心律失常，也可治疗异位快速心律失常及诊断。

（二）术前准备

1.用物准备：常规消毒治疗盘一套，静脉切开包、起搏器（检查其性能，如对脉冲发放器、起搏导管、电池、相关电极及接头插件进行测试）、手套、1%普鲁卡因、多头带，心电示波器、除颤器、吸引器、气管插管、呼吸机及氧气、各种急救药品。

2.病人准备：

（1）向病人及其家属做好解释工作，解除其顾虑及紧张情绪，以取得合作。

（2）根据起搏器的需要，作相应手术部位备皮，作普鲁卡因及青霉素过敏试验。

（3）术前禁食。排空大小便，术前半小时给镇静剂。

（4）建立静脉通路，吸氧。

3.环境准备：如在床边作紧急临时起搏，术前病室内进行紫外线照射消毒，准备 X 光机等。

（三）术中配合

1.病人平卧.按常规消毒手术部位皮肤。

2.临时起搏.常选用右侧股静脉穿刺。永久性起搏选用静脉切开。锁骨下静脉或头静脉穿刺。

3.协助医师将电极导管送至右心室心尖部心内膜下。后连接起搏器配合固定导管。

4.术中严格无菌操作。连续心电监护，注意观察心脏停搏及室性心律失常的发生。

5.手术结束时，伤口先覆盖酒精纱布。后用无菌纱布覆盖包扎，再以沙袋压迫6小时~8小时。

6.护送病人回病室，详细交代术中的情况，安置起搏器的类型起搏间值及频率。

（四）术后护理

1.术后应安置在冠心病监护病室内，安置永久性起搏器者，应绝对卧床2天~3天，禁止安置起搏器侧的肢体上抬超过头部。安置临时起搏器者，应卧床休息，尽量减少翻身。禁忌牵拉起搏导线。

2.心电监护2天~3天。如病情不稳定.心律不齐或停搏，可适当延长。

3.术后1周内每天换药1次，注意伤口有无渗血及局部感染情况。

4.密切观察生命体征，记录出入液量，详细填写临床护理记录单（包括水、电解质、血气分析，起搏阈值及起搏故障等）。

5.密切观察并发症：如感染、起搏器故障、电极移位，偶有心脏穿孔（出现心包摩擦音、心包填塞症状）、膈肌收缩引起呃逆、血栓形成栓塞等，应早期预防，及早发现及处理。

6.保健指导。指导病人掌握有关使用起搏器知识，简单的故障排除方法及伤口处理；随身携带异丙肾上腺素或阿托品，以备急用；指导病人避免接近高压电场和各种电疗，避免接触各种电源，以防触电及引起起搏器故障；定期复查心电图，检测起搏器的安置和起搏功能等。

十六、心脏电复律护理

（一）目的

电复律是利用短暂高压强电流，使全部心肌同时除极、消除异位快速性心律失常，尤其是对药物治疗无效者（如转复心室颤动、心房颤动和扑动、室性和室上性心动过速）。可使之恢复窦性心律。

（二）术前准备

1.用物准备：电复律器、心电示波器、抢救车、各种急救药、抗心律失常药、麻醉药、气管插管一套，氧气、硬板床或心脏按压板，生理盐水纱布或导电糊。

2.病人准备：（1）择期复律者应安置在单独房间。并做好解释工作。消除其恐惧心理.以取得合作。

（2）试服奎尼丁病人，应观察心律、心率、血压及有无奎尼丁反应；服用洋地黄类药物者.术前1天~2天停药。

3.纠正低钾和酸中毒。

4.电击前禁食，排空大小便。

5.建立静脉通道，吸氧。

6.记录心电图，了解心律失常的性质。

（三）术中配合

1.病人睡硬板床（或垫心脏按压板），解开衣领、腰带。

2.检查及调试电复律器（试机、充电、检测机内放电及同步性能）。

3.配合麻醉（紧急除颤无须麻醉），安定静脉注射（不稀释），必要时由麻醉科医师给小剂量硫喷妥钠，以达到睫毛反射消失或进入朦胧状态为宜，严密观察呼吸。

4.将两电极板用盐水纱布包裹或涂上导电糊，分别置于病人适当位置。按需要充电。

5.放电后即进行心电示波监护和作心电图记录。

（四）术后护理

1.连续心电监护心律、心率、呼吸、血压，每半小时测量一次，直至平稳，并给予吸氧。

2.观察神志、面色及肢体活动情况，并作记录。

3.绝对卧床休息 2 天~3 天。给高热量、高维生素、易消化饮食。保持大便通畅。

4.注意观察有无上呼吸道感染、栓塞等并发症和皮肤灼伤等。

5.观察服用奎尼丁的病人有无药物副作用，对术前作抗凝治疗者，术后仍需给药，并作凝血监护。

6.出院时指导病人，避免过度劳累、情绪激动、进食刺激性食物等诱发因素。

十七、心包穿刺术护理

（一）目的

1.检查心包积液的性质，以协助诊断。

2.引流心包腔内积液，解除心包填塞症状。

3.心包腔内注射药物。

（二）术前准备

1.用物准备：常规消毒治疗盘 1 套、心包穿刺包、手套、1%普鲁卡因、无菌试管、量杯、心电监护仪、抢救药品及器械等。

2.病人准备：

（1）向病人说明穿刺的目的和应注意的事项，必要时给予镇静剂。

（2）术前作普鲁卡因皮试，嘱病人排便。

（三）操作及护理

1.协助病人取坐位或卧位。

2.穿刺点局部常规消毒，严格无菌操作。

3.打开穿刺包及无菌手套，配合医师穿刺。当针头进入心包后，用血管钳固定穿刺针，协助抽液。当针管吸满后，先关闭胶管后取下注射器排液，以防空气进入心包内。

4.首次抽液不超过 100ml，以后每次不超过 300ml~500ml，液体呈脓性应尽量抽尽，如为全血应立即停止抽吸。

5.术中嘱病人勿咳嗽和深呼吸。注意观察血压、脉搏、呼吸及面色的变化。

6.抽液结束后，如治疗需要，可注入药物，术毕拔出针头.覆盖无菌纱布，用胶布固定。

7.整理用物.记录抽出液量及颜色、性质，及时送检。

8.术后嘱病人绝对卧床4小时。每半小时测心率、脉搏、血压、呼吸一次，至半稳。

十八、心导管检查术护理

心导管榆查是将一根特制的不透X线塑料导管插入右心或左心各部位.以明确病变引起的血流动力学改变，辅助诊断心血管疾病。

（一）目的

对先天性心血管疾病及其他部分心脏病病人在手术前明确诊断，以决定手术方案，亦应用于某些治疗，如安置心内膜起搏电极，心血管腔内滴注药物等。

（二）术前准备

1.用物准备：静脉切开包、选择适宜的无菌心导管、测压管、无菌单、血氧分析器材、肝素、枸橼酸钠、造影剂、监护仪、急救器材，如氧气筒、除颤起搏器、急救药品等。

2.病人准备：

（1）做好解释工作，消除顾虑，以利配合检查。

（2）做好青霉素，普鲁卡因皮试，一般在手术前半小时肌注青霉素40万单位，酌情给予镇静剂。

（3）根据选定的切开部位作皮肤准备。

（4）术前禁食4小时，并嘱病人排空大小便。

（三）操作及护理

1.连接电血压计、电血氧计、心电监护仪等，并打开各机器电源、预热。

2.协助医师穿好隔离衣，按常规消毒皮肤及铺无菌单，检查各项器械、药品，以盐水多次冲洗心导管后，将静脉输液导管通过三通开关连接心导管并保持输液通畅。

3.术中输液常用生理盐水（有心功能不全趋向者.宜用5%葡萄糖），并酌加抗凝剂。随时保证导管通畅，避免血凝，在取血或测压后尤须注意。

4.详细记录测定心脏及大血管各部位血氧饱和度及压力曲线数值。

5.协助医师留取血标本做血氧分析。

6.术中密切观察心电图示波的心律、心率变化，以及血压、呼吸的变化，如有异常通知医师及时处理或暂停插管，待恢复后继续进行。

7.术后病人由医护人员护送回病室，卧床休息24小时。

8.继续使用抗生素，密切观察血压、脉搏、呼吸、体温及局部出血或血肿等情况。

9.少数病人可发生血栓或空气栓塞。如病人突然昏迷、肌肉痉挛、肢体活动失灵或感觉异常、皮肤发白等，应及时通知医师处理。

10.拔出的导管立即冲洗清洁，并以清水滴洗 6 小时，然后以戊二醛等化学药物消毒。

十九、漂浮导管术护理

漂浮导管（Swan-Ganz 氏导管）是一种顶端带气囊的多腔导管。可在床边迅速插入肺动脉中，直接监测中心静脉压和肺毛细血管嵌入压，以估计左心功能和血流动力学改变的有效手段。

（一）目的

1.测定肺毛细血管嵌入压，间接了解左房压与左心室舒张期末压，从而估计心脏的前负荷。

2.监测循环血容量，借以判断休克的类型和程度。

3.心力衰竭时，应用扩血管药物的依据及疗效判断。

（二）术前准备

1.用物准备：

（1）常规消毒治疗盘一套、手套、1%普鲁卡因。

（2）静脉切开包、测压包、消毒漂浮导管（型号适宜、气囊无漏气，并将腔道与气囊开口做好标志）。

（3）心电压力监护仪、除颤起搏器、氧气、急救药品、肝素盐水（500ml 生理盐水加 25mg 肝素）、二氧化碳或过滤空气。

2.病人准备：

（1）向病人说明检查目的、注意事项，以取得合作。

（2）切口部位备皮。做青霉素、普鲁卡因过敏试验。

（3）术前禁食，排空大小便。术前半小时给镇静剂。

3.环境准备：用紫外线照射消毒.并保持环境安静。

（三）操作及护理

1.病人取平卧位。按常规作穿刺部位的准备，协助医师插管。

2.插管过程中，缓慢推注肝素盐水。如导管不能顺利通过，应协助医师变更体位或热敷，以减少血管痉挛。

3.连接心电压力监护仪，并分别记录右房、右室、肺动脉及肺毛细血管嵌入压力曲线。

4.严密观察心律、心率、血压、呼吸、神志、面色等变化及有无出血情况。

5.严格无菌操作，常规应用抗菌药物，直至拔除导管。

6.保留导管期间，需用肝素盐水 2ml，每 2 小时~3 小时冲洗 1 次。

7.导管保留时间一般在 48 小时~72 小时内。

8.拔出导管后，先用纱布擦去血污，导管内反复用肝素盐水及生理盐水冲洗、晾干，双层塑料袋封口，环氧乙烷气体消毒备用。

二十、射频消融术护理

（一）目的

射频消融术是应用心导管技术，经皮将一特殊的电极导管送入心脏内，通过射频电流能量将其附加旁道消融，根治心律失常。

（二）术前护理

1.向患者及家属解释治疗的目的及易发生的问题，消除紧张情绪，取得配合。

2.术前常规检查血常规、血小板、出凝血时间、肝肾功能、电解质、心肌酶谱等。

3.备皮：

（1）上自颌下，下至乳头连线，包括双侧腋下。

（2）上自脐部，下至膝部，包括阴毛。

4.药物过敏试验：如先锋类、青霉素类。

5.药物准备：ATP、异丙肾上腺素、利多卡因、肝素、常规抢救药物。

6.物品准备：除颤仪、临时起搏器、氧气、电动吸引器、气管插管等抢救仪器。

（三）术中配合

1.取平卧位，建立静脉通道。

2.密切观察生命体征的变化。

3.给予心电监护，以观察有无心律失常，并记录心电图。

4.掌握肝素的用量及时间，动脉穿刺者，遵医嘱立即从静脉通道内推 3 000U~5 000U 肝素，以后手术时间每延长 1 小时追加肝素 1 000U，保持肝素化状态。

（四）术后护理

1.单纯穿刺股静脉者术后平卧 6 小时~8 小时，患肢伸直；穿刺股动脉的患者，先局部用手加压 30 分钟，后用绷带、纱布加压包扎，沙袋压迫 12 小时~24 小时，平卧位 24 小时。

2.病情观察：

（1）观察患者生命体征变化，注意有无气胸、心包压塞等并发症的发生。

（2）持续心电监护.及时发现和记录心律失常。

（3）观察切口有无渗血，防止血肿发生，注意足背动脉搏动，防止上、下肢动脉血栓及脉管炎的发生。

3.术后应用抗生素，防止感染发生。

4.常规服用抗凝药如阿司匹林。

5.给予富含蛋白质、纤维素的食物。

6.定期复查。

二十一、冠状动脉造影术护理

（一）目的

选择性冠状动脉造影术是冠心病诊断最可靠的手段，对冠心病的搭桥术和室壁瘤的切除术均有重要价值。

（二）术前准备

1.向患者及家属介绍手术方法及意义，消除疑虑和紧张，使其配合。

2.训练患者深呼吸、咳嗽。

3.备皮：左右侧腹股沟，上至脐部、下至膝部包括会阴部。

4.备急救药物如利多卡因、硝酸甘油、阿托品等。

5.备急救器械如除颤仪、心电监护仪、氧气、吸引器、气管插管。

第四节　消化系统护理常规

一、消化系统一般护理

（一）病情观察

1.及时了解有无呕吐、便血、腹痛、便秘等。

2.呕吐、呕血、便血、严重腹泻时，应观察血压、体温、脉搏、呼吸、神志，尿量并详细记录。

3.腹痛时，注意观察其部位、性质、持续时间及与饮食的关系，如有病情变化及时汇报医师处理。

（二）一般护理

1.危重及进行特殊治疗的患者，如上消化道出血、肝硬化晚期、肝昏迷、肝脓肿、急性胰腺炎等应绝对卧床休息。轻症及重症恢复期患者可适当活动。

2.饮食护理：对溃疡病、肝硬化腹水、急性胰腺炎、溃疡性结肠炎等患者.指导食用易消化、高蛋白、低盐或无盐、低脂肪无渣的治疗膳食。

3.当需要进行腹腔穿刺术、肝脾穿刺活检、纤维内镜、经皮肤肝脏穿刺介入疗法等检查时，应做好术前准备、术中配合、术后护理工作。

4.备齐抢救物品及药品。

5.加强心理护理.做好患者及家属的安慰工作。避免不良因素的刺激。

6.严格执行消毒隔离制度，参照消毒无菌技术常规。

（三）健康指导

1.强调饮食质量及饮食规律和控制烟酒。

2.指导慢性消化系统疾病患者掌握发病的规律性，防止复发和出现并发症。

3.向患者阐述一些与疾病有关的医疗知识。

4.说明坚持长期服药的重要性。

5.指导患者保持情绪稳定。

二、急、慢性胃炎护理

胃炎是指各种病因所致的胃黏膜的炎性病变。按临床发病的缓急，一般分为急性胃炎和慢性胃炎两类。另有其他特殊型胃炎，如因链球菌、大肠杆菌等细菌感染引起的急性化脓性胃炎；由于误服或有意吞服腐蚀剂而引起的急性腐蚀性胃炎等。

按消化系统疾病一般护理常规。

（一）病情观察

1.严密观察腹痛性质。腹痛剧烈时可给局部热敷或用解痉剂，并观察药物的作用和副作用。

2.呕吐频繁有失水情况时，抽血送检钠、钾、氯及二氧化碳结合力，及时纠正水、电解质和酸碱失衡，测量脉搏、血压并记录。

3.病情严重的患者卧床休息。呕吐剧烈时，需床旁守护，记录呕吐次数、性质及量，清除呕吐物并漱口。

（二）一般护理

1.对于不同病因所致的急、慢性胃炎，给予不同心理护理。如吞服强酸、强碱有自杀企图的患者，应给予精神安慰，引导患者适当的情绪发泄以达到心理平衡，并帮助患者正确对待各种矛盾。

2.加强饮食管理。病情轻者可给清淡流质饮食，并多饮水，剧烈呕吐时应暂禁食。强酸中毒性胃炎可给牛奶、蛋清类。强碱中毒性胃炎，可给橘子汁起中和作用。

3.忌饮大量烈性酒、茶等。避免进食过冷、过热、刺激性食物，少食多餐。

（三）健康指导

1.注意饮食卫生，勿吃腐败变质的食物。

2.不暴饮暴食。

3.养成良好的生活习惯，保持饮食规律性。

三、消化性溃疡护理

消化性溃疡是指发生在胃和十二指肠球部的慢性溃疡，也可发生在食管下端、胃空肠吻合口周围。溃疡的形成与胃酸、胃蛋白酶的消化作用有关。故称消化性溃疡。十二指肠溃疡多见于青壮年；胃溃疡发病年龄较晚，男性多于女性。胃溃疡十二指肠溃疡，两者之比约为3:1。

消化性溃疡的病因与胃酸和胃蛋白酶分泌增多、幽门螺杆菌感染、非甾体消炎药、遗传及精神情绪等因素有关。

临床以慢性过程，周期性发作与节律性上腹部疼痛为主要特征。

按内科及本系统疾病的一般护理常规。

（一）病情观察

1.及时了解患者有无腹痛、嗳气、反酸、恶心、呕吐等表现。

2.当患者出现四肢厥冷、脉速、血压下降、黑便、腹痛剧烈、呕吐，提示有出血、穿孔等并发症，应及时报告医师处理。

（二）一般护理

1.嘱患者保持安静，急性发作或有并发症时应卧床休息。

2.指导患者用药并观察药物副作用,抗酸药应在两餐之间或临睡前服药;黏膜保护剂、宜研碎或嚼碎;长期服用出现便秘者可给予缓泻剂。

3.饮食护理:应少量多餐。以柔软、易消化、清淡为原则.忌粗糙生冷或多纤维饮食,保证足够的热量和维生素,尽量避免食用刺激胃液分泌亢进的食物,如浓茶、咖啡、烟酒和辛辣调味品。进食时细细咀嚼。伴消化道出血时,应根据病情禁食。

(三)健康指导

1.向患者讲解疾病注意事项,避免精神紧张、过度疲劳,生活要有规律,遵守饮食疗法。

2.正确服药,坚持服药,以防疾病复发。

3.加强观察,如发现有上腹部痛、不适、压迫感、恶心呕吐、黑便,应及时就诊。

4.如需用对胃黏膜有刺激的药物时,应在医生指导下服用。

四、上消化道出血护理

上消化道出血是指屈氏韧带以上的消化道,包括食管、胃、十二指肠和肝、胰、胆道病变引起的出血,以及胃空肠吻合术后的空肠病变所致的出血。上消化道出血病因常为消化系统疾病或全身性疾病。

按内科及本系统疾病的一般护理常规。

(一)病情观察

1.观察血压、体温、脉搏、呼吸的变化。

2.在大出血时。每 15 分钟~30 分钟测脉搏、血压,有条件者使用心电血压监护仪进行监测。

3.观察神志、末梢循环、尿量、呕血及便血的色、质、量。

4.对头晕、心悸、出冷汗等休克表现,及时报告医师对症处理并做好记录。

(二)对症护理

1.出血期护理:

(1)绝对卧床休息至出血停止。

(2)烦躁者给予镇静剂,门脉高压出血患者烦躁时慎用镇静剂。

(3)耐心细致地做好解释工作,安慰体贴患者的疾苦,消除紧张、恐惧心理。

(4)污染被服应随时更换。以避免不良刺激。

(5)迅速建立静脉通路,尽快补充血容量,用5%葡萄糖生理盐水或血浆代用品,大量出血时应及时配血、备血,准备双气囊三腔管备用。

(6)注意保暖。

2.呕血护理:

(1)根据病情让患者侧卧位或半卧位,防止误吸。

(2)行胃管冲洗时,应观察有无新的出血。

(三)一般护理

1.口腔护理:出血期禁食,需每日 2 次清洁口腔。呕血时应随时做好口腔护理保持口腔清洁、无味。

2.便血护理：大便次数频繁，每次便后应擦净。保持臀部清洁、干燥，以防发生湿疹和褥疮。

3.饮食护理：消化性溃疡小量出血予温凉流质，大出血期禁食；出血停止后按序给予温凉流质、半流质及易消化的软饮食；出血后3天未解大便患者.慎用泻药。

4.使用双气囊三腔管压迫治疗时，参照双气囊三腔管护理常规。

5.使用特殊药物，如施他宁、垂体后叶素时，应严格掌握滴速不宜过快或使用微量泵，如出现腹痛、腹泻、心律失常等副作用时，应及时报告医师处理。

（四）健康指导

1.保持良好的心境和乐观主义精神，正确对待疾病。

2.注意饮食卫生、合理安排作息时间。

3.适当的体育锻炼、增强体质。

4.禁烟、浓茶、咖啡等对胃有刺激的食物。

5.在好发季节注意饮食卫生，注意劳逸结合。

6.对一些可诱发或加重溃疡病症状，甚至引起并发症的药物应忌用如水杨酸类、利舍平、保泰松等。

五、急性胰腺炎护理

急性胰腺炎是指胰酶在胰腺内被激活后引起胰腺组织自身消化的化学性炎症。常见于胆道疾病、胆管阻塞、大量饮酒、暴饮暴食、手术创伤、感染等时引起。以青壮年居多。

临床以急性上腹痛、恶心、呕吐、发热、血与尿淀粉酶增高，重症伴休克、腹膜炎等为主要特征。

按内科及本系统疾病一般护理常规。

（一）病情观察

1.严密观察患者体温、脉搏、呼吸、血压、神志的变化。

2.认真听取患者主诉，腹部疼痛的部位、性质、时间等。

3.使用胃肠减压时应观察引流液的颜色、内容物及量。

4.注意观察患者有无出血倾向，如脉速、出冷汗、血压下降等休克表现，以及患者有无腹胀、肠麻痹、脱水等症状，发现异常及时报告医师。

（二）对症处理

1.患者剧烈疼痛辗转不安时，应注意安全。必需时加用床档，防止坠床。

2.抑制胰腺分泌、禁食和胃肠减压使胰腺分泌减少到最低限度，避免和改善胃肠胀气并保持管道通畅。

3.急性期按常规做好口腔、皮肤护理，防止褥疮和肺炎发生。

（三）健康指导

1.应向患者讲清本病好发的特点及治疗中注意事宜，悉心安慰患者，使其情绪稳定积极配合治疗。

2.注意饮食卫生。

3.禁食高脂饮食、避免暴饮暴食，以防疾病复发。

六、肝硬化护理

肝硬化是一种以肝组织弥漫性纤维化、假小叶和再生结节形成为特征的慢性肝病。主要由病毒性肝炎、酒精中毒、胆汁淤积循环障碍、工业毒物或药物、代谢营养障碍等引起。

临床表现以肝功能损害和门静脉高压为主要特征，晚期可出现消化道出血、肝性脑病，继发感染等严重并发症。

按内科及本系统一般护理常规。

（一）病情观察

1.根据病情随时观察神志、表情、性格变化以及扑翼样震颤等肝昏迷先兆表现。

2.观察鼻、牙龈胃肠等出血倾向，若有呕血及便血时做好记录，及时与医师联系作对症处理。

（二）对症处理

1.对躁动不安的患者，应用约束带、床挡等保护性措施，以免坠床。

2.饮食以高糖、优质蛋白、低脂肪、低盐、多维生素软食。忌吃粗糙过硬及油炸的食物。

3.伴有水肿和腹水的患者应限制水和盐摄入（每日 3g~5g）。

4.肝功能不全昏迷期或血氨升高时，限制蛋白在每日 30g 左右。

5.正确记录 24 小时出入液量。

6.禁烟、忌酒、咖啡等刺激性饮料及食物。

（三）一般护理

1.肝功能代偿期患者，可参加力所能及的工作；肝功能失代偿期患者应卧床休息。

2.大量腹水的患者，可采取半卧位或取患者喜欢的体位，每日测腹围和体重，详细记录，衬衣、裤要宽松合适，每日温水擦身，保持皮肤清洁、干燥；有脐疝时要用腹带保护，有牙龈出血者，用软毛刷或含漱液清洁口腔，切忌用牙签剔牙。

3.适当补充多种维生素，尤以 B 族维生素类。

4.注意观察用利尿药后的尿量变化及电解质情况。随时与医生取得联系。

（四）健康指导

1.保持良好心情。

2.按时正确眼药。

3.正确指导患者生活规律，注意劳逸结合。

4.避免感冒等各种感染和不良刺激。

七、肝性脑病护理

肝性脑病是指严重肝病引起的，以代谢紊乱为基础的中枢神经系统综合征。主要由各型肝硬化，重症病毒性肝炎，中毒性肝炎，药物性肝病。门腔静脉分流术后引起的。

临床以意识障碍.行为失常、昏迷为主要特征。根据意识障碍程度、神经系统表现及脑电图改变情况可分为前驱期、昏迷前期、昏睡期、昏迷期。

按消化系统疾病一般护理常规。

（一）病情观察

1.严密观察患者性格、情绪和行为的改变。如有无反常的冷漠或欣快，有无精神失常、扑翼样震颤等。

2.观察各种反射是否存在，以判断昏迷程度，发现瞳孔、血压及呼吸异常，应立即与医生联系，协助处理。

3.注意观察原发肝病情况，体征有无加重，如出血倾向、黄疸等，有无上消化道出血感染等并发症发生。

（二）一般护理

1.对兴奋躁动者须采取安全防护措施。

2.保持呼吸道通畅。

3.加强饮食管理.开始数日，禁食蛋白质，以碳水化合物为主，每日热量保持1500卡~2 000卡，以减少组织蛋白的分解，并能促进氨与谷氨酸合成谷氨酰胺的过程，有利于降低血氨。昏迷者可鼻饲流质，神志清醒后逐渐增加蛋白质（每日控制在40克以下）及多种维生素，限制钠盐摄入。

4.注意维持水、电解质和酸碱平衡。一般钾的补充要充足，而钠盐则要限制。准确记录出入液量。

5.清洁肠道，以减少产氨。出血停止后吸除胃内积血或用生理盐水加1／5食醋进行灌肠（忌用肥皂水灌肠），以保持肠道酸性环境。

（三）健康指导

1.保持良好心情。

2.积极治疗原发肝病。

3.按时正确服药。

4.指导患者生活规律，注意卧床休息。

5.避免感染和大量进食蛋白质食物。

八、溃疡性结肠炎护理

溃疡性结肠炎是一种病因未明的直肠和结肠的慢性炎症性疾病。病理表现为结肠黏膜和黏膜下层有慢性炎症细胞浸润和多发性溃疡形成，也称非特异性溃疡性结肠炎。本病多见于20岁~40岁，男女发病率无明显差别。

按内科及本系统疾病的一般护理常规。

（一）病情观察

1.根据病情观察腹泻的频率次数和大便的性状。

2.暴发型患者因大便次数频繁，应观察是否有口渴、皮肤弹性减弱、消瘦、乏力、心悸、血压下降等水、电解质、酸碱平衡失调和营养障碍的表现。

3.如病情恶化、毒血症明显、高热伴腹胀、腹部压痛、肠鸣音减弱或消失，或出现腹膜刺激征、提示有并发症应立即与医师联系协助抢救。

（二）对症护理

1.腹痛应用解痉剂时.剂量宜小，避免引起中毒性结肠扩张。

2.严重发作者，应遵医嘱及时补充液体和电解质、血制品。以及纠正贫血、低蛋白血症等。

3.需行结肠内窥镜或钡剂灌肠时，以低压生理盐水灌肠做好肠道准备，避免压力过高防止肠穿孔。

4.指导患者以刺激性小、纤维素少、高热量饮食；大出血时禁食，以后根据病情过渡到流质和无渣饮食，慎用牛奶和乳制品含糖高的食品。

（三）一般护理

1.连续便血和腹泻时要特别注意预防感染，便后温水坐浴或肛门热敷，改善局部循环。并局部涂擦抗生素软膏。

2.需行药物保留灌肠时，宜在晚睡前执行，先嘱患者排便，取左侧卧位，行低压盐水灌肠。

3.轻者适当休息，指导患者晚间安然入睡，重视午睡，重症患者应卧床休息。以减轻肠蠕动和肠痉挛。

（四）健康指导

1.向患者讲解此病的诱发因素、治疗后的效果，并保持情绪稳定。

2.按时正确服药，配合治疗和护理。

九、双囊三腔管压迫术护理

（一）目的

利用气囊压力压迫胃底和食管下段以达到止血目的。

（二）术前准备

1.物品准备：治疗盘内盛治疗碗、双囊三腔管、纱布数块、胶布、50ml。注射器、止血钳、血压计，滑轮牵引架1个，线绳1根（约1m长），0.5kg牵引物1个。

2.患者准备：向患者解释治疗的目的和方法，训练患者深呼吸和吞咽动作。

（三）操作步骤

1.检查双囊三腔是否漏气，管腔是否通畅，胃囊一般注气量为150~200ml，食管气囊内注气100ml~150ml，试好后将胃囊及食管囊内气体抽尽，用止血钳夹紧气囊导管的开口处，并做好标记。

2.清洁鼻腔。取侧卧位。

3.石蜡油滑润三腔管前端及气囊外部后.由鼻腔慢慢插入。

4.三腔管插入咽喉部时。嘱患者做吞咽动作。以利于插入，到达50~65cm处能抽出胃液，证明头端已达胃腔。

5.向胃囊管注气150ml~200ml，立即将血管钳夹住胃囊管外口，以免漏气，将二腔管向外牵拉，如遇有阻力.表明胃囊压迫于胃底贲门部。

6.以 0.5kg 牵引物通过滑轮装置牵引固定三腔管。

7.测胃囊的压力并记录。如仍有出血，再向食管气囊充气 100ml~150ml，压迫食管静脉，注气后用止血钳夹紧开口处。

（四）注意事项

1.密切观察患者有无不适症状.经常抽吸胃内容物，注意有无活动性出血。

2.保持口、鼻清洁，每口 2 次向鼻腔滴入少量液状石蜡，以免三腔管黏附于鼻黏膜。

3.如提拉不慎，将胃气囊拉出，进入食管压迫气管造成窒息，应立即剪除三腔管放出气体。

4.对压迫无效者。应及时检查，如为囊壁破裂应更换三腔管。

5.出血停止后，定时从胃管内注入流质饮食。

6.三腔管放置每 12 小时应放气 20 分钟~30 分钟，同时放松牵引 30 分钟，然后再牵引，以免局部黏膜受压过久糜烂、坏死。

7.三腔管压迫 2 日~3 日后，若出血停止，先放去食管气囊内气体并放松牵引，观察 12 小时后仍无出血，放去胃气囊气体后，可拔管，拔管前宜口服液状石蜡 20ml~30ml。

8.拔管后 24 小时内仍需严密观察有无出血。

十、腹腔穿刺术护理

（一）目的

1.明确腹腔积液性质，协助病因诊断。

2.排除积液，缓解腹水所致胸闷、气短等压迫症状。

3.腹腔内注药物。

（二）用物准备

治疗盘内盛常规消毒物品，腹腔穿刺包、1%~2%利多卡因、无菌手套、试管、量杯、胶带、皮尺、盛腹水容器等。

（三）术中配合

1.向患者解释穿刺目的和注意事项，以取得合作。

2.协助患者取半卧位、平卧位或侧卧位，暴露腹部、注意保暖。

3.穿刺部位为左髂前上棘与脐连线的中、外/3 相交处，或取脐与耻骨联合连线的中点上方 1cm 稍偏左或偏右 1cm~1.5cm 处。

4.常规消毒皮肤，打开腹穿包.协助医生抽取 1%~2%利多卡因作局部麻醉。

5.术毕，拔出针头，按压针眼片刻，消毒后覆盖无菌纱布，胶布固定。

6.记录放液量，收集腹水标本，立即送检。

（四）注意事项

1.穿刺前嘱患者排尿，以免穿刺时损伤膀胱。

2.术中严密观察有无头晕、恶心、心悸、脉速、血压下降、面色苍白症状。

3.一般放液速度不宜过快，液量不宜过多，以免发生电解质紊乱及诱发肝昏迷。

4.大量放液后腹部必须束腹带，以防腹压骤降，内脏血管扩张，引起有效循环血量减少，甚至休克。

5.严格无菌操作，避免腹腔感染。

十一、纤维胃镜检查术护理

（一）目的

1.明确食道、胃、十二指肠疾病病变部位及性质。

2.治疗息肉、止血及取异物。

（二）术前准备

1.向患者解释检查目的、方法及注意事项，以取得合作。

2.检查前禁食 2 小时。

3.幽门梗阻者检查前 3 日予流质饮食，必要时洗胃。

4.术前查肝功能及乙型肝炎病毒表面抗原。

（三）术中配合

1.检查前 15 分钟口服含有利多卡因和消泡剂的润滑麻醉胶 10ml 作咽部麻醉。

2.松开衣领、腰带、取左侧卧位，头部稍向前倾，两腿屈曲，放松身躯。嘱患者咬住牙垫，并置弯盘接唾液及呕吐物。

3.协助术者用润滑剂润滑镜身，当胃镜进入咽部时，嘱患者做吞咽动作。如有恶心，稍事休息，做深呼吸，好转后再插。

（四）术后护理

1.术后患者咽喉部麻木感消失后即可进食。

2.行纤维胃镜活检者，术后 1 小时~2 小时应予温凉流质。

3.观察有无呕血、便血及腹痛情况。

4.术后患者 1 日~2 日内出现短暂的咽喉部疼痛，给予漱口液及含片，并告之不可强行咳出分泌物，以减少出血。

十二、纤维结肠镜检查术护理

（一）目的

1.明确下消化道疾病病变部位、性质。

2.治疗息肉、止血及取异物。

（二）术前准备

1.向患者解释检查目的、方法及可能发生的并发症，以取得合作。

2.检查前 3 日开始吃少渣饮食，检查当日上午禁食，检查前一日晚临睡时口服蓖麻油 30ml；检查前 4 小时口服清肠液 3 000ml。

3.疑有肠梗阻者，需行清洁灌肠。

（三）术中配合

1.取左侧卧位，裤子退至膝部，双腿屈曲。

2.插镜前肛门涂润滑油，嘱患者放松。

3.手托蘸有润滑油的纱布握持镜身，协助术者插入肠镜。

4.捅镜过程中根据需要嘱患者变换体位。

（四）术后护理

1.活检及息肉摘除者术后给予无渣饮食 3 日。

2.重视患者主诉，密切观察血压和腹部体征，警惕出血、穿孔等并发症。

第五节　代谢性内分泌系统护理常规

一、代谢性内分泌系统一般护理

1.按内科疾病一般护理。

2.轻者休息或卧床休息，危重或做特殊检查者绝对卧床休息。

3.给予各种治疗饮食。注意饮食是否符合规定。并劝其严格遵守膳食制度。

4.按时测量身高、体重并记录。

5.严密观察病情变化，发现异常及时与医师联系。

6.了解、掌握内分泌疾病常用各种检查的目的、方法、注意事项及临床意义，并做好各种检查的准备工作.按时收集各种化验标本。

7.加强宣教、保健指导。使患者熟悉防病治病的常识，了解随访意义，主动定期复查。

二、糖尿病护理

糖尿病是指一组由遗传和环境因素相互作用而引起的临床综合征。因胰岛素分泌绝对或相对不足，导致血糖升高，出现糖尿症状而引起脂肪、蛋白质、水及电解质等代谢异常。可能与遗传、自身免疫、病毒、基因突变、组织对胰岛素产生抵抗及其他因素如生活方式改变、高热量饮食、体育锻炼减少等因素有关。

高血糖为其重要临床特征，表现为多饮、多尿、多食和消瘦.重症或应急时可发生酮症酸中毒或其他急性代谢紊乱，久病可致脏器损害。

按内科及本系统疾病的一般护理。

（一）病情观察

1.有无泌尿道、皮肤、肺部等感染，女性有无外阴部皮肤瘙痒。

2.有无食欲减退，恶心、呕吐、嗜睡、呼吸加快、加深。呼吸呈烂苹果气味及脱水等酮症酸中毒表现。

3.有无低血糖。

4.有无四肢麻木等周围神经炎表现。

5.辅助检查　尿糖定性、空腹血糖检查及口服葡萄糖耐量试验（COTT）.测定均要准确符合操作规范。

（二）对症护理

1.饮食护理：

（1）让患者明确饮食控制的重要性，从而自觉遵守饮食规定。

（2）应严格定时进食。对使用胰岛素治疗的患者尤应注意。

（3）检查每次进餐情况，如有剩余，必须计算实际进食量，供医师治疗中参考。

（4）控制总热量，当患者出现饥饿感时可增加蔬菜及豆制品等副食。

（5）有计划地更换食品，以免患者感到进食单调乏味。

2.应用胰岛素的护理：

（1）胰岛素的保存：中效及长效胰岛素比普通胰岛素稳定。同样在 5℃情况下，前两者为 3 年而后者为 3 个月，使用期间宜保存在室温 20℃以下。

（2）应用时注意胰岛素的换算。

（3）剂量必须准确。

（4）两种胰岛素合用时，先抽吸正规胰岛素，后抽吸鱼精蛋白胰岛素。

（5）胰岛素注射部位选择与安排：胰岛素常用于皮下注射，宜选皮肤疏松部位，有计划按顺序轮换注射。每次要改变部位，以防注射部位组织硬化、脂肪萎缩影响胰岛素的吸收，注射部位消毒应严密，以防感染。

（6）低血糖反应：表现为疲乏，强烈饥饿感，甚至死亡，一旦发生低血糖反应，除立即抽血检查血糖外，可口服糖水或静注 50%葡萄糖 40ml，待患者清醒后再让其进食，以防再度昏迷。

（三）一般护理

1.生活有规律，身体情况许可，可进行适当的运动，以促进碳水化合物的利用。减少胰岛素的需要量。

2.注意个人卫生，预防感染。糖尿病病人常因脱水和抵抗力下降，皮肤容易干燥发痒。也易合并皮肤感染，应定时给予擦身或沐浴，以保持皮肤清洁。此外，应避免袜紧、鞋硬。引起血管闭塞而发生坏疽或皮肤破损而致感染。

3.按时测量体重以作计算饮食和观察疗效的参考。

4.必要时记录出入水量。

5.每日分 3 段~4 段留尿糖定性。必要时测 24 小时尿糖定量。

（四）健康指导

1.帮助患者（或家属）掌握有关糖尿病治疗的知识，树立战胜疾病的信心。

2.帮助患者学会尿糖定性试验，包括试剂法和试纸法有关事项。

3.掌握饮食治疗的具体措施，按规定热量进食，定时进食，避免偏食、过食与少食，采用清淡食品，使菜谱多样化，多食蔬菜。

4.应用降糖药物时，指导患者观察药物疗效、副作用，掌握其处理方法。

5.帮助患者及其家属学会胰岛素注射技术，掌握用药方案，观察常见反应。

6.预防和识别低血糖反应和酮症酸中毒的方法及低血糖反应的处理。

7.注意皮肤清洁，尤其要保持足部、口腔、阴部的清洁，预防感染，有炎症、痈和创伤时要及时治疗。

8.避免精神创伤及过度劳累。

9.定期门诊复查。平时外出时注意随带糖尿病治疗情况卡。

三、酮症酸中毒护理

糖尿病代谢紊乱加重时，脂肪动员和分解加速。大量脂肪酸在肝经 β-氧化产生大量乙酰乙酸、β-羟丁酸和丙酮，三者统称为酮体。血酮升高为酮血症，尿酮排出增多称为酮尿，临床上统称为酮症。这些酮体均为较强的有机酸，可大量消耗体内储备碱，超过机体的处理能力；若代谢紊乱进一步加剧。血酮继续升高.便发牛代谢性酸中毒，即酮症酸中毒。

按内科及本系统疾病的一般护理。

（一）病情观察

1.酮症酸中毒患者逐渐出现疲乏软弱，极度口渴，厌食，恶心、呕吐。

2.呼吸加速，呼气时有酮味（烂苹果样气味）。

3.随着失水加重出现脱水，尿量减少，皮肤干燥无弹性，眼球下陷。

4.严重时可出现休克。表现为心率加快、脉细速、血压下降、四肢厥冷等，患者呈倦睡而渐入昏迷。

5.实验室检查，血糖明显升高，血二氧化碳结合力明显降低，血酮增高，尿糖强阳性，尿酮阳性，血白细胞增高等。

（二）对症护理。

1.确诊酮症酸中毒后，绝对卧床休息，应立即配合抢救治疗。

2.快速建立静脉通路，纠正水、电解质及酸碱平衡失调，纠正酮症症状。

3.遵医嘱运用正规胰岛素。小剂量胰岛素应用时抽吸剂量要准确，以减少低血糖、低血钾、脑水肿的发生。

4.协助处理诱发病和并发症，严密观察生命体征、神志、瞳孔（见昏迷护理常规），协助做好血糖的测定和记录。

5.饮食护理：禁食，待昏迷缓解后改糖尿病半流质或糖尿病饮食。

6.预防感染：必须做好口腔及皮肤护理，保持皮肤清洁，预防褥疮和继发感染，女性患者应保持外阴部的清洁。

7.血管病变的护理，除按糖尿病一般护理外，还应根据不同部位或器官的血管病变进行护理。

8.神经病变的护理。控制糖尿病，应用大量维生素 B，局部按摩及理疗，对皮肤感觉消失者应注意防止损伤。

9.做好保健指导.使患者或家属掌握有关糖尿病治疗的知识，树立战胜疾病的信心。

（三）一般护理

同糖尿病护理。

四、甲状腺功能亢进护理

甲状腺功能亢进症（简称甲亢）是指由多种原因引起的甲状腺激素分泌过多所

致的一组临床综合征。主要与遗传、自身免疫、应激等因素有关。

临床以高代谢症候群、甲状腺肿大及突眼为主要特征。

按内科及本系统疾病的一般护理常规。

（一）病情观察

密切观察体温、脉搏、血压、呼吸、心率、心律及肝功能等变化，注意危象的发生。

（二）对症护理

1.重症浸润性突眼者，眼睑常不能完全闭全，可引起角膜损伤、感染与溃疡，故须注意保护角膜和球结膜，可用眼罩防止光、风、灰尘刺激。结膜水肿，眼睑不能闭合者，涂以抗生素眼膏或用生理盐水纱布湿敷，抬高床头限制水及盐的摄入，防止眼压增高，并训练眼外肌活动。

2.辅助检查的护理：向患者解释检查的目的及注意事项，消除思想顾虑以免影响检查的效果。

3.并发症的预防：甲亢危象是甲状腺功能亢进的严重并发症，来势凶猛，死亡率高，主要是由于感染、应激或手术前准备不充分，引起机体反应和代谢率极度增高所致。因此要严密观察体温、脉搏、呼吸、血压，有否精神异常，有否电解质紊乱等。每班详细记录病情及出入水量，并做好床边交接班。

（三）一般护理

1.休息：每日必须有充分的休息避免过度疲劳。尤其在治疗初期，应给予适当休息，重症或有心功能不全或心律失常者应卧床休息。环境要安静，室温稍低。

2.饮食：由于患者代谢率高，能量消耗大，因此必须给予高热量、高蛋白、富含糖类和 B 族维生素饮食，并多给饮料以补充失去的水分。但禁用浓茶、咖啡等兴奋性饮料。

3.心理护理：甲亢患者由于神经兴奋性增高，易激动，烦躁多虑，不良环境，语言刺激可使症状加重。因此医护人员应给予体贴关怀、同情安慰，解除患者的焦虑与紧张情绪，树立治疗信心。

（四）健康指导

1.帮助患者了解引起甲亢危象的有关因素。尤其是精神因素在发病中的重要作用，保持其开朗乐观情绪。

2.坚持在医生指导下服药，克服那些认为症状缓解就自行停药或怕麻烦不坚持用药的想法，指导患者认识药物常见的副作用，以便情况发生时及时得到处理。

3.在高代谢状态未控制前，必须进行高热量、高蛋白、B 族维生素饮食，保证足够的饮料。但忌用浓茶、咖啡等兴奋性饮料。

4.合理安排工作、学习与生活，避免过度紧张。在疾病初治阶段应休息，以利控制病情。当症状控制后，应参与一些有益活动、工作，以调节生活乐趣。

5.定期门诊随访，及时了解病情变化。

五、甲状腺功能减退症护理

甲状腺功能减退症（简称甲减）。是指由多种原因引起的甲状腺激素合成、分泌或生物效应不足所致的一组内分泌疾病。根据起病年龄可分为呆小症（克汀病）、幼年型甲减和成年型甲减。成年型甲减主要是由于自身免疫性炎症引起的。

临床表现为畏寒、纳差、肌肉软弱无力、心动过缓、黏液性水肿、嗜睡、便秘、女性月经失调、性欲减退等。

按代谢性内分泌系统疾病一般护理常规。

（一）一般护理

1.安排舒适的环境，调节室温。

2.休息：重症者应卧床休息，伴有嗜睡或精神症状时应注意安全.以免发生意外。

3.饮食：给予高热量、高蛋白、低盐、低脂易消化的饮食，多食蔬菜和水果，以防便秘。

4.保持皮肤清洁，每日用温水擦洗并涂以润滑油，以防干裂或感染。

（二）病情观察

1.观察患者体温、脉搏、呼吸、血压、神志等，若体温低于35℃，呼吸浅慢。心动过缓，血压降低，嗜睡等症状。及时协助处理。

2.观察体重和水肿情况，及早发现黏液性水肿昏迷先兆，准确记录出入量，定期测体重。

3.黏液性水肿昏迷者，除按昏迷护理常规外，还应及时保暖，静脉给予甲状腺素和氢化可的松，并持续吸氧。

4.应用甲状腺制剂时应注意有无心动过速、心律不齐、心绞痛、多汗、兴奋等过量表现，并慎用麻醉剂、安眠药、镇静剂，以免加重病情。

（三）健康教育

1.避免感染和创伤，注意保暖。

2.避免过度劳累，注意个人卫生，保持皮肤清洁。

3.慎用安眠、镇静、止痛药等。

4.坚持长期服药，定期复查甲状腺功能。

六、库欣综合征护理

库欣综合征（Cushing syndrome）是由多种原因引起的肾上腺素皮质分泌过量的糖皮质激素（主要是皮质醇）所致。主要临床表现有满月脸、多血质、向心性肥胖、皮肤紫纹、痤疮、糖尿病倾向、高血压、肌力低下和骨质疏松等。

按内科及本系统疾病的一般护理常规。

（一）病情观察

1.观察体温变化，定期检查血常规，注意有无感染的征象。

2.观察皮肤情况：评估病人水肿情况，每天测量体重，记录24小时液体出入量，检测电解质浓度和心电图变化。

3.水肿严重时，根据医嘱给予利尿剂，观察疗效及副作用。

4.观察病人有无关节疼痛或腰背疼痛等情况，必要时可由骨科评估是否需要使用拐杖等辅助工具。

（二）对症护理

1.预防感染，保持皮肤清洁，勤沐浴，勤换衣裤，保持床单的平整清洁。做好口腔、会阴护理。

2.观察精神症状与防止发生事故。患者烦躁不安，异常兴奋或抑郁状态时，要注意严加看护，防止坠床，宜用床挡或用约束带保护患者，不宜在患者身边放置危险品，避免刺激性语言，应多关心照顾。

3.腺癌化疗的患者应观察有无恶心、呕吐、嗜睡、运动失调和记忆减退征象。

4.每周测量身高、体重，预防脊柱突发性、压缩性骨折。

（三）一般护理

1.休息：合理的休息可避免加重水肿，尽量卧床休息，轻者可适当活动。

2.饮食：给予低钠、高钾、低碳水化合物、低热量的饮食，适当摄取富含钙及维生素 D 的食物，预防和控制水肿、低钾血症和高血糖，以及预防骨质疏松，鼓励病人多食用柑橘类、枇杷、香蕉、南瓜等含钾高的水果。

3.皮肤和口腔护理：协助做好全身皮肤清洁，避免皮肤擦伤破损。长期卧床者应预防褥疮发生，危重者做好口腔护理。

（四）健康指导

1.指导患者在日常生活中，注意预防感染，皮肤保持清洁，防止外伤，骨折。

2.指导患者正确地摄取营养平衡的饮食，给予低钠、高钾、高蛋白的食物。

3.遵医嘱服用药，不擅自减药或停药。

4.定期门诊随访。

七、尿崩症护理

按内科及本系统疾病的一般护理常规。

（一）病情观察

1.准确记录患者尿量、尿比重、饮水量，观察液体出入量是否平衡，以及体重变化。

2.观察饮食情况，如食欲不振以及便秘、发热、皮肤干燥、倦怠、睡眠不佳等症状。

3.观察脱水症状，如头痛、恶心、呕吐、胸闷、虚脱、昏迷。

（二）对症护理

1.对于多尿、多饮者应给予扶助与预防脱水，根据患者的需要供应水。

2.测尿量、饮水量、体重，从而监测液体出入量，正确记录，并观察尿色、尿比重等及电解质、血渗透压情况。

3.患者因夜间多尿而失眠、疲劳以及精神焦虑等，应给予护理照料。

4.注意患者出现的脱水症状，一旦发现要尽早补液。

5.保持皮肤、黏膜的清洁。

6.有便秘倾向者及早预防。

7.药物治疗及检查时，应注意观察疗效及副作用，嘱患者准确用药。

（三）一般护理

1.患者夜间多尿，白天容易疲倦，要注意保持安静舒适的环境。

2.在患者身边经常备足温开水。

3.定时测血压、体温、脉搏、呼吸及体重，以了解病情变化。

（四）健康指导

1.患者由于多尿、多饮，要嘱患者在身边备足温开水。

2.注意预防感染，尽量休息，适当活动。

3.指导患者记录尿量及体重变化。

4.准确遵医嘱给药，不得自行停药。

5.门诊定期随访。

八、腺垂体功能减退症护理

腺垂体功能减退症是指垂体激素缺乏而引起的症群，多见于女性，与产后大出血所致垂体缺血、坏死有关。儿童期发病者表现为垂体性侏儒症，男性成人多由垂体腺瘤引起。

临床以性腺机能减退、甲状腺机能减退、肾上腺皮质机能减退症为主要特征。

按代谢性内分泌系统疾病一般护理常规。

（一）一般护理

1.休息：适当休息.避免劳累。

2.心理护理：关心体贴患者，避免精神刺激，增强治疗信心。

3.饮食：给予高热量、高蛋白、多维生素饮食，食欲减退者应注意调剂饮食，多食新鲜蔬菜，避免饥饿。

4.保持皮肤、外阴部清洁，防止感染。

（二）病情观察

1.观察患者精神状态、生命体征变化。

2.警惕垂体危象的发生，如高热或体温过低、腹泻、饥饿、心慌、出汗、昏厥或昏迷等现象。

（三）危象护理

1.立即送检血糖，迅速静脉注射50%葡萄糖液40ml~60ml，继以10%葡萄糖液静脉输注维持，补液中加氢化可的松200mg~300mg，以解除急性肾上腺功能减退危象。

2.意识不清者加置床挡，防止坠床。

3.体温过低者注意保暖，高热者给予物理降温，并注意调节室温。

4.休克者按休克护理。

5.昏迷者按昏迷护理。

（四）药物护理

1.观察药物作用及副作用。

2.应用肾上腺皮质激素时，观察有无精神异常等情况。

第六节　肾脏系统护理常规

一、肾脏系统一般护理

（一）病情观察

1.观察尿量、颜色、性状变化，有明显异常及时报告医师，每周至少化验尿常规和比重 1 次。

2.根据病情定时测量血压，发现异常及时处理。

3.每周测量体重 1 次，水肿明显、行腹膜透析和血液透析者，每日测量体重 1 次，做好记录。

4.观察有无贫血、电解质紊乱、酸碱失衡、尿素氮升高等情况。

5.根据病情记录 24 小时的出入水量。

（二）饮食护理：

1.急性肾炎：给予低盐、高维生素饮食，限制水的摄入。

2.慢性肾炎、肾病综合征：给予低盐、低脂、优质高蛋白、高维生素饮食，有水肿者限制水的摄入。

3.肾功能不全者：给予优质低蛋白、高钙、高铁、高维生素、低磷饮食，限制植物蛋白摄入量，尿少者限水、钠、钾盐摄入量。

（三）对症护理

1.水肿护理：

（1）准确记录出入液量，限制水和盐的摄入量。

（2）卧床休息注意观察血压变化，如血压低，要预防血容量不足。防止体位性低血压和摔跤；如血压高，要预防肾脏缺血、左心功能不全和脑水肿发生。

（3）做好皮肤护理，预防皮肤损伤和感染。

（4）用利尿药时，注意观察尿量的变化及药物的副作用和水、电解质的情况。

2.尿异常的护理：

（1）向患者交代留取尿标本的正确方法。容器要清洁，送验要及时。

（2）如有血尿时应分清是初始血尿、全程血尿还是终末血尿。以协助诊断。同时观察血尿的量和颜色。

（3）大量血尿时.应卧床休息.并注意观察血压和血红蛋白的变化.遇有异常应及时报告医师进行处理。

（4）适当多饮水.以冲洗尿路，防止血块堵塞和感染。

3.休息：

（1）急性肾炎、急性肾衰患者必须绝对卧床休息，待病情稳定后，可逐步增加活动。

（2）慢性肾炎、肾盂肾炎、急慢性肾功能不全患者，疾病期需要卧床休息，恢复期则可适当活动，但应合理安排生活，以免病情反复。

4.预防感染：

（1）保持室内清洁，空气新鲜，保持一定的温度和湿度。

（2）医护人员在做各项操作时，应保持无菌，严格执行操作规程。

（3）保持口腔及皮肤清洁，勤换内衣、剪短指（趾）甲，保持个人卫生，长期卧床者，应注意预防褥疮发生。

二、急性肾盂肾炎护理

肾盂肾炎为常见的尿路感染，主要是由细菌引起的肾盂、肾盏和肾实质的感染性炎症。本病多见于女性，女：男之比约为 10:1，尤以婚育年龄女性、女婴、老年妇女患病率最高。

按内科及本系统疾病的一般护理常规。

（一）病情观察

1.注意观察患者有无尿频、尿急、尿痛等尿路刺激症状，有异常及时通知医生。

2.观察药物不良反应。

（二）对症护理

1.收集尿标本时应注意除急症外以留取晨尿为宜，并立即送检。留取中段尿做细菌培养时，必须严格执行无菌操作。

2.其余按本系统护理常规。

（三）健康指导

1.做好卫生宣教，帮助患者养成勤洗澡、勤更衣的卫生习惯。

2.女性患者要注意经期、婚后及孕期卫生。保持会阴部清洁。

3.坚持服药，定期门诊复查。

三、急性肾炎护理

急性肾炎是一组起病急，以血尿、蛋白尿、水肿和高血压为主要表现，且可有一过性氮质血症的一组疾病。本病常有前驱感染，多见于链球菌感染后或由其他细菌、病毒和寄生虫感染后引起。

按内科及本系统疾病的一般护理常规。

（一）病情观察

1.密切观察血压、浮肿、尿量变化。每日记录血压、尿量，出现有血压上升、尿量减少时，应该警惕合并心力衰竭、脑水肿、尿毒症、高血压的发生。

2.观察患者体温、脉搏、呼吸、血压、神志变化，发现异常及时报告医师。

3.观察用药不良反应。

（二）对症护理

1.每周测体重 2 次，对水肿严重者及使用利尿剂者应逐日测量，并记录液体出入量。

2.其余按本系统一般护理常规。

（三）健康指导

1.预防感染，尤其是上呼吸道感染易发季节，更应注意预防。

2.定期门诊随访。

3.保持皮肤清洁，注意个人卫生，预防皮肤感染。

4.女性患者近期不宜妊娠，以防复发。

四、急性肾功能衰竭护理

急性。肾功能衰竭简称急性肾衰，是指各种病因导致的肾功能短时间内急剧减退，以肾小球滤过率明显减低所致的氮质血症，以及肾小管功能障碍所致的水、电解质，酸碱平衡紊乱为临床表现的一组综合征。

按内科及本系统疾病的一般护理常规。

（一）病情观察

1.少尿期观察：

（1）严密观察病情变化，监测水、电解质平衡，按病情做好各种护理记录。

（2）观察患者有无嗜睡、肌张力低下、心律不齐、恶心、呕吐等高钾血症，有异常立即通知医师。

（3）血压异常按本系统疾病护理。

2.多尿期观察：注意观察血钾、血钠的变化及血压的变化。

3.恢复期观察：观察用药不良反应，定期复查肾功能。

4.其余按本系统疾病护理常规。

（二）对症护理

1.少尿期：

（1）严格限制液体进入量，以防水中毒，按医嘱准确输入液体。

（2）饮食护理：既要限制入量又要适当补充营养，原则上应是低钾、低钠、高热量、高维生素及适量的蛋白质。

2.多尿期：供给足够热量和维生素，蛋白质可逐日加量，以保证组织的需要，给予含钾多的食物。

3.恢复期：

（1）给予高热量、高蛋白饮食。

（2）鼓励逐渐恢复活动，防止出现肌肉无力现象。

（三）一般护理

1.少尿期：

（1）绝对卧床休息，注意肢体功能锻炼。

（2）预防感染，做好口腔及皮肤护理，一切处理要严格执行无菌操作原则，以防感染。

（3）如行腹膜透析或血透治疗，按腹透、血透护理常规。

2.多尿期：

（1）嘱患者多饮水或按医嘱及时补液如补充钾、钠等，防止脱水、低钾和低钠血症的发生。

（2）以安静卧床休息为主。

3.恢复期：控制及预防感染，注意清洁及护理。

（四）健康指导

1.注意增加营养。

2.适当参加活动，避免过度劳累。

3.定期复查。

五、尿毒症护理

尿毒症是肾功能丧失后，和机体内部生化过度紊乱而产生的一系列复杂的综合征，而不是一个独立的疾病，称为肾功能衰竭综合征或简称肾衰。

按内科及本系统疾病的一般护理常规。

（一）病情观察

1.严密观察病情变化，每日测体重、血压、记出入水量，观察体内液体滞留或不足。

2.注意观察高血压脑病，心力衰竭及心包炎等病的征象，有异常及时通知医师。

（二）对症护理

1.呕吐、腹泻频繁的患者应注意水、电解质紊乱，出现有关症状时应及时通知医师。

2.因脑部异常表现或低钙而出现抽搐、谵妄时应保护患者以免自我伤害，并立即通知医师。

3.呼吸有氨味者。易并发口腔炎，应加强口腔护理。

（三）一般护理

1.给予高热量、高维生素、优质低蛋白饮食，可根据肾功能调节蛋白质摄入量，高血压者应限制钠盐的摄入，若已进行透析治疗，则应予以优质高蛋白的饮食。

2.绝对卧床休息，意识不清、烦躁不安、抽搐、昏迷者，应安放床挡，加强巡视，以防坠床。

3.皮肤护理：由于代谢产物潴留致皮肤瘙痒，可用热水擦浴，切忌用手搔伤皮肤，以免感染。预防褥疮的发生。

（四）健康指导

1.指导患者根据肾功能采用合理饮食。

2.指导患者正确用药及观察副作用。

3.注意保暖，防止受凉、预防继发感染。

4.注意劳逸结合，增加机体免疫力。

5.定期门诊随访。

六、肾病综合征护理

肾病综合征指肾小球弥漫性损害引起的一组临床症状和体征，其主要临床特点为"三高一低"，即高度蛋白尿，高度水肿，高血脂及低血浆蛋白。

按内科及本系统疾病的一般护理常规。

（一）病情观察

1.密切观察血压、浮肿、尿量变化，一旦血压下降，尿量减少时，应警惕循环衰竭或急性肾功能衰竭。

2.准确记录 24 小时尿量。

3.观察用药不良反应。

（二）对症护理

按本系统疾病护理常规。

（三）一般护理

1.休息与活动：应卧床休息，保持适当的床上及床旁活动，以防肢体血栓形成。当疾病缓解后可增加活动，有利于减少合并症，降低血脂。减少对外界的接触以防外源性感染。

2.其余按本系统护理常规。

（四）健康指导

1.出院后应继续保持良好的休息，合理饮食。

2.定期门诊随访。

3.预防各种感染的发生。

七、腹膜透析护理

腹膜透析（peritonea dialysis）是将配制好的透析液灌入腹腔，利用腹膜的弥散和过滤作用，将体内蓄积的代谢废物排出以维持水、电解质和酸碱平衡的疗法。此法已用于临床 40 年之久，与血液透析比较具有操作简单，无须特殊设备。易于家庭开展，且对患者血流动力学影响小，可适用于老年、有心血管疾病者。

（一）目的

腹膜透析是以病人脏腹膜为半透膜，将配制的透析液经腹透管注入腹腔，潴留腹内与血液通过腹膜起透析作用，从而可清除体内的代谢产物和纠正水、电解质平衡失调，达到治疗目的。

（二）腹透前准备

1.用物准备：

常规消毒治疗盘 1 套，腹透管（为硅胶管，长 40cm、末端 15cm 一段处打 60 个~80 个针尖大小的孔）、静脉切开包、腹透包（内有 Y 形玻璃管和连接的乳胶管一套、3 000ml 消毒贮液瓶 1 只、不锈钢丝 1 根）、腹透液、手套、1 ％普鲁卡因、肝素盐水、多头带、胶布等。

2.病人准备：

（1）腹透前向病人说明透析的目的和过程，消除紧张情绪，以配合治疗。

（2）术前做普鲁卡因皮试及下腹部手术区备皮。

（3）术前排空大、小便，更衣。

（三）透析操作及透析方法

腹膜透析分为间歇透析（IPD）、连续性透析（CCPD）和持续性非卧床式透析（CAPD）。

1.间歇透析为白天透析，夜间休息。

（1）腹透前排空大、小便，取平卧位，暴露腹透管。

（2）去除腹透管顶部和塞子上的纱布，在无菌操作下，拔除塞子，放出腹水10ml做常规及培养检查。

（3）腹透管连接Y形接管，另两端上接置于盐水架上的透析袋（瓶）。下接置于床边的3000ml密闭贮液瓶。

（4）打开腹透管上夹子，向腹腔注入透析液1000ml~2000ml，保留30分钟~60分钟或更长时间。

（5）打开贮液瓶管上夹子，使腹腔内已进行交换过的透析液流入贮液瓶内。每次液出量约2100ml~2200ml。一次交换过程为1小时~2小时，每日腹透6小时~12小时。

（6）当天腹透全部结束后，在无菌操作下，拔出Y形管，向腹腔内注入少量抗生素，再将肝素盐水（10ml生理盐水内加肝素5mg~10mg）保留于管腔内，用无菌塞封闭管口，固定腹透管于腹部，以多头带包扎。

2.持续性非卧床式透析：

（1）按间歇腹透程序将2000ml腹透液与腹透管连接。

（2）腹透液注完后，将其塑料袋折叠，携带于病人腰部。

（3）透析液在腹腔保留4小时~8小时后，将透析袋放于地面的清洁毛巾上，使腹腔内已进行交换过的透析液流入袋内。

（4）调换另外透析液袋，进行第二次透析，如此每日3次~5次。末次透析液置于腹内过夜，翌日放出。

（5）两次透析间病人可从事各种活动。可指导病人及家属在家庭做此透析。

3.连续透析以腹透机24小时连续透析。

（四）腹透过程中护理

1.病人取仰卧或半卧位，注意保暖，鼓励咳嗽、翻身。

2.注意观察病人体温、血压、心率、呼吸的变化及有无腹痛。

3.注意灌注速度和排出速度，导管接头有无滑脱。如引流不畅，应检查导管有无扭曲、阻塞，并予以排除。

4.调换腹透液时，须仔细核对，并观察其透明度，如发现渗漏或混浊，严禁使用。

5.腹透液的温度严格保持在37℃~40℃之间。

6.观察腹透后流出液的颜色，如混浊、出血应与医师联系。

7.每日测垲体重，记录出入液量。做好交接班工作，每日交换次数及透析时间。危重病人记录好临床护理记录单。

8.透析期的饮食需增加优质蛋白的摄入，每日需1.5g/kg体重以上，糖、脂肪适当限制。还应避免摄入过多钾盐和含磷食。

9.腹透室每日于腹透前空气消毒 2 次，床、床头柜等用物及墙壁、地面，每日用消毒液擦拭。严格陪伴、探视，做好保护性隔离。

l0.透析液注入的乳胶管、无菌塞、贮液瓶需每日更换、消毒。

八、血液透析护理

（一）目的

血液透析是将病人的血液引入体外半透膜一侧。半透膜另一侧充满透析液，利用弥散原理清除代谢产物和纠正电解质平衡失调，从而达到治疗目的。常用于治疗急、慢性肾功能衰竭和急性药物及毒物中毒。

（二）透析前准备

1.透析前向病人说明透析的目的和过程，避免紧张，以配合治疗。

2.透析前晚保证良好睡眠，必要时给镇静剂。

3.建立血管通道，一般常用：

（1）外瘘：常在前臂掌面、桡动脉及邻近头静脉，分别插入附有连接管端部的 u 型硅胶管。

（2）内瘘：在腕关节上方约 5cm~8cm 处做桡动脉与头静脉吻合术。

4.透析前排尿、测体重、体温、脉搏、血压。

（三）透析过程中护理

1.严密观察神志及生命体征变化，注意有无热源反应、失衡综合征及症状性低血压。

2.注意透析器及血路管道有无漏血及滑脱，如出现失血情况，迅速用血管钳阻断血流.随之关闭血泵。

3.注意设备的运行情况，如有异常及时处理。

4.透析结束时，将动脉端抬高，使全部血液缓慢驱回体内，并防止空气进入。

5.做动、静脉外瘘者，需在穿刺处压迫 20 分钟以上，以免出血。

6.透析后测体重 1 次，估计水分的丧失情况。

（四）透析后护理

1.注意观察动脉、静脉瘘及插管处有无出血、渗血。

2.定期测量体温、脉搏、呼吸及血压，注意有无出血倾向、低血压、心力衰竭等表现。

3.保持外瘘管肢体正确位置，避免长时间弯曲。

4.给予高热量饮食，补充一定量蛋白质。少尿或无尿者严格控制入水量，有高血压及心功能不全，水钠潴留者应限制钠盐。

5.心理护理。鼓励病人树立治疗信心，防止意外发生。

6.记录出入液量。

7.透析后 8 小时内，尽量避免各种注射、穿刺等。

九、肾脏活体组织检查术护理

（一）目的

明确肾脏病变原因、病变进展、病理类型.以指导治疗，判断预后。

（二）用物准备

治疗盘内盛常规消毒物品、肾脏穿刺包、1%~2%利多卡因、无菌手套、多头腹带、沙袋、盛有甲醛液的标本瓶、冰瓶。

（三）术中配合

1.向患者解释穿刺目的和注意事项，以取得合作。

2.协助患者取俯卧位，腹部垫枕。

3.穿刺点定位多选择右肾下部。

4.常规消毒皮肤。打开肾脏穿刺包，待医生铺洞巾后以胶布固定，协助医生抽吸 1%~2%利多卡因做局部麻醉。

5.操作过程中当穿刺针从肾囊进入肾实质时，指导患者屏气（或捏住鼻孔）至术者快速吸取活组织后拔出穿刺针，此过程约为 1/4 秒。

6.拔出穿刺针后，以无菌纱布按压穿刺点 5 分钟，胶布固定，局部加压沙袋，腹带包扎。

7.协助医生用生理盐水将吸取的肾组织冲出，置标本瓶内。

8.整理用物，嘱患者平卧 4 小时。

（四）注意事项

1.术后 1 周内不宜剧烈活动。

2.密切观察血压、脉搏、呼吸，注意有无胸痛、气急等症状，以防气胸、肺脂肪栓塞等并发症。

3.注意尿量、尿色的变化。留取尿标本送检，直至血尿消失 3 次以上。

4.术后 8 小时取下沙袋，24 小时取下腹带。

5.嘱患者多饮水，预防性应用抗生素及止血药物。

第七节　血液系统护理常规

一、血液系统一般护理

（一）病情观察

1.严密观察病情变化，注意有无进行性贫血、出血、发热、感染等症状，及时记录体温、脉搏、呼吸、血压、意识等情况变化及口腔、甲床色泽、皮肤有无出血点。

2.遵医嘱正确及时完成治疗，严格执行无菌操作，防止医源性感染，预防和观察治疗副反应，确保医疗安全。

3.协助做好各种实验室检查，正确采集标本及时送检.确保检验的可靠性。

4.对患者和家属宣传疾病相关的自我保健知识，以及预防并发症，预防疾病复发等健康指导。

（二）对症护理

1.贫血护理：

（1）严重时要卧床休息，限制活动，避免突然改变体位后发生晕厥，注意安全。

（2）贫血伴心悸气促时应给予吸氧。

（3）给予高热量、高蛋白、高维生素类食物，如瘦肉、猪肝、豆类、新鲜蔬菜等，注意色、香、味烹调，促进食欲。

（4）观察贫血症状：如面色、睑结膜、口唇、甲床苍白程度，注意有无心悸气促、心前区疼痛等贫血性心脏病的症状。

（5）输血时护理：认真做好查对工作，严密观察输血反应，给重度贫血病人输血时速度易缓慢，以免诱发心力衰竭。

2.出血护理：

（1）做好心理护理，减轻紧张焦虑情绪。

（2）明显出血时卧床休息，待出血停止后血小板低于 $2.0 \times 10^9/L$ 绝对卧床休息，逐渐增加活动量。对易出血患者要注意安全，避免活动过度及外伤。

（3）严密观察出血部位、出血量，注意有无皮肤黏膜淤点、牙龈出血、鼻出血、呕血、便血、血尿，女性患者月经是否过多，特别要观察有无头痛、呕吐、视力模糊、意识障碍等颅内出血症状，若有重要脏器出血及有出血性休克时应给予急救处理。

（4）按医嘱给予止血药物或输血治疗。

（5）各种操作应动作轻柔，防止组织损伤引起出血。避免手术，避免或减少肌肉注射，施行必要穿刺后应压迫局部或加压包扎止血。

（6）宜食温软易消化食物，避免食刺激性食物、过敏性食物以及粗、硬食物，有消化道出血患者应禁食，出血停止后给予冷、温流质，以后给予半流质、软食、普食。

（7）保持口鼻腔清洁，勿用手挖鼻及用牙签剔牙。明显出血者禁止刷牙。

（8）修剪指甲，衣服宽大、柔软。

（9）多吃含粗纤维食物，保持大便通畅，勿用力排便。

（10）保持情绪稳定。

3.感染的预防：

（1）病室环境清洁卫生，定期空气消毒，限制探视，防止交叉感染，白细胞过低时进行保护性隔离。

（2）严格执行消毒隔离制度和无菌技术操作，防止各种医源性感染。

（3）保持患者机体清洁，做好口腔护理、会阴肛门护理，预防各种感染。

（4）观察患者有无发热、感染伴随症状及体征。注意保暖，高热时给予物理或药物降温，鼓励多饮水。

（5）按医嘱给予抗感染治疗，合理配制抗生素，观察药物效果及不良反应。

（6）为患者及家属做好预防感染的卫生宣教工作。

二、特发性血小板减少性紫癜护理

特发性血小板减少性紫癜是指血小板免疫性破坏，外周血中血小板减少的出血性疾病。主要与感染、免疫、遗传因素及雌激素等有关。

临床以广泛皮肤、黏膜或内脏出血、血小板减少、骨髓巨核细胞发育成熟障碍、血小板生存时间缩短及抗血小板抗体出现为主要特征。

按血液系统疾病一般护理常规。

（一）一般护理

1.休息：急性发作时，应卧床休息，出血严重或血小板自身低于$2.0 \times 10^9/L$，应绝对卧床休息。

2.心理护理：避免情绪紧张及波动，一旦发生出血应给予安慰、疏导及心理支持。

3.饮食：给予富含营养、多维生素、温软易消化的饮食，忌过硬、带刺食物摄入。有消化道出血者应禁食或进温凉流质。

4.保持口鼻腔清洁，勿用手挖鼻及用牙签剔牙。

5.修剪指甲，衣物宜宽大、柔软。

6.勿用力排便，保持大便通畅。

7.保持情绪稳定。

（二）病情观察

1.观察患者生命体征变化。

2.观察有无出血倾向，注意有无皮肤出血点或淤斑、鼻出血、牙龈出血等，如有头痛、呕吐或呕血、便血，应考虑脑出血或消化道出血，及时协助处理。

（三）药物护理

1.观察药物作用及副作用。

2.应用肾上腺糖皮质激素时应向患者解释该药引起的库欣综合征，如满月脸等，停药后可恢复。同时易合并感染、高血压、糖尿病等。

3.应用免疫抑制剂可引起骨髓造血功能抑制、末梢神经炎、出血性膀胱炎等，必要时停药。

4.严禁使用磺胺类、阿司匹林等药物。

（四）健康教育

1.适当活动，避免劳累。

2.注意休息及营养，增强体质。

3.保暖.避免受凉，预防感染。

4.避免外伤及强体力活动。

5.坚持治疗，定期复查血小板。

三、缺铁性贫血护理

缺铁性贫血是指体内储存铁（包括骨髓、肝、脾及其他组织内）消耗殆尽.不能满足红细胞生成的需要而发生的贫血。属小细胞低色素性贫血。主要是铁摄入不足及慢性失血所致。

临床以贫血、组织缺铁及发生缺铁的基础疾病为主要特征。

按血液系统疾病一般护理常规。

（一）一般护理

1.休息：严重贫血（血红蛋白 60 / L）应卧床休息，必要时输血。

2.饮食：

（1）给予高热量、高蛋白、多维生素、刺激小、易消化的饮食，纠正偏食的习惯。

（2）加富含铁剂的食物，如蛋黄、牛肉、豆类等，注意饮食搭配，以增进食欲。

3.保持口腔清洁，防止口腔炎、口角炎的发生。

（二）病情观察

观察贫血程度及皮肤、口腔、舌、神经、精神症状。

（三）对症护理

1.严重时卧床休息，限制活动。

2.口服铁剂易引起胃肠道反应，应从小剂量开始，餐后或餐中服用，忌饮茶。加用 VitC，以利铁剂吸收。口服液体铁剂用吸管，以防牙齿染黑。血红蛋白恢复正常后，仍应服铁剂 3 个月~6 个月。

3.注射铁剂时应深部注射，有硬结的部位给予热敷，警惕铁剂过敏反应，如面色潮红、头痛、荨麻疹、高热等，严重者可发生过敏性休克。

4.口服铁剂后会出现黑便，告知病人勿紧张。

（四）健康教育

1.解释血红蛋白正常后用铁剂的时间及意义。

2.说明缺铁性贫血的病因，保持合理的饮食习惯，不偏食，不挑食。

3.需治疗引起铁吸收不良或丧失过多的原发病。

4.定期复查血常规。

四、再生障碍性贫血护理

再生障碍性贫血是指由多种因素导致造血干细胞的数量减少或功能异常，从而引起红细胞、粒细胞、血小板减少的临床综合征。发病多见于青壮年，男性多于女性。主要与药物及化学物质、物理因素、病毒感染。其他如阵发性睡眠性血红蛋白尿、慢性肾功能衰竭、胸膜病等因素有关。

临床以进行性贫血、出血、反复感染为主要特征，根据病情轻重、起病缓急、病程长短将再障分为急性和慢性两型。

按内科及本系统疾病的一般护理。

（一）病情观察

1.观察急性期患者情况。感染症状以及出血部位、程度，尤其要观察有无重要脏器出血如颅内出血等症状。

2.观察慢性再障患者有无进行性贫血加重、急性发作表现。

（二）对症护理

1.贫血、出血、感染时按本系统症状护理常规执行，做好成分输血护理，控制出血和感染，但要禁用可能与再障病因有关的药物如某些解热镇痛剂。

2.重型再障可给予保护性隔离，严格执行消毒隔离制度，减少并发症。

3.长期应用雄性激素可出现水潴留、痤疮、毛发增多、女性患者停经等症状，应用糖皮质激素可出现类库欣综合征症状，应对患者加以观察和做好解释工作，注意防护，尽可能减少各种药物的不良反应。应用丙酸睾酮应做深部肌肉注射，并经常检查局部有无硬结，防止感染。

（三）一般护理

1.保持病室清洁，空气新鲜，定期消毒。保持患者口腔、皮肤清洁卫生，尽可能减少感染因素。

2.急性型再障以休息为主，病情危重时绝对卧床休息，慢性型无严重贫血时可适当活动，但要防止碰、撞、跌跤等。

3.给予高蛋白、高维生素、富有营养、易消化食物，勿食坚硬、刺激性食物。

4.急性型再障疗效差.患者易产生悲观消极情绪；慢性型再障病程长，患者易失去耐心和信心，应做好相应的心理护理。

5.准确采集血标本，协助做好骨髓穿刺检查，以了解病情变化。对长期接触可以引起再障的理化因素的工作人员要定期检查血象。

（四）健康指导

1.避免接触有毒、有害化学物质及放射性物质.警惕家用染发剂、杀虫剂毒性对人体的损害.避免应用某些抑制骨髓造血功能的药物如氯霉素、保泰松等。

2.对患者加强疾病知识教育，预防感染和出血，坚持治疗，不擅自停药，定期复诊。

3.适当锻炼，增强体质，促进治愈。

五、溶血性贫血护理

溶血性贫血是指免疫功能紊乱，产生自身抗体/补体吸附于红细胞表面，导致红细胞破坏加速而发生溶血性贫血。

根据红细胞被破坏的原因，分为遗传性和获得性两类：遗传性主要为红细胞本身缺陷；获得性均为红细胞外来因素引起；按溶血发生的场所，溶血可分为血管外溶血和血管内溶血。

临床表现：急性为起病急，有寒战、高热、头痛、腰背肢体痛、黄疸等，严重者可发生昏迷、休克、急性肾功能衰竭；慢性为起病缓慢，有轻重不同的贫血和黄疸，肝、脾肿大。

按血液系统疾病一般护理常规。

（一）一般护理

1.休息：病情轻微者可适当活动，贫血严重者绝对卧床休息。

2.心理护理：关心患者.了解其心理动态，满足患者心理需要，使其配合治疗。

（二）病情观察

1.观察患者生命体征变化。

2.每日观察黄疸、贫血、尿量与颜色及有无不适.做好记录并对比.警惕溶血性贫血危象发生。

（三）对症护理

溶血性贫血患者输血时，即使血型相符，也不能输入补体或红细胞等，以免使溶血性贫血加重。应输入洗涤红细胞，并注意观察有无黄疸、贫血加重、腰背酸痛、酱油尿等症状。如出现上述症状，立即停止输血，并遵医嘱于大剂量平衡液输注。适时激素应用。安慰病人，消除紧张情绪。

（四）健康教育

1.普及疾病知识。使患者做到预防，减少疾病复发机会。

2.给予高蛋白、多维生素饮食，对阵发性睡眠性血红蛋白尿的患者，忌食酸性食物和药物；G6PD缺乏者，忌食蚕豆及其制品，避免服奎宁、磺胺、氯霉素等药物，以免诱发溶血。

3.教会患者自我护理，发现黄疸、尿色加深及时就医。

4.必要时进行遗传知识咨询。

5.坚持治疗，不得自行停药，以免加重病情。

六、血友病护理

血友病是一组最常见的遗传性凝血因子缺乏的出血性疾病。分为血友病甲：因子Ⅷ缺乏；血友病乙：因子Ⅸ缺乏；血友病丙：因子Ⅺ缺乏症。以血友病甲较为常见，凝血因子Ⅸ缺乏症最少见。其特点为凝血活酶生成障碍，凝血时间延长，终生轻微创伤后出血倾向。

按内科及本系统疾病的一般护理常规。

（一）病情观察

1.观察有无自发性或轻微受伤后出血现象，如皮下大片淤斑、肢体肿胀、皮肤出血、关节腔出血、关节疼痛、活动受限等。

2.观察有无深组织血肿压迫重要器官或重要脏器出血，如腹痛、消化道出血、颅内出血。

（二）对症护理

1.外伤或小手术后引起的出血可局部加压或冷敷止血，也可用肾上腺素等药物止血。

2.关节出血护理：

（1）卧床休息，停止活动。

（2）局部冷敷止血，适当包扎，将肢体固定在功能位置。

（3）抬高患肢。

（4）按医嘱及时补充凝血因子。

（5）肿胀消退后，逐步帮助恢复关市活动和功能。

3.其他脏器严莺出血时应及时补充血容量。补充凝血因子做急救处理。如输入成分血，抗血友病球蛋白浓缩剂或凝血酶原复合物等，并注意观察有无发热等并发症。

（三）一般护理

1.做好预防出血的宣教工作。嘱患者动作轻柔、剪短指甲、衣着宽松、谨防外伤及关节损伤。

2.避免各种手术。必要手术时应先补充凝血因子，纠正凝血时间直至伤口愈合。

3.尽可能采用口服给药，避免或减少肌肉注射，必须注射时采用细针头，并延长压迫止血时间。

4.有出血倾向时应限制活动，卧床休息，出血停止后逐步增加活动量。

5.对长期反复出血影响生活质量的患者应做好心理护理，并指导其预防出血的方法，积极配合治疗和护理。

（四）健康指导

1.避免各种外伤及从事可能受伤的工作。

2.避免应用扩张血管以及抑制血小板凝聚的药物。

3.对患者及家属做好血友病遗传知识宣教工作。

七、急性白血病护理

急性白血病是指造血干细胞的克隆性疾病，发病时骨髓和外围血中异常的原始细胞（白血病细胞大量增殖并浸润各器官、组织，使正常造血受抑制）。发病可能与病毒、电离辐射、化学物质、药物和遗传等因素有关。

临床以贫血、发热、出血和肝、脾、淋巴结肿大为主要特征。

按内科及本系统疾病的一般护理常规。

（一）病情观察

1.观察皮肤黏膜苍白程度，有无牙龈肿胀。肝、脾、淋巴结肿大，中枢神经系统损害等白血病细胞浸润症状。

2.观察体温，注意各系统可能出现的感染症状。

3.观察有无出血倾向，如皮肤黏膜淤斑，消化道出血、泌尿道出血、颅内出血等症状时，警惕DIC发生。

（二）对症护理

1.贫血：限制活动，卧床休息，注意安全，补充足够营养，有心悸气促的患者可给予氧气吸入，做好输血护理。

2.出血：

（1）鼻出血：鼻部冷敷，用1:1000肾上腺素棉球填塞压迫止血，严重时用油纱条止血粉进行后鼻道填塞止血。

（2）牙龈出血：保持口腔卫生，饭后漱口或口腔护理，避免刷牙损伤黏膜。局部可用吸收性明胶海绵止血剂贴敷止血。

（3）消化道出血：可有呕血、黑便，患者出现头晕、心悸、脉细速、出冷汗和血压下降时应及时抢救，给予止血和补充血容量。

（4）头面部出血：患者有眼眶周围淤斑、眼底出血时应卧床休息，减少活动，按医嘱给予及时治疗。

（5）颅内出血：平卧位或头高位，高流量吸氧，保持呼吸道通畅，按医嘱应用止血药物及降低颅内压药物，输注成分血。头部可给予冰袋或冰帽，严密观察病情，及时记录。

3.预防和控制感染：

（1）保持病室环境清洁。定期做空气消毒。大病房患者可戴口罩作自我保护，避免呼吸道感染。

（2）患者白细胞低下时可采取保护性隔离措施，有条件者移至无菌洁净层流室，防止交叉感染。

（3）口腔护理：危重者每日2次做口腔护理，经常用漱口液漱口，口腔黏膜有溃疡时可用锡类散涂敷。真菌感染时可涂制霉菌素甘油，每日3次。

（4）保持全身皮肤清洁，特别要注意会阴、肛门的清洁，防止肛周脓肿。

（5）高热患者应执行高热护理常规.但要避免使用乙醇擦浴及应用能引起白细胞减少的退热药物。

（6）严格执行无菌操作，防止院内感染。

（7）遵医嘱合理应用抗生素。

（三）一般护理

1.充分休息，稳定情绪，帮助患者克服焦虑、恐惧、悲观等不良心理反应，增强治疗信心，执行保护性医疗制度。

2.给予高营养食品.以补充肌体消耗，提高对化疗的耐受性。

3.化疗时注意保护患者静脉，避免药物外渗。严格遵守用药的次序、时间、剂量，观察化疗药物疗效及不良反应。

4.缓解期患者仍需注意饮食和休息，避免风寒和劳累，定期复诊。

（四）健康指导

1.指导出院患者学会自我观察、自我防护的知识，避免接触有害物质。

2.坚持用药，定期强化治疗，巩固和维持疗效，定期复诊，病情变化应及时就诊。

八、慢性白血病护理

慢性白血病按细胞类型分为粒、淋巴、单核细胞三型。我国以慢性粒细胞白血病(慢粒)多见，慢性淋巴细胞白血病（慢淋）较少见，慢性单核细胞白血病罕见。

按内科及本系统疾病的一般护理常规。

（一）病情观察

1.观察有无低热、乏力、出汗、体重减轻、浅表淋巴结肿大、肝脾肿大、胸骨压痛等症状。

2.严密观察有无急变的症状，如出现贫血加重及原因不明的高热、出血倾向、明显持续骨痛、脾脏迅速肿大时，要考虑急变可能，及时与医生联系。

（二）对症护理

1.巨脾的患者要保护好脾区，防止巨脾受到压迫或撞击而发生意外，饭后要调整体位，减少巨脾对消化道的压迫症状。

2.贫血、出血、感染时可参照本系统疾病护理常规的症状护理执行。

（三）一般护理

1.合理安排休息和活动，适当的锻炼身体，避免劳累。

2.保持个人清洁卫生，避免受凉，预防上呼吸道感染。

3.加强营养，多饮水，补充足够的维生素。

4.给予心理支持，执行保护性医疗制度。

5.观察药物疗效及不良反应，定期检查血常规及肝功能。

（四）健康指导

1.指导患者加强自我保护，预防感染和出血，如避免去公共场所，避免接触传染病患者，防止各种损伤。

2.有流感症状或其他部位轻微感染时及时就医治疗。

3.按医嘱坚持用药，定期体检和复诊。

九、弥漫性血管内凝血（DIC）护理

按内科及本系统疾病的一般护理常规。

（一）病情观察

1.观察出血症状：可有广泛自发性出血，皮肤黏膜淤斑，伤口、注射部位渗血，内脏出血如呕血、便血、泌尿道出血、颅内出血等症状。应观察出血部位、出血量。

2.观察有无微循环障碍症状：皮肤黏膜发绀缺氧、尿少尿闭、血压下降、呼吸循环衰竭等症状。

3.观察有无高凝和栓塞症状：如静脉采血血液迅速凝固时应警惕高凝状态，内脏栓塞可引起相关症状。如肾栓塞引起腰痛、血尿、少尿.肺栓塞引起呼吸困难、发绀，脑栓塞引起头痛、昏迷等。

乱观察有无黄疸溶血症状。

5.观察实验室检查结果如血小板计数、凝血酶原时间、血浆纤维蛋白含量、3P试验等。

6.观察原发性疾病的病情。

（二）对症护理

1.出血的护理：

（1）按本系统疾病护理的出血护理常规。

（2）按医嘱给予抗凝剂、补充凝血因子、成分输血或抗纤溶药物治疗。正确、按时给药，严格掌握剂量，如肝素，严密观察治疗效果，监测凝血时间等实验室各项指标，随时按医嘱调整剂量，预防不良反应。

2.微循环衰竭的护理：

（1）意识障碍者要执行安全保护措施。

（2）保持呼吸道通畅，氧气吸入，改善缺氧症状。

（3）定时测量体温、脉搏、呼吸、血压、观察尿量、尿色变化。

（4）建立静脉通道。按医嘱给药，纠正酸中毒，维持水、电解质平衡，维持血压。

（5）做好各项基础护理，预防并发症。

（6）严密观察病情变化，若有重要脏器功能衰竭时应作相关护理，详细记录。

（三）一般护理

1.按原发性疾病护理常规。

2.卧床休息，保持病室环境安静清洁。

3.给予高营养，易消化食物，应根据原发疾病调整食品的营养成分和品种。

4.正确采集血标本。协助实验室检查以判断病情变化和治疗效果。

（四）健康指导

根据病因或原发性疾病作相关指导，促进患者进一步康复。

十、淋巴瘤护理

淋巴瘤是指原发于淋巴结或其他淋巴组织的恶性肿瘤，分为霍奇金病和非霍奇金淋巴瘤两大类，主要与 EB 病毒、遗传性或获得性免疫缺陷有关。

临床表现为无痛性淋巴结肿大或伴有发热、消瘦、盗汗及瘙痒等，晚期出现肝、脾肿大，恶病质。

按内科及本系统疾病的一般护理常规。

（一）病情观察

1.观察全身症状如贫血、乏力、消瘦、盗汗、发热、皮肤瘙痒、肝脾肿大等。

2.观察淋巴结肿大所累及范围、大小。

3.严密观察有无深部淋巴结肿大引起的压迫症状，如纵隔淋巴结肿大引起咳嗽、呼吸困难、上腔静脉压迫症，腹膜后淋巴结肿大可压迫输尿管引起肾盂积水。

4.观察有无骨骼浸润，警惕病理性骨折、脊髓压迫症发生。

（二）对症护理

1.患者发热时按发热护理常规执行。

2.呼吸困难时给予高流量氧气吸入，半卧位，适量镇静剂。

3.骨骼浸润时要减少活动，防止外伤，发生病理性骨折时根据骨折部位作相应处理。

（三）一般护理

1.早期患者可适当活动，有发热、明显浸润症状时应卧床休息以减少消耗。保护机体。

2.给予高热量、高蛋白、丰富维生素、易消化食物，多饮水。

3.保持皮肤清洁，每日用温水擦洗，尤其要保护放疗照射区域皮肤，避免一切刺激因素如日晒、冷热、各种消毒剂、肥皂、胶布等对皮肤的刺激。内衣选用吸水性强柔软棉织品，宜宽大。

4.放疗、化疗时应观察治疗效果及不良反应。

（四）健康指导

1.注意个人清洁卫生，做好保暖.预防各种感染。

2.加强营养.提高抵抗力。

3.遵医嘱坚持治疗.定期复诊。

十一、多发性骨髓瘤护理

多发性骨髓瘤是指浆细胞异常增生的恶性肿瘤。骨髓内有异常浆细胞（骨髓瘤细胞）的增殖，引起骨骼破坏，血清出现单克隆免疫球蛋白。正常的多克隆免疫球蛋白合成受到抑制，尿内出现本周蛋白，最后导致贫血和肾功能损害。

目前认为骨髓瘤细胞起源于前 B 细胞或更早阶段。临床以骨骼病变、局部肿块、高血钙、肾脏损害、贫血、出血、感染、淀粉样变和神经系统症状为主要特征。

按血液系统疾病一般护理常规。

（一）一般护理

1.饮食：给予低盐、优质低蛋白、易消化食物。

2.保持排便通畅，检测肾功能，鉴别少尿或尿潴留。

3.准确记录出入量，适量补水，预防高血钙、高尿酸血症。

（二）对症护理

1.保持病室整洁、安静、光线柔和。

2.给予舒适的体位，轻微疼痛时可通过注意力转移的方法止痛，严重疼痛则应用药物止痛，并观察用药后的反应。

3.根据疼痛规律和最佳药效时间给药并预防成瘾。

（三）病情观察

1.观察有无发热、感染及伴随症状及体征，警惕中毒性休克的发生。

2.观察出血部位、出血量，注意有无皮肤及黏膜出血、淤斑、牙龈出血、鼻出血、呕血、便血、血尿及头痛、呕吐、视物模糊、意识障碍等，警惕消化道、泌尿道及颅内出血的发生。

3.观察骨痛的性质、程度，适当限制活动。防止摔伤及病理性骨折发生。

（四）健康教育

1.教会患者减轻疼痛的体位，自我用药的方法及最佳时间。

2.介绍预防病理性骨折的措施。

3.指导合理饮食方法。

4.如腰椎压缩性骨折，应睡硬板床，定期更换体位，做好生活护理。

5.定期复查血常规、尿常规、肾功能。

十二、脾动脉栓塞术护理

脾动脉栓塞是指经外周静脉穿刺、插管并造影，明确诊断后向脾动脉内注入栓塞剂，达到阻止出血、减轻脾功能亢进和治疗某些血液病的目的。

脾动脉栓塞术适用于门脉高压所致的脾功能亢进；门脉高压所致食管、胃底静脉曲张、破裂出血；脾破裂出血；脾肿瘤；某些血液病，如难治性特发性血小板减少性紫癜。

按血液系统疾病一般护理常规。

（一）术前护理

1.血小板计数低于 $20×10^9/L$ 时应绝对卧床休息。

2.给予清淡、易消化的温凉饮食，术前 4 小时禁食、水。

3.安慰、关心患者，消除紧张情绪，增强信心，主动配合手术。

4.密切观察病情变化。注意皮肤黏膜有无淤斑、淤点及全身其他部位出血情况。

5.行脾栓塞前 1 日应清洁皮肤、备皮、做碘过敏试验。

（二）术后护理

1.卧床休息，限制肢体活动，减少局部渗血。

2.给予高蛋白、多维生素、易消化的饮食。

3.切口处加压沙袋 24 小时.观察局部有无红、肿、热、痛等。

（三）病情观察

1.观察患者生命体征及神志变化.测量体温每 4 小时 1 次至正常后 3 日。

2.注意下肢皮肤的颜色、温度、足背动脉搏动情况及末梢循环变化。

3.观察腹痛的性质、程度，若出现弥漫性腹痛伴休克时应立即协助医生处理。

1.随时监测血小板计数。

（四）健康教育

1.向患者进行必要的疾病知识宣教，教会患者进行自我保护。

2.定期血小板计数监测。

3.定期复查。

十三、造血干细胞移植术护理

骨髓移植、外周血干细胞移植和脐血移植是指将造血干细胞通过静脉回输至体内，重建骨髓功能的过程。根据造血干细胞的来源不同。骨髓和外周血干细胞移植分为异体（异基因及同基因）及自体移植。

造血干细胞移植术适用于白血病、多发性骨髓瘤、恶性淋巴瘤、再生障碍性贫血等。

（一）洁净室准备

应具备过滤除菌层流通风（生物净化）装置，为骨髓移植患者提供洁净无菌的休养室，还应配备有洁净病房的各室，如更衣室、风淋缓冲室、卫生间、治疗室、办公室等。

（二）消毒隔离常规

1.洁净室消毒隔离：

（1）患者入室前用消毒液擦洗室内墙壁、地面及物体表面。

（2）室内经空气培养合格后才能启动层流通风装置，接受移植患者。

（3）严格执行洁净室清洁、消毒制度，保持无菌环境，定期作空气培养。

（4）严格执行工作人员入室制度，入室前双手浸泡消毒，更换衣裤、鞋帽、戴口罩、手套、穿隔离衣入室。控制入室人数。

（5）物品消毒与传递：凡带入无菌室的所有物品均需消毒灭菌处理，并经无菌传递方式入室，被服类需经高压灭菌，每日更换。

2.患者入室前各种检查及消毒隔离：

（1）检查患者各系统有无感染灶、传染源及各种重要脏器功能正常与否，无异常时可入室治疗。

（2）入室前 3 日开始口服肠道抗生素，食用尤菌饮食。

（3）同时做好口腔、鼻咽、会阴的消毒，选用漱口液漱口，早晚及饭后各 1 次。用 1:1 000 氯己定洗手，便后用 1:5000 高锰酸钾溶液坐浴。

（4）患者体表清洁处理：剪短指（趾）甲，剃除全身毛发，入室沐浴后用 1:1000 氯己定溶液浸泡擦浴 20 分钟，特别注意皮肤皱褶处、腋窝、会阴等部位，穿戴无菌衣裤、帽、袜，严格按规定入室。

（5）向患者和家属介绍骨髓移植的方法和作用，做好心理安慰。

3.患者入室后消毒隔离：

（1）五官护理：先做眼、耳、鼻护理，再做口腔护理，每日 5 次，常用 1:1 000 氯己定棉球擦洗，根据病情选用漱口液，有溃疡时增加漱口次数。

（2）皮肤护理：用 1:1 000 氯己定液洗手、洗脸，全身擦澡每日 1 次，注意保暖。

（3）会阴及肛门护理：用 1:1 000 氯己定溶液洗手，冲洗会阴。每日用 1:5 000 高锰酸钾溶液坐浴。

（4）严格执行无菌操作，尤其要做好静脉导管护理。

（5）提供无菌饮食，经微波炉消毒，水果必须经消毒后用无菌刀削皮方可食用。

（三）预处理护理

1.按化疗、放疗护理常规。

2.严密观察病情变化。注意药物不良反应，如消化道反应、有无出血症状等，及时记录。

3.鼓励多饮水，增加尿量。促进毒物排泄。

4.严格执行无菌操作。

（四）移植术中护理

1.做好骨髓采集的配合：给予供髓者心理护理，鼓励其爱心奉献精神，解除紧张疑虑。骨髓采集可安排在手术室中进行，严格执行无菌操作，骨髓液需加肝素并过滤，置于标准血袋中。供髓后需卧床休息数周，应用适量抗生素及止血药，加强营养。促进恢复。

2.输注骨髓的护理：骨髓液由静脉直接输注，先缓慢滴注 20 分钟后，若无反应可调速到每分钟 40 滴~60 滴，同时遵医嘱输注适量鱼精蛋白以中和肝素，每袋骨髓液至最后 5ml 时应留在袋中弃去。输注中严密观察有无发热、过敏反应，每小时测脉搏、呼吸、血压。

（五）移植术后护理

1.严密观察病情变化，注意有无发热、感染、出血或移植物抗宿主病的症状。

2.观察尿量、尿色、尿 pH，大便次数、量、颜色、性质，并协助送检、做培养等。

3.营养护理：给予高蛋白、高热量、多维生素饮食，调节口味，鼓励多进食、多饮水，保持大便通畅。必要时提供肠道外高营养。

4.严格执行无菌操作。

5.正确详细记录出入量及各种护理记录。

6.帮助患者与家属之间沟通和联系，可隔窗探视，使患者得到关心，消除孤独感，增强治病信心。

7.做好感染与出血护理。

（六）健康指导

1.指导患者遵医嘱应用免疫抑制剂，预防移植物抗宿主病。

2.指导移植后康复期护理及预防复发的措施。

3.指导患者学会自我观察，定期复查。

十四、骨髓穿刺术护理

（一）目的

1.观察骨髓内细胞形态及分类，以协助诊断血液系统疾病。

2.做骨髓细胞培养或涂片检查某些寄生虫。

3.用于骨髓移植等。

（二）用物准备

治疗盘内盛常规消毒物品、骨髓穿刺包、1%~2%利多卡因、玻片、无菌手套、培养基、酒精灯、胶布、火柴等。

（三）术中配合

1.向患者解释穿刺目的和注意事项，以取得合作。

2.协助患者取适当体位，如髂前上棘、胸骨穿刺取仰卧位；髂后上棘、棘突穿刺取侧卧位或俯卧位。

3.常规消毒皮肤，打开骨穿刺包待医生铺洞巾后以胶布固定，协助医生抽吸1%~2%利多卡因作局部麻醉。

4.配合医生抽取骨髓液急速涂片数次。如送细菌培养。则注入液体培养基中并摇匀。

5.整理用物，嘱患者平卧 2 小时~4 小时。

（四）注意事项

1.穿刺过程中观察患者反应，如出现面色苍白，精神紧张，出冷汗，脉速、血压下降等虚脱或休克症状，应立即停止穿刺。

2.观察穿刺部位有无出血、水肿，穿刺当日勿沐浴。血小板减少者按压 3 分钟~5 分钟。

3.严格无菌操作，以免发生感染。

第八节 肿瘤科护理常规

一、化疗病人护理

1.化疗药物的毒性大，使用时间长，在化疗过程中要不断鼓励病人耐心坚持完成疗程。

2.注意预防感染，认真做好口腔及皮肤护理。

3.保护静脉.由于联合化疗中药物品种多，刺激性强，疗程长，必须注意保护患者的血管，一般从远端开始注射，两臂静脉轮换注射，不宜选择最细的静脉，以防药液外渗造成静脉炎、静脉周围炎或局部组织坏死。静脉穿刺要求一针见血，在推注药物过程中仍要反复抽试回血，掌握推药的速度，拔针后局部用干棉球加压。在注射刺激性强的药物时，注射化疗药物前后应用 j%葡萄糖溶液静脉滴注，确保无药液渗出。药液现配现用，如在滴注过程中发现有药液外渗，应立即拔出针头，更换注射部位。药液外渗部位可进行冷敷、0.5%普鲁卡因局部封闭或金黄散外敷。

4.减轻不良反应，鼓励病人多饮水，保证每日排尿 1 500ml 以上，以稀释尿液中药物浓度，防止高尿酸血症。有恶心、呕吐时，饮食宜清淡，少食多餐，可服用助消化药或止吐药。

5.观察药物不良反应，熟悉化疗药物的作用和副作用。注意有无脱发、口腔溃疡、血细胞减少，以及心肌毒性反应所致的心率变化、心律失常等。

二、支气管肺癌护理

支气管肺癌起源于支气管黏膜或腺体，常有区域性淋巴转移和血行转移。近年来，世界各国肺癌的发病率和死亡率急剧上升。在我国，肺癌在男性中占常见恶性肿瘤的第四位，在女性中占第五位，个别大城市肺癌死亡率已跃居各种恶性肿瘤死亡的首位。

（一）一般护理

1.高热量、高蛋白、丰富维生素饮食。

2.病人一般有恐惧绝望心理.对治疗失去信心，因此要特别关心病人，帮助其树立信心。

（二）病情观察

对中晚期病人需仔细观察，以了解是否有远处转移，凡有胸痛腰痛明显者提示有肋骨、胸膜或脊柱转移；如有头痛伴恶心呕吐、神志不清甚至偏瘫者，表明有颅内转移；若出现上腹胀痛肝脏进行性肿大伴黄疸者，提示肝转移。

（三）对症护理

1.对化疗病人要定期查血象，白细胞低于 3×10^9/L~3.5×10^9/L 应暂停化疗给予升白细胞药物，注意观察有无口腔炎、恶心呕吐等胃肠道反应，定期查肝、肾功能。

2.呼吸困难者，取半卧位氧气吸入，如有胸腔积液应协助医生做好胸穿。

3.声音嘶哑者，应少说话或行超声雾化以减轻不适。

4.咯血时嘱病人不要紧张，不要屏气，轻轻将血咯出，并注意卧床休息，侧卧位，保持呼吸道通畅，防止窒息。

5.上腔静脉压迫患者，输液时选择下肢静脉，抬高头颈部，利于静脉回流。

（四）出院指导

1.加强营养，进行免疫治疗，增强体质。

2.定期门诊复查。

3.宣传吸烟对人体危害，提倡不吸烟或戒烟。

三、胃癌护理

胃癌是常见的消化道癌肿之一。其发病率和死亡率与国家、种族及地区有很大的关系。日本、智利、俄罗斯和冰岛为高发国家，美国、澳大利亚、西欧国家发病率较低。在我国以西北地区发病率最高，华东、中南、西南区最低。全国平均年死亡率为 16/10 万人口，常发生在 40 岁~60 岁之间.男女之比约 2:1~3:1。

（一）一般护理

1.对早期轻症病人，应注意劳逸结合，中晚期应卧床休息以减轻体力消耗。

2.给予高蛋白、高碳水化合物、丰富维生素、温软易消化食物，忌过硬带刺食物摄入，如因化疗反应引起病人食欲差、厌食时，应尽量烹饪一些适合胃口、多样化膳食。可少量多餐，忌辛辣及烟酒。伴幽门梗阻时，较轻者应流质饮食，梗阻严重时应禁食。必要时静脉营养。

3.预防感染和并发症。应做好口腔护理、皮肤护理。保持床单平整清洁，长期卧床者应定时翻身，预防褥疮。

（二）病情观察

1.注意有无呕吐及咽下困难。

2.观察呕吐物的性状及大便颜色、量，了解有无消化道出血。

3.观察有无黄疸、腹水等癌肿转移的体征。

（三）对症护理

1.疼痛的处理：疼痛是晚期病人的严重问题，应尽力解决因疼痛造成的痛苦。首先在精神上给予支持，以减轻心理压力，转移注意力，以减轻疼痛的感受强度，疼痛剧烈时可以按医嘱给予止痛剂，如布桂嗪、吗啡等。口服止痛药时应按时按量，不可随意减量或停用。

2.加强支持治疗，提高病人体质，使之能更好地耐受化疗或手术。多用静脉高能量营养。

3.化疗病人应注意胃肠道反应，给予止吐、镇静剂，定期查血象、肝肾功能。若白细胞低于 $1 \times 10^9/L$，应做好保护性隔离，并注意保护血管、防止渗漏。

（四）健康指导

1.养成良好的生活、饮食习惯。多食新鲜蔬菜、肉类，勿吃腌制品、油煎炸食物、发霉食物。

2.有胃炎等其他胃部疾病应及时治疗，门诊定期检查。

四、肝癌护理

肝癌是指自肝细胞或肝内胆管细胞发生的癌肿，为我国常见恶性肿瘤之一，其死亡率在消化系统恶性肿瘤中列第三位，仅次于胃癌和食道癌。在世界各地肝癌的发病率虽有所不同，但均居上升趋势。本病可发生于任何年龄，以 40 岁~49 岁为最多，男女之比为 2:1~5:1。

（一）一般护理

1.注意休息，伴有腹水和黄疸者要卧床休息。

2.尽量鼓励病人进食，注意烹饪。调节口味，禁止饮酒，给予高蛋白富含维生素的食物。不要过多限制脂肪摄入，肝昏迷应限制高蛋白摄入量，有腹水时需控制食盐摄入量。

（二）病情观察

观察肝区疼痛、腹胀、恶心呕吐、腹泻、厌食等变化，监测 T、P、R、BP 变化，了解意识状态，有无呕血、便血及出血倾向，尿量多少，黄疸加深的程度。

（三）对症护理

1.如患者突然腹痛伴有腹膜刺激征与休克，多为肝癌结节破裂。一旦确诊应绝对卧床，给予输血及大量止血药物。

2.消化道出血者应按消化道出血护理。

3.继发感染者要注意口腔及皮肤护理。

4.呼吸困难者取半卧位。

（四）健康指导

1.HBsAg 阳性者应积极治疗，定期检查 AFP。

2.禁酒，保持生活有规律。

第九节　神经内科护理常规

一、神经内科疾病一般护理

1.按内科疾病一般护理常规。

2.病情危重者，应绝对卧床休息，注意环境安静，光线宜暗。对昏迷、偏瘫、精神症状、癫痫发作者，应剪短指（趾）甲，装有假牙者应取下假牙。放置床档，防止坠床。

3.观察头痛性质及强度。如剧烈头痛且有颅内压增高，多数提示有脑血管意外，应严密监护神志、脉搏，呼吸、瞳孔、血压变化，注意有无抽搐、呕吐，警惕脑疝形成。

4.危重、瘫痪，昏迷的病人。应保持床铺清洁、干燥、平整。注意皮肤护理，每 2 小时~4 小时翻身 1 次，保护感觉障碍的肢体，并将肢体放置于功能位。加强口腔护理，保持呼吸道通畅。

5.给予高蛋白、高维生素、易消化饮食。轻度吞咽困难者给予流质或半流质饮食。进食宜慢，防止呛入气管。昏迷、吞咽困难者视病情给予鼻饲。

6.注意心理护理。病人常因生活不能自理而烦恼、自卑，影响治疗效果。因此要关心体贴病人。鼓励其树立信心，配合治疗。

7.定期进行瘫痪肢体的按摩及被动运动，鼓励尽早主动运动。预防肢体肌肉萎缩及肢体挛缩畸形。

8.对尿潴留者。应给予保留导尿，每 4 小时~6 小时放尿 1 次。留管期间，按无菌操作规程执行。

9.保持大便通畅。对便秘超过 3 日者，要给缓泻剂。如有腹泻，应及时清洁肛部。涂擦油膏保护肛周皮肤。

10.对昏迷者按昏迷护理常规。

11.出院时，应指导病人加强功能锻炼，避免疲劳，预防复发。

二、脑出血性疾病（脑出血、蛛网膜下腔出血）护理

蛛网膜下腔出血是指颅内血管破裂后，血液流入蛛网膜下腔，分为自发性与外伤性两大类。非外伤性脑实质内的出血称为脑出血。常见部位有内囊出血、脑桥出血、小脑出血、脑室出血等。

按神经系统疾病一般护理常规。昏迷按昏迷护理常规。

（一）病情观察

1.观察意识、瞳孔、血压、脉搏、呼吸等变化。若压眶反射消失、血压增高、脉搏、呼吸不规则，应考虑出血未止。须及时采取措施。

2.及时发现脑疝前驱症状。如头痛剧烈、呕吐频繁、烦躁不安、意识模糊、两侧瞳孔大小不等、嗜睡等。若出现一侧瞳孔散大、光反应迟钝、血压升高、脉搏变慢、呼吸不规则，即有脑疝存在，应立即静脉应用脱水、降脑压药物，给予吸氧，并协助医师抢救。

3.观察呕吐物和大便的颜色、性质。及时留取标本，以了解胃内有无出血。

（二）对症护理

1.急性期绝对卧床休息 4 周以上，侧卧于患侧。头部制动抬高 15°~30°避免不必曼的操作。各项护理操作应轻柔。翻身角度不宜大。病室安静、避光。

2.保持呼吸道通畅。及时吸除口腔、气管分泌物、呕吐物。舌后坠时，应用拉舌钳。定时翻身，预防吸入性肺炎和肺不张。

3.中枢性高热给予物理降温，但头部禁用酒精。

4.控制补液量和速度，以防突然脑压增高导致脑疝。用脱水剂时可快速给药，以保持脱水效果。随时观察血压、尿量变化及水、电解质紊乱情况，并记录出入液量。

（三）一般护理

1.发病 48 小时内应禁食，以后根据病情放置胃管。给低脂、高蛋白流质及一定量的水分。入液量每天保证 2 000ml 左右，以维持营养及水、电解质和酸碱平衡。

2.保护肢体和皮肤。定时慢动作翻身，当翻向健侧时，患侧部垫枕，以防关节强直。病情稳定 48 小时后，进行肢体运动康复指导和训练。

3.保持大小便通畅，病人常有便秘，尿潴留或尿失禁，应给予相应护理。切忌用力排便，以免诱发再出血。

4.保持情绪稳定，限制陪客，避免精神刺激。

（四）健康指导

出院时，指导病人出院后加强肢体的功能锻炼，脑出血应控制饮食。生活要有规律。注意情绪稳定，劳逸结合。

三、脑缺血性疾病（脑栓塞、脑血栓）护理

脑栓塞是指各种栓子沿血液循环进入脑动脉，引起血流中断，而出现相应供血区的脑功能障碍。脑血栓形成是指颅内外供应脑部的动脉血管壁发生病理变化，使血管腔变狭窄。或在此基础上形成血栓，最终完全闭塞，引起该血管供应范围内的脑梗死。

按神经系统疾病一般护理常规。

（一）病情观察

1.观察意识、瞳孔、呼吸、脉搏、血压的变化。并记录。注意有无意识障碍、头痛、呕吐等脑水肿、颅内压增高的症状。

2.对脑栓塞者，要严密观察有无新的栓塞形成或合并颅内出血等。如出现突然失语、肢体疼痛、腹痛、意识逐渐不清等症状，必须及时通知医师，采取相应措施。

3.观察扩血管、扩容、抗凝、溶栓剂等药物的副作用，注意有无出血倾向和出血、凝血时间延长现象，并随时观察血压。

（二）对症护理

1.急性期卧床休息 1 周~2 周。取平卧。头偏向一侧。头部禁用冰袋或冷敷，以免影响脑供血。

2.瘫痪肢体保持功能位。病情稳定后，应尽早被动运动和按摩，以防肌肉萎缩和肢体挛缩畸形。

3.每 2 小时~3 小时翻身 1 次，以免瘫痪的一侧长期受压而形成褥疮。

4.对呼吸困难者应给予氧气吸入。头痛、烦躁不安者，按医嘱给止痛镇静剂。

（三）一般护理

1.给低脂、低盐、高维生素、易消化的食物。忌烟、酒，有意识障碍及吞咽困难者给鼻饲流质饮食。

2.心理护理。病人常因肢体瘫痪、语言障碍、大小便失禁、生活不能自理而烦恼。护理人员应关心、体贴、解释，使其树立治疗信心。

3.对有失语者，要加强语言训练.训练内容尽可能联系日常生活。

（四）健康指导

出院时，指导病人及家属做瘫痪肢体按摩和被动运动，坚持语言训练。劝其戒烟，勿过量饮酒，避免劳累，生活要有规律。

四、癫痫护理

癫痫是一组反复发作的神经无异常放电所致的暂时性中枢神经系统功能障碍的临床综合征。常见病因主要是遗传、脑损伤。

临床以具有暂时性、刻板性、间歇性和反复发作为主要特征。

按神经系统疾病的一般护理常规。

（一）病情观察

1.癫痫持续状态的患者应尽快按医嘱用药控制发作，应用强中枢抑制剂做静脉注射时。需一人专心缓慢注射，另一人监护癫痫发作情况。

2.严密观察瞳孔、呼吸、血压、心率变化及病人的昏迷程度和用药反应。如有瞳孔缩小、血压下降、昏迷加深、呼吸变浅，应建议药物减量。

3.观察癫痫发作的类型，发作持续时间及次数。

（二）对症护理

1.癫痫大发作时立即让病人睡平，解开衣领、衣扣，头偏向一侧，保持呼吸道通畅，及时给氧；对呼吸功能不恢复者，及时做人工辅助呼吸。

2.尽快在病人上下臼齿之间垫开口器或牙垫、手帕，防止咬伤舌头和颊部。

3.禁止向病人强行灌水喂药及暴力按压抽搐肢体，以免造成窒息、吸入性肺炎及骨折、脱臼等。

4.专人陪护，详细记录发作经过、时间和主要表现。

5.防止脑水肿导致脑疝。保证脱水剂静脉快速滴入，高热时予以物理降温。

6.注意有无精神症状，少数病人抽搐停止后，意识在恢复过程中，有短时间的兴奋躁动，应加强保护，以防自伤或他伤。

7.根据癫痫发作的类型遵医嘱用药，注意观察用药疗效和副作用。

（三）一般护理

1.保持环境安静，避免光、声刺激。保证病人睡眠充足，不能让病人单独离开病区活动。

2.做好心理护理，帮助克服自卑、恐惧心理，应向病人及其家属讲解有关疾病常识，以取得配合。

3.间歇期可下床活动。出现先兆时应即刻卧床休息。

4.给予高热量、清淡饮食。少进辛辣食物，避免过饱。

5.注意保暖、防止感冒。炎热季节防止中暑。不可用口表测温。

（四）健康指导

出院时应指导病人坚持长期正规定期门诊随访。保持乐观情绪，生活、工作应有规律，避免过度劳累。忌烟酒。不能从事高空作业、驾驶等工作。随身携带个人资料，写上姓名、地址、病史、电话等，以备发作时及时了解和联系。

五、急性炎症性脱髓鞘性多发性神经病护理

急性炎症性脱髓鞘性多发性神经病又称格林-巴利综合征，为急性或亚急性起病，大多可恢复的多发性脊神经根麻痹和肢体瘫痪的一组疾病。

按神经系统疾病一般护理常规。

（一）病情观察

1.注意心率、心律、血压变化，防止因迷走神经受累而引起心搏骤停。如有心肌损害，输液速度要缓慢，并记录出入液量。

2.注意呼吸频率与节律。如咳嗽无力，有反常呼吸，系提示呼吸肌瘫痪，应立即吸氧，行人工辅助呼吸，通知医师，并准备气管切开或气管插管，备好人工呼吸器等。

3.注意有无水、电解质，酸碱平衡紊乱及其临床表现，协助医师纠正。

4.观察四肢对称性肌无力的程度，是否累及躯干、肋间肌、面部等。

（二）对症护理

1.急性期卧床休息，取侧卧位。以利呼吸道分泌物流出。如有呼吸肌瘫痪，取平卧，头偏向一侧。

2.保持呼吸道通畅，预防肺炎及肺不张，及时吸痰。如痰液黏稠，可作雾化吸入、拍背。

3.对肢体疼痛严重者，应按医嘱给镇静止痛剂，但禁用麻醉性止痛剂如哌替啶等。

4.观察激素、免疫抑制剂等药物的作用、副作用。

5.对面神经受损、眼睑不能闭合者。要涂以抗生素眼膏，加用眼罩，以防角膜溃疡及结膜炎。

（三）一般护理

1.给予营养丰富，易消化的饮食。对吞咽困难者，及早鼻饲。禁止经口进药物与饮食。

2.加强心理护理。消除病人因呼吸困难而产生的紧张情绪。尤其是应用人工呼吸器者，树立治疗信心，积极配合抢救。

3.瘫痪肢体应保持功能位，两足可用足托。病情稳定后，定时作被动运动、针灸按摩，鼓励主动运动。

4.保持口腔及皮肤清洁。勤翻身，保暖，忌用热水袋，防止烫伤。

（四）健康指导

出院时，应指导病人及其家属学会被动运动及按摩方法，鼓励肢体瘫痪者坚持功能锻炼，减少后遗症。按时服药，保证足够的营养，避免着凉及感冒。

六、震颤麻痹护理

按内科及本系统疾病的一般护理常规。

（一）病情观察

应用抗乙酰胆碱制剂或左旋多巴类药物。应注意有无口干、恶心、呕吐、视力模糊等副作用。

（二）对症护理

1.避免精神刺激，保持环境安静.以免加重震颤。

2.防止便秘，鼓励患者多做腹肌运动，促进肠蠕动。

（三）一般护理

1.轻者可下地活动，严重震颤麻痹和肌强直者应卧床休息，防止坠床和跌伤。

2.给予低胆固醇、高维生素营养丰富的饮食。避免刺激性食物，充分供给水果、蔬菜，预防便秘。

3.晚期卧床不起的患者，按重症患者护理。

（四）健康指导

嘱患者注意营养，宜食低脂高蛋白饮食，并预防感冒。

七、重症肌无力（MG）护理

重症肌无力是神经–肌肉传递障碍的获得性自身免疫性疾病。临床特征为受累骨骼肌易于疲劳，通常在运动后加重，休息后减轻。

按内科及本系统疾病的一般护理常规。

（一）病情观察

1.注意观察抗胆碱酯酶和免疫抑制剂药物的疗效和副作用，严格执行用药时间和剂量，以防因用量不足或过量导致危象的发生。

2.观察受累骨骼肌部位及程度。

3.观察有无呼吸困难，全身肌肉极度无力，瞳孔散大、缩小或肌无力危象。

（二）对症护理

1.一旦出现重症肌无力危象。应迅速通知医生，给氧、吸痰。做好气管插管或切开，以及上人工呼吸机的准备工作；备好新斯的明等药物，尽快解除危象，及时吸痰，消除呼吸道分泌物。

2.避免应用各种肌肉松弛剂和一切加重神经肌肉传递障碍的药物，如吗啡、利多卡因、链霉素、卡那霉素、庆大霉素和磺胺类药物。

（三）一般护理

1.轻症者适当休息，避免劳累、受凉、创伤、激怒。病情进行性加重者必须卧床休息。

2.给予高热量、高蛋白饮食。吞咽困难或咀嚼无力者给予流质或半流质，必要时鼻饲。进食应在口服抗胆碱酯酶药物后30分钟~60分钟，以防呛咳。

3.指导正确的服药方法。如抗胆碱酯酶药物宜从小剂量开始口服。口服药餐前30分钟给药。注射此类药在餐前15分钟给药。

4.做好心理护理，开导病人使其保持最佳状态，树立战胜疾病的信心。

（四）健康指导

1.患者出院后应随身带有卡片，包括姓名、年龄、住址、诊断证明、目前所用药物及剂量，以便在抢救时参考。

2.注意休息。预防感冒、感染，注意保暖。

3.育龄妇女应避孕。

4.定期复查。

八、急性脊髓炎护理

急性脊髓炎是指急性非特异性的、局限于数个节段的横贯性脊髓炎症，病变特征为病变水平以下肢体瘫痪，各种感觉缺失或自主神经功能障碍。

按内科及本系统疾病的一般护理常规。

（一）病情观察

1.观察有无呼吸肌瘫痪症状，如无感觉平面上升，出现呼吸困难、发绀时即刻吸氧，做好气管切开准备。

2.观察有无脊髓休克征象，如瘫痪肢体肌张力低，腱反射消失，尿潴留等。

3.观察有无肺炎，尿路感染、褥疮等并发症。

（二）对症护理

1.做好皮肤护理，保持会阴部清洁干燥。男性患者阴囊处易发生湿疹。可用2%硼酸液湿敷或涂新松糊软膏。避免损伤皮肤，损伤平面以上忌用热水袋和其他暖具，以防烫伤。

2.预防褥疮。做到四勤。如已发生褥疮，应积极换药治疗。

3.做好便秘、尿失禁、尿潴留的护理，防治尿路感染。

4.注意保暖，避免受凉，经常拍背和采取坐卧位，帮助排痰，防止坠积性肺炎。

5.大剂量使用激素时，注意有无消化道出血倾向。

（三）一般护理

1.绝对卧床休息.每2小时更换体位一次。瘫痪肢体保持功能位。

2.给予高热量、高蛋白、高维生素饮食，多吃酸性及纤维素丰富的食物，少吃胀气食物，鼓励多饮水，每日至少3 000ml。

（四）健康指导

鼓励患者保持良好的心态，树立战胜疾病的信心。病情稳定后及早开始瘫痪肢体的功能锻炼。促进肌力恢复。

九、单纯疱疹病毒性脑炎护理

单纯疱疹病毒性脑炎是由单纯疱疹病毒引起的中枢神经系统最常见的病毒感染性疾病。

临床表现为急性起病、进展快，病前有急性感染症状，急性全脑损害表现，多数出现高颅压、精神、意识障碍、抽搐等症状。

按神经系统疾病的一般护理常规。

（一）一般护理

1.休息：急性期患者应卧床休息，伴有精神症状及癫痫发作者应放置床档，防止坠床。

2.心理护理：关心体贴患者，向患者介绍疾病发生的一般常识及可能出现的症状，主动配合治疗。

3.饮食：给予高蛋白、多维生素、易消化饮食，昏迷者予鼻饲流质。

（二）病情观察

1.观察患者意识、瞳孔、体温、脉搏、呼吸、血压等变化。

2.对抽搐发作、躁动不安或有明显精神症状者，遵医嘱及时应用镇静剂，保持呼吸道通畅.及时吸氧并详细记录发作时间。

3.观察有无脑疝的前驱症状。若有头痛剧烈、呕吐频繁、烦躁不安等颅内压增高者遵医嘱应用脱水剂。

4.昏迷者按昏迷护理常规。

5.高热者按高热护理常规。

（三）药物护理

1.观察药物作用及副作用。

2.应用镇静剂时应观察呼吸、血压的变化。

3.应用脱水剂应观察尿量、尿色改变并及时复查电解质、肾功能等。

（四）健康教育

1.对遗留有智能障碍者，应指导家属锻炼其生活自理能力。

2.对遗留有癫痫者。应指导长期正规服药。

3.定期复查。

十、腰椎穿刺术护理

（一）目的

1.检查脑脊液的性质，以协助诊断中枢神经系统炎症性或出血性疾病。

2.测定颅内压力，了解蛛网膜下腔有无阻塞。

3.做造影或放射性核素等辅助检查，如气脑、脊髓空气造影、脑室脑池放射性核素扫描等。

4.做腰椎麻醉或鞘内注射药物。

（二）术前准备

1.用物准备

常规消毒治疗盘一个、腰椎穿刺包、手套、1%普鲁卡因、无菌试管、弯盘、酒精灯、胶布及火柴。

2.病人准备

术前做普鲁卡因皮试。向病人说明穿刺目的及注意事项，以取得配合，并嘱病人排空大小便。

（三）操作及护理

1.帮助病人取去枕侧卧位，背齐床沿.低头，两手抱膝，腰部尽量后凸，使椎间隙增宽，保持适当姿势，避免移动，以防断针。

2.穿刺部位常规消毒（第三或第四腰椎间隙），严格无菌操作。

3.打开穿刺包及无菌手套。配合穿刺。

4.当穿刺针进入4cm~6cm时，协助医师安上脑压表或侧压管。如做脑脊液细菌培养，按无菌操作原则。接取脑脊液3ml~5ml于无菌试管中送检。

5.若了解蛛网膜下腔有无阻塞，即于测定初压后。压迫病人一侧颈静脉10秒钟。进行观察判断。

6.术毕拔出穿刺针，针眼以碘酒消毒，覆盖无菌纱布，以胶布固定。

7.穿刺过程中注意观察意识、瞳孔、脉搏、呼吸的变化。若病情突变，立即通知医师停止穿刺，并配合抢救。

8.整理用物，嘱病人去枕平卧4小时~6小时，防止出现低压性头痛。

（刘美菊 李梅 魏静 李茂英 刘海芹 冯慧 孟静　张可春）

第十二章　外科护理常规

第一节　外科一般护理常规

1.术前护理：

（1）了解患者的健康问题：了解体温、脉搏、呼吸、血压和出、凝血时间以及心、肺、肝、肾功能；了解手术部位皮肤有无化脓性病灶；各种化验结果；女性患者月经来潮日期以及患者的情绪等等。

（2）皮肤准备：术前1天患者应沐浴、理发、剃须、剪指甲、更衣，不能自理者由护士协助。按手术部位做好手术野皮肤准备工作。

（3）遵照医嘱验血型、备血，完成常规药物的皮肤敏感试验，如青霉素、普鲁卡因。

（4）肠道准备：肠道手术按医嘱进行肠道准备，一般手术前12小时禁食，术前6小时禁水。

（5）准备术中用物：特殊药品、X线片、CT片、MRI片、胸带、腹带等。

（6）术前指导患者做床上大小便练习、床上翻身练习以及深呼吸、有效咳嗽练习，防止术后并发症。

（7）手术日晨测体温、脉搏、呼吸、血压，取下假牙、眼镜、发夹、饰品、手表及贵重物品交家属或护士长，按医嘱给予术前用药。

（8）整理床单位包括麻醉床、输液架、吸引器、氧疗装置、引流管（袋）以及各种监护设备。

（9）向患者说明本次手术的重要性，手术中、手术后可能出现的情况以及注意事项，取得患者的配合。

2.术后护理：

（1）接受麻醉医师的交班，了解术中情况及术后注意事项，按各种麻醉后常规护理。

（2）正确连接各种输液管、引流导管及氧气管，注意固定，导管保持通畅。

（3）体位：

①全麻术后未清醒的患者给予平卧位，头偏向一侧至清醒。

②硬膜外麻醉术后给予平卧6小时。

（4）保持呼吸道通畅，观察有无呼吸阻塞现象，防止舌后坠、痰痂堵塞气道引起缺氧、窒息。必要时，遵医嘱吸氧。

（5）注意保暖，防止意外损伤。患者若有烦躁不安，应使用约束带或床栏保护，防止坠床。

（6）正确执行术后医嘱。

（7）密切观察生命体征：注意切口情况以及引流液的颜色、性质及量，以便尽早发现出血、消化道瘘等并发症。

（8）饮食：

①局麻或小手术患者术后即可进食。

②全麻患者当日禁食，第2天可进流质。以后视情况逐渐半流质、普食。

③胃肠道手术者.术后24小时~48小时禁食，术后第3日~四日待恢复胃肠蠕动、肛门排气后遵医嘱给少量流质–第5日~6日改半流质.第7日~9日可改软食或普通饮食。

（9）禁食、置胃管，生活不能自理的患者行口腔护理，留置导尿管者行会阴护理，并协助床上翻身、叩背，防止呼吸道、泌尿道、褥疮等并发症的发生。

（10）疼痛的护理：安慰患者，分散患者的注意力；改变体位，促进有效通气。解除腹胀，以缓解疼痛；疼痛剧烈者，术后1天~2天可适量使用镇静、镇痛药物。

（11）活动：鼓励患者床上翻身、抬臀，以促进胃肠道蠕动。如无禁忌，一般术后第1天要求床上活动，以后根据病情逐渐增加活动量。

（12）病情危重者设危重病人记录单，为治疗提供依据。

3.健康指导：根据患者的健康状况，从饮食、活动、病情观察、预防措施、门诊随访等方面给予具体的可操作性的指导，促进患者康复。

第二节　胸外科护理常规

一、胸外科一般护理

（一）术前准备

1.按外科手术前护理常规。

2.术前指导及准备：

（1）注意保暖.防止受凉感冒。

（2）病人戒烟、酒2周。

（3）注意口腔卫生，早晚刷牙，并用漱口水漱口。如发现病人有牙周感染或口腔疾病，应及时与医生取得联系。

（4）术前3天氧气雾化吸入。训练病人有效地咳嗽、排痰、做体位排痰或深呼口及运动等。

（5）痰液送检。咳痰多者，记录每日痰量。

3.给予高蛋白、高热量、高维生素饮食。对浮肿者应给予少盐饮食。对不能进食者，静脉补充液体，以纠正病人的营养，维持水、电解质平衡。

4.督促病人练习在床上使用便器进行大、小便。

5.配合医生做好术前各项检查。

6.术前日的准备。病人洗澡、备皮，晚间灌肠，给催眠药。

7.术日晨保留导尿，给术前用药，备好水封瓶、胸管，胸带及病历。

8.病室中备好急救药品及器械。如吸氧装置、吸引器等。

9.心理护理。耐心向病人讲解手术的必要性和过程。如何配合各项治疗和护理，解除其顾虑，增强战胜疾病的信心。

（二）术后护理

1.按全麻及外科手术后护理常规。

2.接收病人。

（1）安置病人平卧位。

（2）立即给氧，接心电监护仪，必要时吸痰。

（3）检查胸腔引流管及其他管道连接是否正确、通畅。

（4）检查及调整输液的速度。

（5）检查切口的敷料有无渗血、局部有无皮下气肿。

（6）查看病人一般情况.包括神志、意识、皮肤、甲床、黏膜有无发绀，皮肤弹性及呼吸模式等。

3.严密观察血压、脉搏、呼吸的改变，每 15 分钟测 1 次，病情平稳后，可改为 1 小时~2 小时测 1 次。

4.保持胸腔引流管通畅，防止脱落、扭曲。注意观察引流物的量、性质及负压波动情况。

5.雾化吸入，鼓励并协助病人做深呼口及、咳嗽、排痰，以预防肺部并发症。

6.麻醉清醒及血压平稳后，改半卧位。鼓励早期离床活动，提高心肺功能的代偿能力。

7.拔除胸管后继续观察有无气胸、皮下气肿、胸腔积液及切口渗血、渗液、感染等。

8.伤口疼痛可适当应用镇静止痛药物。

9.鼓励患者做术侧肩关节及手臂的抬举运动。

10.卧床期间做好基础护理，禁食期间加强口腔护理。

11.指导患者合理饮食。早期为清淡、易消化的半流质。

二、胸部损伤护理

胸部损伤是指暴力、跌倒或钝器撞击胸部，引起胸壁或胸膜腔内损伤。分为闭合性和开放性损伤两类。临床以胸痛、呼吸困难、咯血及休克为主要特征。

（一）肋骨骨折

1.首先了解是单根骨折、多发骨折，还是多处开放性骨折，有无休克和肺及胸膜损伤等症状.以便及时采取急救措施。

2.一般单纯性肋骨骨折可用胶布或胸带固定。每日检查固定是否松懈，如有松懈应及时重新包扎。固定 3 周~4 周后除去。

3.多发肋骨骨折胸壁软化时，应予急救。用大棉垫胸外固定浮动胸壁，以减轻反常呼吸，同时保持呼吸道通畅，纠正休克。严重的浮动胸壁者，用牵引或考虑气管切开，辅助呼吸。

4.多处开放性骨折，彻底清创后处理，并给予破伤风抗毒素注射。

5.严密观察呼吸、脉搏、血压。必要时吸氧、补液、输血。

6.生命体征平稳时取半卧位。鼓励并协助病人咳嗽，排痰，早期离床活动。必要时给予超声雾化吸入等。

（二）气胸

1.闭合性气胸：

（1）立即吸氧，做好安置胸腔闭式引流术的准备，必要时开放输液通道，以便输血、补液。

（2）协助医生安置胸腔引流管，置管后按胸腔闭式引流术护理。

（3）严密观察呼吸、脉搏、血压。

（4）加强呼吸道管理，鼓励并协助病人咳嗽，做深呼吸、雾化吸入等。以防肺部并发症。

2.开放性气胸：

（1）立即用凡士林纱布、棉垫封闭伤口，变开放性气胸为闭合性气胸。

（2）按闭合性气胸护理常规。

（3）清创缝合伤口，按医嘱应用破伤风抗毒素及抗生素。

3.张力性气胸：

（1）立即在患侧锁骨中线第二肋间穿刺抽气或行胸腔闭式引流术。密切观察水封瓶水柱波动，有无气体排出。

（2）术后 24 小时~48 小时如仍见大量气体漏出，可考虑开胸探查，视情况做肺叶切除，缝合肺、支气管裂口或支气管吻合术。

（3）严密观察呼吸、脉搏、血压。积极做好抢救准备。

（4）血压平稳后改半卧位，并按医嘱给予抗生素应用。

（5）加强呼吸道管理，预防肺部并发症。

（三）血胸

1.立即吸氧，开放输液通道，做好安置胸腔闭式引流术的准备。

2.协助医生进行胸腔闭式引流术，按胸腔闭式引流术护理。准确记录出血量。

3.密切观察脉搏、呼吸、血压，注意有无休克，征象。

4.密切观察引流液的颜色、量及负压波动等。如系进行性血胸，须及时报告医生，并做好剖胸探查的术前准备。

5.遵照医嘱应用抗生素，并加强呼吸道管理，以预防肺部并发症。

三、食管癌手术护理

食管癌是我国同较常见的一种恶性肿瘤。男性多于女性，比例为 2:1~4:1，其发病部位以食管中段为多见，多数为鳞癌。

病因可能与早期接触或食用亚硝胺类化合物或霉变食物，慢性食管炎症，不良饮食习惯，进食过热、过快、过硬及粗糙食物，嗜烟酒，食物中缺乏维生素 A、B2 微量元素等因素有关。

临床表现早期无明显的症状.偶有吞咽食物哽噎感，停滞或异物感、胸骨后闷胀或针刺疼痛，中晚期主要为进行性吞咽困难，肿瘤侵犯邻近组织和器官可出现相应症状，如声音嘶哑、食管气管瘘、肺部感染等。

（一）术前准备

1.按胸外科一般术前护理常规。

2.营养补充，改善全身状况。根据患者的吞咽程度给予饮食及维生素类药物，有贫血、脱水、营养不良者酌情给予输血、补液、静脉高营养等。

3.加强口腔护理，减少术后并发症，对于有明显食管狭窄和炎症的患者，术前口服肠道抗生素，减轻炎症和水肿。

4.消化道准备：术前 1 天进少渣饮食，晚 8 时后禁食，并用肥皂水灌肠 1 次。

结肠代食管手术准备：手术前 1 天下午 1 时、2 时、3 时、6 时、9 时各遵医嘱服甲硝唑 200mg，下午 4 时后口服 10%甘露醇 1 000ml，半小时内服完；术前 3 天进少渣饮食，术前 1 天进流质，晚 8 时后禁食，并行肥皂水清洁灌肠 1 次。

5.手术晨置胃管。

（二）术后护理

1.按胸外科术后护理常规及麻醉后常规护理。

2.术后应重点加强呼吸道护理，协助咳嗽、咳痰，必要时行鼻导管吸痰或气管镜吸痰，清除呼吸道分泌物，促进肺扩张。

3.禁食期间加强口腔护理，保持口腔清洁。

4.胃肠减压护理。保持通畅，注意观察引流液的颜色及量。

5.严密观察切口渗出情况，保持局部清洁，密切注意有无切口感染、裂开及吻合口瘘的征象。

6.术后 3 天~5 天，胸管拔除后，鼓励病人下床运动。

7.饮食护理：

（1）禁食期间给予 TPN、EN 支持.保持输液通畅，观察药物反应。

（2）食管及贲门术后 5 天~7 天。根据胃肠功能的恢复及术中吻合口张力、血供情况而决定进食时间。自少量饮水起，流质、半流质软食，少量多餐。结肠代食管术后进食时间宜适当延迟。

（3）胃代食管术后，加强饮食指导：少量多餐，避免睡前、躺着进食，进食后务必慢走，或端坐半小时，防止反流，裤带不宜系得太紧，进食后避免有低头弯腰的动作。

（4）给予高蛋白、高维生素、低脂、少渣饮食，并观察进食后有无梗阻、疼痛、呕吐、腹泻等情况。若发现症状应暂停饮食。

8.胸腔引流的护理：除按一般胸腔引流护理外，应特别注意胸液的质和量。若术后血清样胸液过多或粉红色中伴有脂肪滴，应警惕乳糜胸可能。

四、肺切除护理

（一）术前准备

1.按胸外科手术前护理常规。

2.用抗感染及支气管扩张药物，并做体位排痰，必要时记录痰量。

3.鼓励病人做深呼吸、有效咳嗽。

4.向病人说明术后正确卧位的必要性和方法。

5.术晨清洁口腔，术前 30 分钟东莨菪碱 0.3mg，哌替啶 50mg，肌肉注射。

（二）术后护理

1.按胸外科术后护理常规。

2.给氧每分钟流量 3L~5L，术后第二天改为间歇吸氧或按需要给氧。

3.让患者保持平静，减少躁动，以最大限度减少氧耗。

4.肺切除术后，未清醒时，采取仰卧位。清醒后改半卧位。肺叶切除病人可健侧卧位。全肺切除病人，避免完全侧卧，可采取 1/4 侧卧位。

5.观察神志、意识、有无发绀、气管移位及呼吸模式。

6.静脉补液的护理：观察出血、失液情况，注意纠正水、电解质平衡。补液速度不宜过快，保持 30 滴/分左右，限制盐水输入，以免肺水肿发生。

7.胸腔引流的观察：

（1）全肺切除尤其伴有胸膜粘连或胸膜全肺切除的患者，术后应严密观察胸液渗出量及血压变化。

（2）全肺切除术后所置的胸腔引流管一般呈钳闭状态，每 1 小时~2 小时酌情放出适当气体或液体，术后 24 小时可拔胸管。

（3）由于拔除胸管未作残腔处理，胸腔内有中等量的胸腔积液，起稳定纵隔作用。拔管后应严密观察患者呼吸情况，以防胸腔积液量过多引起纵隔移位。

8.呼吸道护理：术后 24 小时~48 小时内。每隔 1 小时~2 小时协助病人咳嗽，做深呼吸；加强超声雾化吸入，并做健侧的拍背、有效咳嗽，保持健侧呼吸音清晰，应避免剧烈咳嗽。

9.术后早期开始活动手术侧上肢，先练习上举动作，以后可自由活动。

10.术后第一天，可进少量流质，3 天后鼓励进软食。

五、肺癌手术护理

肺癌大多发生于支气管黏膜上皮，又称支气管肺癌，发病年龄大多 40 岁以上。可能与长期大量吸烟及被动吸烟，大气环境污染，长期接触放射线物质及遗传、肺部慢性感染等因素有关。

临床表现与肿瘤的部位、大小，是否压迫、侵犯邻近器官以及有无转移等情况有关。早期多无症状，仅有慢性咳嗽。癌肿较大时造成支气管不同程度的阻塞，表现为胸闷、哮喘、气促、发热、胸痛等。晚期压迫、侵犯邻近器官、组织可出现同侧膈肌麻痹、吞咽困难、声音嘶哑、上腔静脉综合征、持续性剧烈胸痛等症状。

按胸外科疾病手术一般护理常规。

（一）术前护理

1.耐心向患者解释手术的重要性，调整患者的心理状态，使其配合手术治疗。

2.协助各项检查，如心、肺功能、肝肾功能、PT等。

3.术前戒烟2周，注意口腔卫生。

4.教会患者练习有效咳嗽、深呼吸，排痰困难者给予雾化吸入每日2次。持续3日~5日。肺功能低下者给予吸氧30分钟，每日2次，持续3日~5日。

（二）术后护理

1.呼吸道护理：

（1）观察胸廓呼吸运动是否对称、有无呼吸困难。

（2）保持呼吸道通畅。鼓励患者深呼吸、有效咳嗽，协助拍背、排痰，必要时吸痰。

（3）给予雾化吸入，湿化气道，易于分泌物排出。

（4）遵医嘱应用有效抗生素，防止肺部感染。

2.保持胸腔引流管通畅，全肺切除后胸腔引流管应夹管，开放时间视病情而定，一般1小时~2小时开放1次。每次2分钟~5分钟。

3.术后24小时~48小时内适当应用镇痛剂，用药时观察其效果及反应。

4.鼓励患者早期离床活动。活动量应循序渐进。年老体弱、心血管疾病者可适当推迟活动时间。

5.并发症护理：

（1）大出血：观察伤口渗血、胸腔引流液、中心静脉压、血压、脉搏、呼吸、尿量等情况.以了解出血量。术后3小时胸腔引流量大于100ml/小时呈鲜红色，且伴有生命体征变化，应考虑有活动性出血，需立即通知医生。必要时再次手术止血。

（2）张力性气胸：密切观察患者有无胸闷、气促、呼吸困难、气管移位等情况，如有异常及时处理。

（3）肺不张、肺炎：鼓励患者有效咳嗽，协助排痰，必要时行支气管镜吸痰。

（4）心律失常：术后持续心电监护，发现心律失常及时协助处理。

（5）肺水肿：对于年老患者及全肺切除者，应注意单位时间内输液量和速度。

（6）皮下气肿：气体量少时可以自行吸收；气体量多时放置胸腔引流管，并保持引流管通畅，定时挤压，及时调整引流管位置。

（7）胸腔积液：观察呼吸情况，若有呼吸音低、呼吸困难、皮下气肿等应立即取患侧卧位.放置胸腔引流管。

（三）健康教育

1.戒烟，改变不良的生活习惯，改善生活环境和居住条件。

2.保持良好的心态。

3.学会循序渐进的扩胸伸臂运动，增加肺活量。

4.巩固化疗、放疗或免疫治疗，定期复查。

六、纵隔疾病手术护理

（一）术前护理

1.按胸科手术前护理常规。

2.一般手术前不影响饮食。对吞咽困难者，应静脉补液，注意电解质平衡。

3.对咳嗽功能差的病人，应协助咳嗽排痰。

4.胸腺肿瘤伴有重症肌无力的病人，严格记录胆碱能药物的剂量和用法。并观察有无药物过量的症状，如腹部痉挛性疼痛、腹泻，多汗和瞳孔缩小等。

5.严密观察有无呼吸和吞咽功能衰竭等危象症状。

（二）术后护理

1.按胸科手术后护理常规。

2.严密观察呼吸、血压、脉搏，保持胸腔引流管通畅。

3.鼓励病人咳嗽、咳痰，清除呼吸道分泌物。注意伤口渗血及出血情况。

4.巨大后纵隔肿瘤术后，注意有无肢体活动和肢体感觉障碍，观察有无脊髓损伤的体征。

5.胸腺瘤伴重症肌无力术后，保持呼吸道通畅，鼓励咳嗽，帮助咳痰，防止肺不张、肺炎或窒息等并发症。床边备气管切开包及辅助呼吸器等。

6.吞咽困难或摄入不足者，可静脉补液或鼻饲。

7.严格做好消毒隔离工作。

8.便秘者，以轻泻药或开塞露为宜，禁止灌肠。

七、胸腺瘤手术护理

胸腺瘤是纵隔肿瘤的一种，大多位于前纵隔，多为良性，好发年龄 20 岁~50 岁，可能与自身免疫机制改变有关。

临床以胸痛、胸闷及压迫呼吸系统、神经系统、大血管、食管的症状为主要特征，10%~50%伴重症肌无力。

按胸心外科疾病手术一般护理常规。

（一）术前护理

1.了解患者肌无力、眼睑下垂、吞咽困难的症状和程度。

2.遵医嘱口服胆碱能药物，并严密观察用药反应。

3.吞咽乏力者给予静脉营养支持。

4.咳嗽无力者帮助训练有效咳嗽及深呼吸。

5.床边备气管切开包和呼吸机。

6.备皮范围按胸部手术要求。

（二）术后护理

1.血压平稳后取半卧位。

2.注意患者饮食情况，有食物反流可置鼻饲管。

3.保持呼吸道通畅，鼓励患者咳嗽、咳痰，及时清除呼吸道分泌物，气管切开者按气管切开护理常规。

4.病情观察：

（1）观察患者生命体征变化。若出现呼吸困难症状，应立即行气管插管或气管切开，并以呼吸机辅助呼吸。

（2）注意肌无力危象，如手握力、吞咽情况。

（3）巨大后纵隔肿瘤术后，注意有无肢体活动和肢体感觉障碍及脊髓损伤的体征。

（4）观察用药后反应，正确判断用药不足和用药过量的不同表现。避免一切加重神经—肌肉传递障碍的药物，如：地西泮、吗啡、利多卡因等。

5.保持胸腔引流管通畅，观察引流液量、颜色及性质，并记录。

6.保持大便通畅，便秘者给予缓泻剂或开塞露，禁止灌肠。

（三）健康教育

同胸心外科疾病手术一般护理健康教育。

八、心包手术护理

（一）术前护理

1.按胸科手术前护理常规。

2.给予低盐、高热量，高蛋白、高维生素饮食。术前2天改普食，以防术中出现低钠症状。

3.限制病人活动量，嘱多卧床休息，注意观察心率、心律及血压的变化。

4.注意尿量的变化，准确详细记录出入量。如尿少，适当应用利尿剂。同时口服10%氯化钾，以防低钾发生。

5.协助医生抽腹水，以改善呼吸、循环功能。抽水时速度不宜过快，初次放水量不应超过3 000ml，以免因大量放水腹内压突然下降而引起内脏血管扩张而致休克。抽水时密切观察病情变化，如有面色苍白、呼吸困难、脉搏细弱、出冷汗等休克征兆，立即停止放腹水，协助医生进行抢救。

6.协助医生测静脉压，以了解右心功能。测压前嘱病人平卧数小时，以防活动后静脉压增高而影响结果。

7.积极控制原发病，结核性心包炎术前至少给予抗结核治疗一个月，化脓性心包炎控制感染后2周方可手术。

（二）术后护理

1.按胸科手术后护理常规。

2.给低盐、高热量、高蛋白、高维生素饮食。

3.严格控制输液量，注意输液速度，每分钟不超过30滴。有心衰的病人，每分钟不超过15滴，以防增加心肺负担。

4.准确记录出入量。尿量多时密切观察有无低钾发生，发现有软弱无力、食欲不振、腹胀等症状时及时汇报医生，并抽血送检查血清钾、钠、氯等。

5.严密监测脉搏、血压、中心静脉压、呼吸及尿量的变化。如发现血压下降、心音低、心悸、气急、心前区疼痛等症状，应及时报告医生，并协助抢救，以防心衰继续发展。

6.因心包剥脱，上、下腔静脉受阻解除，大量静脉血液回流至右心进入肺部，造成肺充血，故需适当应用利尿剂降低前负荷用洋地黄时，应注意监测。

7.观察并记录颈静脉怒张、肝脏大小、腹围、下肢浮肿等情况的变化。

8.术后下床活动不宜过早，可在术后3天开始床边活动，术后2周仍要限制活动量。

九、动脉导管未闭手术护理

（一）术前护理

1.按胸科手术前护理常规。

2.精确测量每分钟的心率，以及收缩期和舒张期血压，供术后对比。

3.严格进行呼吸道管理，以防肺部感染。

（二）术后护理

1.按胸科手术后护理常规。

2.术后血压大都偏高，故需密切观察血压的变化，收缩压升高至18.7kPa以上、舒张压大于13.3kPa持续不降者，可适当给镇静药物，必要时给降压药。

3.用血管扩张剂控制血压时，如：应用硝普钠，需密切观察疗效及副作用。

4.注意观察神志改变，心脏杂音再现、喉返神经损伤、声带麻痹及肺水肿等发生。

5.如发现心脏杂音再现，应及时通知医生，并嘱咐病人卧床休息。

6.术后清醒者可饮水，但部分病人术后早期可发生短时间的声音嘶哑及进流质时引起呛咳，故宜服半流质。呛咳剧烈无法进食者，应增加补液量。

7.严格控制输液速度。

8.严密观察呼吸情况，加强呼吸道管理，以预防呼吸道感染和呼吸衰竭。

十、体外循环下心内直视手术护理

体外循环是指将回心的上、下腔或右心房的静脉血引出体外，经人工肺进行氧合和排出二氧化碳，再经人工心泵人体动脉的血液循环。在体外循环下。可停止呼吸，阻断心脏血流，切开心脏进行心内直视手术。

（一）术前护理

1.按胸外科术前护理常规。

2.呼吸道准备：

（1）控制呼吸道感染，做好咽拭子培养。

（2）禁烟至少1个月，保持口腔卫生。

（3）术前1天用漱口液漱口。

（4）做有效咳嗽和深呼吸训练，以利术后排痰。

3.严格检查患者全身情况及主要脏器功能，特别注意凝血机制及全身慢性炎症疾病的发现，一旦发现及时治疗。

4.皮肤准备：双侧前胸至腋后线，上起颌下，下至会阴部。

5.测量身长、体重、基础血压。

6.发绀型心脏病患者，术前3天予以氧气吸入，每日3次，每次1小时，以改善机体缺氧状态。

7.患者人手术室后，监护室必须备好抢救器械，如呼吸机、心电监护仪、呼吸囊、除颤器、起搏器、氧气装置等。

（二）术后护理

1.按胸外科术后常规护理及麻醉后常规护理。

2.循环系统的监测。

（1）体温的监测：每日4次~6次。

（2）动脉压的监测：直接测压法为常见。直接测压法：桡动脉测压，注意无菌操作，每日更换敷料；第4小时用生理盐水250ml+肝素100mg冲洗导管，使测压管道保持通畅。

（3）左房压监测：每8小时调整零点1次，注意切勿让空气进入导管。

（4）中心静脉压监测：每日消毒，更换敷料，注意无菌操作。根据静脉压的变化，及时调整补液速度。

（5）心电图监测：标准心电图Ⅱ导联，观察患者的心率、心律变化。

3.呼吸系统护理：按胸外科术后呼吸道护理，用呼吸机患者必须做好以下几项护理工作。

（1）应用呼吸机时的观察应从看、听、测3方面来加强。

看：患者有无烦躁或表情淡漠等脑缺氧征象；胸廓或肺扩张收缩程度；呼吸机与患者是否同步，如有拮抗，应立即处理。

听：呼吸机在工作进程中，会发出有节奏的声响，若呼吸机或气囊漏气、气管内积痰、气管受压、呼吸机管道积水、呼吸机空气泵压力不够等故障时，一般会发，出异常的响声，须引起注意，立即检查。及时处理。

测：定时测量心率、血压、呼吸音、心律、中心静脉压、尿量，定时监测动脉血氧、二氧化碳分压，以便及时调整呼吸饥参数。

（2）机械呼吸的雾化：雾化液为注射用水，加入呼吸机雾化装置内，防止黏膜干燥。充血。分泌物黏稠结痂。反之，也要防止过度雾化，以免引起肺内体液的潴留。

（3）每日定时用简易呼吸器加压呼吸数次，以免因长期使用固定不变的潮气量和呼吸频率，使肺泡因扩张不足而发生萎缩。

（4）每2小时翻身拍背一次，振动周边支气管，引起远端排痰。

（5）间断开放导管气囊，防止气管壁受压坏死。

（6）吸痰时要注意观察痰液的色、质、量，有无呼吸道出血，每次吸痰时间不宜超过20秒，注意无菌操作。

4.引流管的护理按胸腔闭式引流护理。

5.泌尿系统的护理：观察每小时尿量及尿色，正常者每小时应大于20ml或1ml/kg体重。留置导尿，会阴擦洗2次/日。

6.神经系统观察有无神经系统和精神症状，如：烦躁、躁动、嗜睡等。

7.密切观察水、电解质及酸碱平衡。

8.卧位。患者术后循环稳定，给予半卧位。

9.止痛。切口疼痛影响呼吸深度和幅度，不利于肺扩张，不利于患者休息，且增加体力消耗。术后应合理掌握，适当给予止痛剂，以减少患者痛苦，有利康复。

附A：

房、室间隔缺损修补手术护理

1.术前准备：同体外循环心内直视手术的术前护理。

(1) 积极预防和控制呼吸道感染，避免感冒。增加抵抗力。

(2) 肺动脉收缩压大于或等于8kPa者，术前2天应用硝普钠静脉点滴，每日10小时，以降低肺动脉压力。

2.术后护理：同体外循环心内直视手术的术后护理。

(1) 加强呼吸道护理：协助患者排痰.预防肺不张或肺部感染。

(2) 观察有无抽搐、偏瘫或局部神经症状。疑有气栓音，及时报告医生。

(3) 观察心率、心律变化。

十一、心脏瓣膜置换手术护理

心脏瓣膜的功能是维持心内血液的正确方向.由心房流向心室及由心室流向大动脉。当瓣膜发生狭窄或闭锁不全严重及药物治疗不能维持时，可行瓣膜置换手术。

按体外循环心内直视手术护理常规。

(一) 术前护理

1.向患者解释术后注意事项及长期抗凝治疗的必要性，以解除顾虑，使其配合治疗。

2.详细询问有无出血病史，检查凝血酶原时间及活动度。

3.备皮范围按心脏手术要求。

(二) 术后护理

1.保持心包及纵隔引流管的通畅，定时挤压，防止心包压塞。

2.病情观察：

(1) 观察患者神志及四肢活动情况，注意有无血栓形成，发现异常及时通知医生，调整药物剂量。

(2) 观察心率、心律变化。

(3) 观察心音变化：

①出现置换瓣膜的拍击音及有无关闭不全的杂音，拟为瓣周漏及瓣膜失灵的征象。

②听诊心脏有瓣膜声缺如，可能发生卡瓣现象，应立即叩击胸前区3次~4次.并进行胸外心脏按压，通知医生给予处理。

3.应用正性肌力药物和血管扩张剂时应观察药物疗效及副作用。

4.维持水、电解质的平衡。

5.抗凝治疗护理。

（1）应用抗凝治疗术后第 2 日晨测凝血酶原时间及活动度。

（2）口服华法林药物应定时、定量。药量准确。

（3）观察抗凝药物有无过量征象，如鼻出血、皮下淤血、牙龈出血、血尿及大便隐血阳性等现象，若出现以上症状，及时协助处理。

（三）健康教育

1.指导合理使用抗凝药、利尿剂、强心剂及注意事项，定期检查凝血酶原时间及活动度。

2.嘱患者逐渐适应更换机械瓣后心跳时发出异常心音，必要时给予镇静药。

3.休息半年，避免劳累和活动量过大。

4.定期复查，若发生意外及时就诊。

十二、冠状动脉搭桥手术护理

冠状动脉搭桥手术是指通过手术建立一个大流量的冠状动脉侧支循环，增加心肌的供血量，以提高心肌的供氧量，是目前治疗冠心病的主要方法之一。适用于严重心绞痛，经内科治疗无效、左冠状动脉主干病变，心肌梗死引起的室壁瘤、心室间隔坏死、穿孔等。

按体外循环心内直视手术护理常规。

（一）术前护理

1.查血糖、血脂、肝肾功能等。

2.应选用上肢静脉注射，大隐静脉将用做旁路，以避免损伤和炎症反应发生。

3.备皮范围，在体外循环备皮基础上，还应包括下肢自膝关节上 1/3 至踝部。

4.术前 1 周停用各种抗凝药物。

5.精神紧张时术前给适量镇静剂，避免诱发心绞痛。

（二）术后护理

1.术后用弹力绷带适当扎紧术侧肢体，注意下肢水肿及足背动脉搏动情况，并鼓励患者早期活动。

2.病情观察：

（1）持续监测心电、血压、中心静脉压和末梢血氧饱和度，发现异常及时协助处理。

（2）早期监测动脉血气、电解质及红细胞比容变化。

（3）应用主动脉内球囊反搏机时，观察术侧下肢血供情况。

3.血压过高遵医嘱应用血管活性药物，并观察效果及有无不良反应。

4.术后需抗凝治疗 3 个月~6 个月，并观察疗效及有无不良反应。

（三）健康教育

1.鼓励患者进高蛋白、低脂、易消化饮食。

2.保持情绪稳定，适当活动。

3.取下肢静脉作搭桥的患肢应穿弹力袜，有利于侧支循环形成，减少肿胀。

十三、心脏移植围手术期护理

心脏移植是将供体的健康心脏移植于受体胸腔或其他部位，部分或完全替代受体的心脏，维持循环功能。根据供体心脏植入的部位，心脏移植手术可分为原位心移植及异位心移植。

术前准备

（一）病人准备

1.心理护理。

2.受心者在等待供体时，必须对其充血性心衰给以适当治疗，才能维持生存。

3.帮助病人了解心脏移植术式、排斥反应，解释为什么服用免疫抑制剂，服药后会产生哪些副作用。

4.有目的地指导病人掌握呼吸及有效咳嗽的技巧，并给病人示范。

5.向病人介绍移植后康复的过程及有关康复的知识。

6.按常规做好心脏手术前准备。

7.术前常规做血、尿、心电图、X线、B超、CT血液生化检查，以了解术前状态和观察术后恢复情况，并检查血型，HLA配型等。

（二）环境准备

准备一个清洁、通风、安静、光线充足的房间，保持温度18℃~20℃，相对湿度50%~70%。

1.监护房间的墙壁、地面及家具用0.5%的"84"液擦拭，并进行严格空气消毒。

2.进入监护病房的工作人员必须穿消毒的隔离衣、鞋，并戴消毒过的口罩、帽子。

3.病人的日常用品、餐具等消毒后置监护病房备用。

4.监测用的仪器、呼吸机等用消毒剂擦拭并调试好备用。

术后护理

（一）术后监护

心脏移植术后的精心护理和手术技术一样重要，它直接关系着移植与治疗的效果。

1.呼吸系统：

（1）患者术后进入监护病房，应立即将气管与预先调适好的呼吸机相连。返室后15分钟进行血气分析，并根据血气结果调节呼吸机参数，半小时后复查血气分析，直至最佳血气状态，以后每4小时~6小时进行血气分析1次。

（2）在使用呼吸机期间，应观察病人有无发绀、烦躁及双侧胸廓运动，并根据病人双侧呼吸音、气道压力高低、PCO_2结果，按需要定时吸痰。吸痰前后暂时给予提高吸氧浓度并注入NS1ml~5ml进行膨肺。吸痰压力以10.7kPa~1 6kPa为宜。吸痰过程应注意无菌操作，吸痰导管尖端要超过气管导管。以便有效吸引。每次吸痰时间不宜超过20秒。

（3）当病人神志清楚、血流动力学稳定、引流液不多、自主呼吸有力、血气分析正常时即可脱去呼吸机，改鼻导管气管内供氧。停机期间，应密切观察病人的心率、血压、呼吸、SI 情况，半小时后各项指标稳定、血气分析正常、即可拔管，改用面罩或鼻塞吸氧，并立即进行口腔护理及清洁鼻腔。

（4）拔除插管的病人，应加强体疗，并根据病人肺部情况进行药物雾化吸入及肺部理疗，必要时护理人员协助进行体位引流，并敲击背部，利于痰液的排出，鼓励患者做深呼吸，有效咳嗽、咳痰。

2.循环系统：

（1）术后持续监测血流动力学指标，每小时记录 HR、BP、SpO_2，CO、CVP、PAWP 一次，若有变化及时记录，并向医师汇报进行处理，同时应注意观察病人的神态，皮肤黏膜的颜色、温度、末梢循环状态等。

（2）保持各测压管的通畅，换能器应放在腋中线与第 4 肋间交叉点的位置。

（3）准确记录 24 小时出入水量，红细胞比容维持在 0.30~0.35，必要时输血，一般成人每日入水总量小于等于 1 800ml。

（4）掌握扩血管药、强心药品的药理作用和使用注意事项，给予正确的浓度、速度，并密切观察其疗效。在使用药物的过程中，应注意衔接好各个接头，保持管道通畅，严禁管道的打折脱落。严禁在用药管路上推药，更换药物应动作敏捷。

（5）使用床边心电监护，及时发现心律失常，复杂的心律及 ST 段异常。还应定时描记标准的心电图。每次描记时，应保证导联电极位于同一位置。并且该位置最好应标明。

3.泌尿系统：

（1）尿量：术后每小时记录尿量 1 次.正常成人 0.5ml/kg/小时，儿童 1ml / kg /小时，同时注意尿的颜色、性质，如果少尿应积极采取有效措施进行处理。

（2）术后肾功能血尿素氮、肌酐每 12 小时~24 小时测 1 次，内生肌酐清除率每周测 1 次，如疑有尿路感染时，应做中断尿培养。

（3）病人清醒后，关闭导尿管.锻炼膀胱功能，力求尽早拔除导尿管，防止泌尿系统感染。导尿管应固定妥当，以防出现打折、脱出、梗阻等情况延误病人病情的判断。

4.消化系统：

（1）术后常规安置胃管引流、应准确记录引流量、颜色、pH 值，并严密观察大便性状。

（2）术后早期每日查肝功能。

（3）术后第二天，即可进行 EN。鼻饲前床头抬高 30°~40°以防反流。操作时要保持清洁，鼻饲时应注意鼻饲液的温度、量等。未用完的营养液放冰箱冷藏，超过 24 小时后丢弃。

5.引流管护理：

患者应头部抬高 30°，并经常挤压引流管，正确的记录引流量、颜色、性质，严格掌握无菌操作，定时更换引流瓶。

6.急性排斥反应的监测：急性排斥反应主要表现为：各种心律失常、奔马律、发热、乏力、胸闷、体重增加、右心衰竭症状。

7.并发症的监测与护理：

（1）出血：主要表现为心包及纵隔引流管内引流液较多，并伴有心率增快、血压下降。

（2）低心排血量：表现为血压下降、心率加快、神志异常、肢体湿冷、苍白或发绀、尿量减少等。

（3）心律失常：可出现房性、室性心律失常，严重威胁患者生命。室性心律失常可见于半数心脏移植病人。房性心律失常比室性心律失常更为常见。

（4）心包填塞：如果患者出现心率增快、血压迅速下降、心包及纵隔引流管内引流液较多，且连续在3小时~4小时内失血量等于或超过患者全身血量的5%，同时CVP增高等情况，则要注意有无心包填塞发生。

8.应用免疫抑制剂的监测：用药期间护理人员严格遵照医嘱及时准确用药，而且要了解药物药理特性、给药途径及药物不良反应，同时也要正确按时进行免疫抑制剂浓度的测定，监测其浓度的谷值与峰值。术后早期每日抽血测定肝功能，了解免疫抑制剂对肝脏的损害情况。

（二）基础护理

1.保持周围环境安静与舒适，妥善安排治疗和护理操作时间。以保证病人充足的睡眠。

2.每日给予温水擦浴，并更换床单及病人衣裤。使床单平整干燥。

3.室内定期开窗通风，保持室内干燥，使之不利于细菌、真菌繁殖。

4.给予舒适体位。用50%酒精按摩骨突处和受压部位，以促进血液循环。

5.定时洗头，必要时修剪指甲、理发。

6.进餐前后用漱口液漱口，每日4次口腔护理，并经常观察口腔有无溃疡、白斑形成。

（三）健康指导

1.指导病人认识疾病，多讲解国内外心脏移植的成功案例，使其树立战胜疾病的信心。

2.用药指导。指导患者正确、准时服用各种药物，讲解并指导患者学会观察各种药物的不良反应。

3.出院宣教：

（1）在健康记录手册上，教会病人每日记录体温、血压、脉搏和体重，并登记每日用药剂量和时间。

（2）指导患者掌握关于用药和后续治疗的知识，如出现头晕、乏力、纳差等现象及时就诊。注意慢性排斥反应发生，做好自我监测。

（3）合理安排作息时间，劳逸结合，适当进行户外活动。

（4）让患者了解可引起心脏病的各种危险因素，了解排斥反应和感染的危险性，认识按时服药及定期复查的重要性。

（5）服用激素的病人易激怒，要告诉家属应体贴、理解、关心病人，保持心情愉快。

十四、胸腔闭式引流术护理

（一）目的

1.排除胸腔内气体和液体。

2.重建胸腔负压，使肺复张。

3.维持纵隔的正常位置。平衡两侧胸腔压力。

（二）术前准备

1.备好引流装置。

2.向患者介绍胸腔闭式引流的目的及注意事项，以取得配合。

3.放置引流管的位置，根据引流目的不同选择。

（1）排除气体：一般放置在患侧第2肋间锁骨中线处。

（2）引流积液：一般放置在患侧第7、8肋间，腋中线或腋后线。

（3）引流脓液：应放在脓腔最低处。

4.穿刺置管固定，连接水封瓶，瓶内置生理盐水密封，玻璃管下端浸入水面3cm~4cm，水封瓶置低于胸腔60cm的位置。

（三）术后护理

1.血压平稳后取半卧位。

2.妥善固定，防止扭曲滑脱。

3.保持引流通畅，如有堵塞可挤压引流管。

4.严格无菌操作，防止逆行感染。

5.搬运或更换引流瓶时应用两把血管钳夹，防止气体进入胸膜腔。

6.记录胸腔闭式引流的量、颜色及性质，如有较多血性液体，考虑有活动性出血；如有较多气体逸出考虑有新的损伤，应及时处理。

7.观察水封瓶中玻璃管水柱波动情况。

8.胸腔引流48小时~72小时后，观察无气体逸出或24小时引流小于50ml、脓液小于10ml，无呼吸困难，摄胸片见肺复张良好即可拔管。拔管后用无菌凡士林纱布、敷料覆盖，并观察有无胸闷、气促、皮下气肿。

第三节　普外科护理常规

一、甲状腺手术护理

（一）术前准备

1.按外科一般术前护理常规。

2.甲状腺功能亢进者术前准备：

（1）口服复方碘化钾溶液，从/滴开始，逐日增加1滴至1/滴。3次/天；或者 10 滴，3 次/天，连续服 2 周。

（2）心率大于 90 次/分者口服普萘洛尔（心得安）10mg~20mg，每日 3 次，脉搏小于 60 次/分者，停服 1 次。

（3）测定基础代谢率，控制在正常范围。

（4）保护突眼，白天用墨镜，睡时涂眼药膏。

（5）进食高热量、高维生素饮食。

（6）术前禁用阿托品。

3.让患者了解术中体位，并指导患者做颈部固定活动的练习，以适应术后的需要。

4.准备气管切开包、氧气、吸引器。

（二）术后护理

1.按外科一般术后护理常规。

2.颈丛麻醉或全麻清醒后取半卧位，床边备气管切开包。

3.严密观察血压、脉搏、呼吸、体温的变化，观察有无声音嘶哑、呛咳、呼吸困难等症状。

4.手术当日禁食，术后 1 天进温凉流质，避免过热或刺激性食物，防止呛咳。

5.引流管护理：术后切口引流接一次性负压引流器。观察引流液的性质与量。

6.甲亢术后继续服复方碘化钾溶液 7 天，每日 3 次，从 15 滴开始逐日减少 1 滴直至停止。

7.并发症的观察及预防：严密观察病情，防止呼吸困难、窒息、声音嘶哑、失音、音调降低、误咽、甲状腺危象、手足抽搐等并发症。

（三）健康指导

1.练习颈部运动，防止瘢痕挛缩。

2.如有声音嘶哑、音调变低者出院后应继续行理疗、针灸，以促进恢复。

3.指导患者了解甲状腺功能减退的临床表现。门诊随访。

附 B：

腹腔镜下甲状腺手术护理常规

随着外科微创技术的进展，腹腔镜下手术越来越被外科医生所广泛使用。腔镜下甲状腺次全切除术是外科微创手术中的一项新技术。与传统的手术方法相比.因切口小、创伤小、切口疼痛较轻、术后不留疤痕、美容效果好，正逐渐得到患者的认可。

（一）手术方法

患者气管插管行全身麻醉，在胸骨切迹的下缘和左右乳头的上缘分别作约 10mm（主切口）、5mm 及 3mm 的切口，在主切口注入 CO_2 气体，置入 10mm 的腹腔镜，于左右乳头上缘切口分别置入超声刀及操作钳，应用超声刀游离皮下组织，建立手术空间。暴露肿块后切除肿块，将肿块挤至主切口下方取出。经胸骨切迹 10mm 的切口放入引流管引流 1 根。切口用小圆针细线缝合 1 针，用免缝胶带对合皮肤。

（二）术前护理

见甲状腺手术护理。

（三）术后护理

1.吸氧：给予低流量吸氧且保持呼吸道通畅。有条件者，可以使用心电监护仪监测 SPO2，观察呼吸幅度和呼吸频率。有效低流量吸氧 4 小时~6 小时即可恢复术后机体需要。

2.体位：术后患者去枕平卧 4 小时~6 小时至全麻清醒，防止呕吐引起吸入性肺炎。对疑有上胸部皮下积血者，可以采取平卧位，上胸部加压包扎，以便于引流。

3.引流管的护理：引流管接一次性负压引流器，妥善固定，避免折、曲，引流管的长度应不短于 25cm，以便于引流管挤压与病人的活动。观察引流物的颜色、性状和量，一般在术后 48 小时~72 小时根据引流情况可以拔管。

4.并发症的观察及护理：

（1）出血：出血多发生术后 24 小时~48 小时。术后应密切观察引流情况、呼吸情况、颈部及上胸部有无皮下积血等。一般皮下引流每小时引流量小于 50ml，24 小时引流量小于 200ml。腔镜下甲状腺术因颈部无切口、引流管位置低。颈部活动影响相对较小，但应告之患者减少颈部活动.咳嗽时可用手掌呈 V 字形手势保护颈部以防止血管渗血。患者清醒 6 小时后可进流质饮食.以温热为宜，避免过热、过硬及刺激性食物。术后适当给予止血药物。

（2）喉头水肿及窒息：患者在术后 12 小时主诉咽喉部疼痛不适，惧咳痰且伴有呼吸加快。可给予低流量吸氧，鼓励病人轻咳排疾，遵医嘱雾化吸入每日 3 次，可稀释痰液，减轻喉头水肿。窒息可因气管塌陷、血肿压迫、喉返双侧神经损伤以及痰液阻塞等引起，应根据情况对症处理。术后病人床头应常规备气管切开包。

（3）神经损伤：了解喉返或喉上神经有无损伤，术后严密观察有无音调降低、失音、呛咳、误咽等。术后 6 小时可与患者简短交谈，让患者进温凉流质。如有异常情况，应立即报告医生，对症处理，同时做好患者健康教育和心理护理，以减轻心理负担。

（4）皮下气肿：腔镜下甲状腺手术使用二氧化碳气腔，压力过高可致颈部、胸部皮下气肿。少量气体可吸收，大量皮下气肿可使用抽吸放气，以免影响局部血液循环和组织愈合。

（5）甲状旁腺功能损伤：术中如甲状旁腺被误切、损伤或血液供应不足，皆可引起患者甲状旁腺功能低下出现低血钙，使神经肌肉的应激性增高，常表现为面、手足部麻木、强直，严重者全身抽搐，甚至昏迷。症状多发生在术后 1 天~3 天，在此期间应注意面、口唇周围和手足有无针刺感和麻木。如出现上述症状可使用钙剂对抗。同时限制含磷高的食物。如牛奶、瘦肉、蛋黄等。

（6）甲状腺危象：对原有甲状腺功能亢进者，术后应继续使用碘剂，甲状腺危象多发生在术后 12 小时~36 小时.临床表现为高热、脉速、神志改变及消化道症状。一旦发现有甲状腺危象的表现，应立即报告医生并给予紧急处理.如物理降温、激素和碘剂的使用等。

（7）其他：色素减退，临床评估为术中使用超声刀凝血所致；颈前区皮肤有水泡，考虑可能与颈前皮下游离过浅灼伤皮肤有关，一般可自行恢复。

二、乳腺癌根治术护理

乳癌是指乳腺组织或导管内发生的恶性肿瘤。好发年龄在 40 岁~60 岁。主要与性激素的变化、遗传因素以及乳腺囊性增生病恶变有关。而高脂饮食也是乳腺癌发病的重要因素之一。

临床表现为乳房包块多发生在乳房外上象限，且增长速度较快，皮肤显"橘皮样"改变，破溃时呈菜花状溃疡、恶臭。乳头出现凹陷，乳头溢液，淋巴结肿大，最早发生在同侧腋窝淋巴结，晚期有血行转移。

（一）术前准备

1.按外科术前一般护理常规。

2.心理护理。

3.对于妊娠及哺乳期患者，应终止妊娠及断乳。

4.备皮范围：见"备皮法"，如需植皮，取患侧乳房上的皮肤，应注意乳头及乳晕部的清洁；取患乳对侧大腿皮肤，备皮范围应包括会阴部的阴毛，手、膝关节。

（二）术后护理

1.按外科一般术后护理常规。

2.体位：全麻清醒后半卧位，椎管内麻醉平卧 6 小时后改半卧位，抬高患侧上肢。

3.切口处用胸带加压包扎，注意患侧上肢皮肤的颜色、温度、脉搏，防止过紧引起肢体供血不良，过松不利皮瓣或皮片与胸壁紧贴愈合。

4.观察患者有无气胸的征兆，以及胸闷、呼吸窘迫等。

5.做好负压引流管的护理，根据患者需要调节负压，妥善固定，引流管长度以患者床上翻身的长度为宜，观察引流液的颜色、性质和量.引流量每小时超过 100ml 提示有活动性出血，应立即报告医生及时处理。引流管一般放置 3 天~5 天，引流液颜色变淡。24 小时随小于 10ml。局部无积血、积液可考虑拔管。

6.上肢的功能锻炼：3 天内患肢制动，3 天~5 天后活动肘部以上，7 天后活动肩部。拆线后加大肩部活动范围，指导患者进行患肢的爬墙运动、梳理头发等以恢复肢体功能。

（三）健康指导

1.指导锻炼。防止瘢痕挛缩。

2.遵医嘱口服他莫昔芬（三苯氧胺）等药物。

3.每月自查健侧乳房，避开月经前期及月经期。方法：坐位或直立位，健侧上肢自然下垂，对侧手平触乳房有无肿块及乳头处有无分泌物，忌刺激及捏乳房。

4.健侧或患侧局部周围有包块者请及时门诊随访。

5.化疗者按化疗期护理。

三、胃、十二指肠疾病手术护理

胃溃疡和十二指肠溃疡是常见的消化道疾病，发病率很高，好发于青壮年。

目前认为主要发病因素是胃酸和胃蛋白酶分泌过多、胃黏膜屏障作用的破坏以及近年发现的幽门螺旋杆菌感染。季节、情绪波动、饮食失调可诱发。胃、十二指肠溃疡经过严格的内科治疗，大多可以基本治愈。仅少数因有严重并发症或经内科治疗无效者，才需外科手术治疗。

临床以慢性过程、周期性发作与节律性疼痛为主要特征。主要并发症为出血、穿孔、幽门梗阻及癌变等。

按外科疾病手术一般护理常规。

（一）术前护理

1.纠正贫血及营养不良.指导合理膳食。

2.观察病情变化，注意有无急性穿孔、出血、幽门梗阻等并发症发生。

3.幽门梗阻者.术前应置胃肠减压管，术前3日每晚用3%高渗盐水洗胃，以减轻胃壁水肿。

4.胃癌波及横结肠时应做肠道准备。选择肠道不易吸收的抗生素口服。

5.术前晚行清洁灌肠。

6.术日晨禁食、水，置胃管及导尿管。

（二）术后护理

1.血压平稳后取半卧位。

2.病情观察。

（1）观察生命体征变化，每半小时测量血压、脉搏、呼吸1次。

（2）观察腹胀及肠蠕动情况，术后24小时~48小时禁食，术后第3日~4日肠蠕动恢复后可拔除胃管，给试饮水及过渡到流质，术后第5日~6日进半流质饮食，术后第7日~9日根据病情进软食。忌进生硬、油炸、刺激性食物。

3.保持各种引流管通畅，妥善固定，防止引流管扭曲、受压及脱落。

4.鼓励早期活动，活动量根据个体差异而定。

5.并发症护理：

（1）胃出血：观察胃管引流情况及血压、脉搏变化。若短期内从胃管内流出大量鲜血、呕血或黑便，持续不止，趋向休克情况，应立即再次行手术止血。

（2）感染：注意切口情况及体温变化。

（3）吻合口梗阻：观察呕吐的性质及量，必要时置胃肠减压管。

（4）倾倒综合征：患者餐后应平卧10分钟~20分钟，少食多餐，控制碳水化合物的摄入，使其逐渐适应，并观察进食有无出现上腹部胀痛、心悸、头晕、出汗、呕吐、腹泻甚至虚脱等症状。

（5）吻合口瘘：注意有无发热及腹膜刺激征，若出现严重腹膜炎，须立即进行手术。

（三）健康教育

1.保持心情舒畅，适当活动，避免劳累及受凉。

2.少食多餐，避免生冷、硬、辛辣等刺激性食物，忌食胀气、油脂及过甜食物，饭后卧床30分钟~1小时以预防倾倒综合征。

3.保持大便通畅。

4.注意有无腹痛、反酸、嗳气、恶心、呕吐、黑便、便血，发现异常及时就诊。

5.定期复查。

四、胆囊摘除、胆总管探查术护理

胆石症是指胆道系统包括胆囊或胆管内发生结石的疾病。胆道感染是属于常见的疾病，按发病部位分为胆囊炎和胆管炎。

主要因素是细菌感染，胆汁淤积，胆汁成分发生变化而形成胆结石。结石形成后可影响胆汁排出，胆汁淤积、细菌繁殖又可加重感染。

临床根据结石大小、存在部位、有无引起梗阻而临床表现不同。胆囊结石常有明显症状，急性发作时出现胆绞痛；肝外胆管结石出现腹痛、寒战、发热和黄疸夏柯三联征；肝内胆管结石以右上腹持续性闷胀，痛伴畏寒、发热、败血症，休克等症状。

（一）术前准备

1.了解病情，做好解释工作，使病人保持良好的心理状态。

2.给予低脂、高蛋白、高维生素饮食，术前禁食、禁水6小时。

3.遵医嘱做好抗炎处理。

4.急性发作期的病情观察：腹痛的性质、范围、部位及程度，有无黄疸等。

（二）术后护理

1.按外科一般术后护理常规。术后6小时改半卧位，全麻患者吸氧4小时~6小时。

2.观察生命体征的变化，继续观察患者腹部体征及皮肤、巩膜黄疸情况，防治术后出血及胆管梗阻、胆瘘。

3.有黄疸者，术后继续使用维生素K，观察鼻腔、口腔、切口及引流管有无出血，全身皮肤瘙痒者可用乙醇棉球轻擦，局部忌抓、忌水烫、忌肥皂擦洗，防止皮肤出血及感染。

4.保持胃管、T型管、腹腔引流等有效，观察引流液量、色和性质。

5.饮食：恢复胃肠道功能后给予低脂流质，渐给予低脂半流，低脂普食。

6.根据患者个体情况术后第2天或第3天可协助病人下床，刺激肠道功能恢复。

7.T管引流8天~10天可拔管，拔管前行试夹管，T管造影。造影后T管开放引流24小时。延期拔管、带管出院病人根据相关因素加强健康指导。

（三）健康指导

1.忌进高脂、油腻食物，如感上腹部饱胀、消化不良者，服消炎利胆片、多酶片等。

2.勿暴饮暴食、忌烟酒辛辣等刺激性食物。

3.如大便不成形或腹泻者，注意调整饮食，一般术后1个月此症状会慢慢消失。

4.休息1个月，一般3个月后恢复正常工作。

五、腹腔镜胆囊切除术护理

腹腔镜胆囊切除术（1aparoscoplc cholecystectomy，LC），是在电视腹腔镜引导下，利用专用器械，通过腹壁小戳口在腹腔内施行胆囊切除的微创手术。它具有创伤小、手术操作简单、术后疼痛较轻、恢复较快、住院时间短、瘢痕小等优点。

（一）手术方式

气管插管全麻，分别在患者脐上缘、右肋缘下、锁骨中线位及右腋前线位、上腹正中近剑突处作直径 5mm~10mm 的 4 个切口，经脐旁切口插入气腹针建立气腹，再置人腹腔镜，经另 3 个小孔分别置入带电凝的钳、剪及分离钩，将腹腔镜与电视摄像系统连接，通过监视器荧光屏观察腹腔内情况及胆囊切除的手术操作，最后通过腹部小切口将胆囊拉出体外。

（二）术前护理

1.心理护理：多数患者并不了解 LC 的手术过程，因而心存疑虑，包括对麻醉以及对结石是否能取出的担心。因此术前指导十分必要。应该向患者介绍手术的适应证、手术方式、可能发生的并发症以及注意事项，可让其与病房中腹腔镜术后的患者交流，以消除病人和家属的思想顾虑。

2.术前检查：术前行 B 超检查或 CT 检查，了解胆总管、肝内胆管有无结石、胆管急性炎症或疑有癌变，如有，应避免做 LC。常规检查心电图、胸片以及生化等，了解重要脏器功能情况，了解影响手术的潜在因素，使病人能安全接受手术。

3.术前常规准备：

（1）术区备皮。按上腹部手术范围备皮，因在脐旁置入腹腔镜，故特别注意脐部卫生，以松节油棉签或过氧化氢棉签清洗脐孔后，再用碘附棉签擦拭，注意动作轻柔，以免擦破脐孔皮肤。

（2）胃肠道准备。术前 1 天进易消化的少渣半流，术前禁食 6 小时，一般不需常规置胃管或灌肠。

（3）术前锻炼。嘱吸烟患者戒烟，练习胸式呼吸及咳嗽、咳痰等动作，讲解床上翻身和下床活动的技巧。

（三）术后护理

1.全麻后常规护理：患者去枕平卧，吸氧 4 小时~6 小时，术后 6 小时取半卧位。

2.吸氧：术后持续吸氧 2L/分~3L/分，可提高氧分压，加速 CO_2 排除。术后应常规给氧 4 小时~6 小时，且密切观察呼吸情况。

3.生命体征的监测：术后监测 P、R、BP，4 次~6 次，每 2 小时 1 次至平稳，对于脉率快、血压下降者，应注意有无腹腔内出血。

4.引流管的观察：LC 术后一般不放置引流管，但对于粘连较重者、术中估计有出血、胆漏时需放置引流管。要防止引流管扭曲、堵塞，定时挤压，观察引流液的性质、颜色、量，一般于术后 24 小时~48 小时引流量小于 20ml，后可拔除。

5.术后并发症的观察护理：因 LC 操作的不直接性及其所特有的技术、环节等因素，故存在特殊的并发症。

（1）腹腔内出血：这是 LC 较为常见的并发症，多为术中钛夹位置不当或脱落，引起胆囊床渗血所致。术后应观察血压情况、敷料颜色以及引流液的颜色与量。对于术后 24 小时出现血性引流液突然增多（大于 200mL），同时伴有脉搏增快、血压下降或敷料渗液较多，应及时通知医生处理，必要时再次手术。

（2）胆道损伤、胆漏：这是最为严重的并发症之一，主要原因是肝外胆管和胆囊管处理不当。主要表现为胆汁性腹膜炎。术后应严密观察有无腹痛、腹胀、腹膜刺激征以及皮肤、巩膜的颜色和引流液的性质。发现异常，及时通知医生，必要时手术处理。

（3）皮下气肿：这是由于术中气腹压力过高或穿刺针未进入腹腔，使 CO_2 向皮下组织扩散所致。严重者会出现面、颈、胸、腹等处明显肿胀伴呼吸困难、血压升高、心率加快，如有上述情况，应给予低流量吸氧，半卧位，备好吸痰器。

（4）急性水肿性胰腺炎：可能是术前合并胆总管小结石或手术过程中的胆囊内小结石脱落、胆囊切除后胆道动力学改变，使胆汁逆流入胰管所致，一般发生在术后 5 天~7 天，有急性胰腺炎的临床表现，故术后应严密观察腹痛的性质、部位以及辅助检查的结果。可给禁食、胃肠减压、抑酸等内科保守治疗；胆总管小结石可经十二指肠镜取石。

（5）肩部酸痛：肩部酸痛是 LC 术后轻微的并发症，可能是残留于腹腔的 CO_2 刺激双侧膈神经终末细支所致。一般 3 天可自动缓解。应给患者做好解释工作，也可做适当的按摩和理疗。

（四）健康指导

1.注意劳逸结合

2.低脂饮食

3.门诊随诊

六、原发–l 生肝癌手术护理

原发性肝癌是我国常见的恶性肿瘤之一，分别占男、女性恶性肿瘤的第三、四位。高发于东南沿海地区。可发生于任何年龄组，以 40 岁~49 岁男性多见。

原发性肝癌的病因和发病机制迄今未明，可能与病毒性肝炎、肝硬化、黄曲霉菌、亚硝胺类致癌物、水土等因素密切相关。

临床表现早期缺乏特异性表现，晚期可有局部和全身症状，包括肝区疼痛、肝脏肿大、消化道症状、全身症状、其他症状等，常见并发症有肝性脑病、上消化道出血、癌肿破裂出血及继发性感染等。

（一）术前准备

1.按外科术前护理常规。

2.疼痛护理：遵医嘱给予止痛药或采用镇痛泵镇痛。

3.心理护理：护士应热情、耐心、服务周到，使之树立起战胜疾病的信心；介绍成功病例或请成功者现身说法，消除病人恐惧紧张心理；对行化疗和放疗所致头发脱落者，应做好心理护理，以消除其顾虑。

4.提供适当的营养：采取高蛋白、高热量饮食。对无法经口进食或进食少量者，可考虑使用全胃肠道外的静脉高营养法（TPN）。

5.注意黄疸程度、出血倾向。为防止术中渗血，可肌注维生素 K3 或维生素 K1。按医嘱给予白蛋白、血浆、全血和保肝药物。术前给予清洁肠道，以减少血氨来源，避免诱发肝昏迷。

6.做好各项术前准备。

（二）术后护理

1.按外科术后护理常规。

2.密切观察病人的心、肺、肾、肝等主要脏器的功能情况，注意血压、脉搏、呼吸、体温、心电图及生化和尿的颜色、量、比重等的变化。

3.密切观察腹腔引流量及性状：如引流量逐日减少，且无出血及胆汁，引流管一般可在手术后 3 天~5 天内完全拔出；如为开胸手术，在排除胸腔积液和肺不张后，可在术后 2 天~3 天内拔出胸腔引流管；如血性渗液逐日增加，疑有内出血时，应及时向医师报告，必要时行手术探查止血。

4.肝断面出血，按医嘱正确使用止血剂、维生素 K3 及输入新鲜血液。术后 2 天若血压平稳可给予半卧位，但不宜过早起床活动，避免剧烈咳嗽，防止肝断面出血。

5.肝脏切除术后易引起低血糖，护理的主要措施有：

（1）密切监测血糖及尿糖，必要时 6 小时检查 1 次，严密观察病人有无心悸、乏力、出汗及饥饿等症状。发现问题及时报告医师。

（2）输入葡萄糖时应做到持续均匀输入。防止血糖急剧上升或下降。

6.继续应用抗生素防治肝创面、胸部、腹部及切口感染。术后注意观察病人的体温、脉搏及腹部状况。如手术 3 日后体温持续不降、白细胞升高、腹部胀痛，应考虑为有感染可能。

7.术后 2 周内应补充适当的白蛋白和血浆，以提高机体的抵抗力；广泛肝切除后，可使用要素饮食或静脉营养支持。

8.胆汁瘘是肝脏切除术后常见的并发症。应注意观察腹腔引流液的性质；保持引流管通畅，记录引流液的量及性质；观察有无剧烈腹痛、发热等胆汁漏、胆汁性腹膜炎症状。

9.肝功能衰竭是术后威胁生命的严重并发症。术后早期密切观察病人神志情况如有无嗜睡、烦躁不安等肝昏迷前驱症状；严密观察其血氨的变化，血氨高，可遵医嘱给予生理盐水 100ml 加入食醋 50ml，每日灌肠 1 次~2 次，再按医嘱配合药物治疗；半肝以上切除的病人，需持续吸氧 3 天~4 天，定时检测血氧饱和度，使其维持在 95%以上，以增加门静脉血氧饱和度。补充血容量以增加门静脉回流，并按医嘱补充葡萄糖、氨基酸、维生素 C 以及白蛋白、血浆等保肝药物，以促进肝细胞代偿和再生能力。避免使用巴比妥类及对肝细胞有害的药物。

七、肝脏移植手术护理

肝移植分为原位肝移植和异位肝移植。原位肝移植是目前治疗终末期肝病最有效的方法，指切除病肝后于原解剖位置植入供肝。异位肝移植是指将供肝植入受体脊柱右侧或右侧盆腔内，而原有病肝不予切除。

按外科疾病手术一般护理常规。

（一）术前护理

1.让患者及家属了解肝移植的必要性，以解除疑虑，树立信心，讲解术前准备及术后配合，以提高移植成功率。

2.给予高碳水化合物、高蛋白、低脂和高维生素饮食，以改善营养状况。

3.术前 3 日肌肉注射维生素 K1，以纠正凝血功能异常。

4.遵医嘱应用免疫抑制剂及抗生素，协助做好各项检查。

5.术前给予眼药水滴眼、制霉菌素溶液漱口，皮肤皱折处用 75%酒精擦拭。

6.肠道准备：口服肠道不吸收抗生素，术前晚、术日晨用生理盐水清洁灌肠。

（二）术后护理

1.专人护理，严格执行保护性隔离制度。

2.给予高蛋白、高碳水化合物、高维生素、适量脂肪饮食，以利肝功能恢复。

3.病情观察。

（1）监测体温：术后 30 分钟测体温 1 次，体温下降明显或不升予保暖。

（2）监测呼吸：如出现呼吸困难应给予呼吸机辅助呼吸。

（3）监测神志：准确记录其清醒时间，如长时间不清醒，应考虑有无缺血性脑病、脑水肿、肝性脑病等，应及时协助处理。

（4）严密监测心率、血压、中心静脉压等变化。

（5）观察有无黄疸，详细记录黄疸发生的时间和程度。

（6）监测肝功能，及时补充白蛋白、维生素，以纠正凝血机制异常，尽早应用护肝及利胆药物。

4.应用免疫抑制剂，以环胞素 A 为主，服以硫唑嘌呤和甲泼尼龙的三联用药，观察药物的副作用，每日测定环胞素 A 全血低谷浓度，持续至术后 3 个月。

5.保持各种引流管通畅，观察引流液量、颜色及性质，并详细记录每小时出入量（包括尿量、胃液、胆汁及腹腔各种引流液）。

6.并发症护理：

（1）急性排斥反应：观察神志，皮肤、巩膜有无黄染，腹部体征，体温，胆汁量及肝功能情况，出现异常立即遵医嘱给予甲泼尼龙作激素冲击疗法。

（2）血管吻合口破裂：观察生命体征及腹部体征变化，注意切口渗血及腹腔引流液情况。

（3）肝动脉血栓形成：如体温突然升高、肝功能异常、肝脾肿大、腹痛等，一旦发生，及时协助处理，遵医嘱应用低分子右旋糖酐、复方丹参静脉滴入，口服阿司匹林、双嘧达莫，每周行彩超检查肝动脉血流情况。

（4）感染：严格执行消毒隔离制度，及时应用广谱抗生素及抗病毒药物，并给予 2%碳酸氢钠溶液漱口及制霉菌素涂手足指（趾）甲及皮肤皱折处。

（三）健康指导

1.恢复期，注意体力锻炼，适当户外活动，避免劳累。

2.采用高蛋白、高碳水化合物和低脂饮食，避免生、冷、刺激性食物及饮酒。每周测体重一次。

3.指导患者正确服药，注意观察有无肝肾毒性、血压升高等不良反应。

4.做好出院指导，详细介绍出院后的注意事项。告知患者，定时来院复诊；正确服用免疫抑制剂；尽量避免到公共场所；注意"T"管保护等。

八、急性胰腺炎手术护理

急性胰腺炎分为单纯水肿型和出血坏死型两类，前者多见，经内科治疗后大多数均能痊愈；后者病情严重、凶险，进展快，并发症多，常因并发休克、多脏器功能衰竭而危及生命。

主要病因为胰液排出受阻，过量饮酒，暴饮、暴食，创伤，胰腺缺血及其他因素如代谢紊乱、高脂血症、某些药物所致。

临床以腹痛、恶心、呕吐与腹胀、发热与黄疸、休克、腹膜刺激征、出血征象为主要特征。

（一）术前护理

按外科手术前一般护理常规。

1.禁食，胃肠减压。

2.遵医嘱抑酶、抗感染，纠正水、电解质紊乱。

3.对症处理，促进胃肠道功能的恢复。腹胀者，可使用生大黄导泻。

4.监测血尿淀粉酶、血糖、肝、肾功能及生化指标，监测 SPO_2、尿量、生命体征，了解重要脏器的功能。

5.黄疸者术前常规补充维生素 K，改善凝血功能。

6.手术日晨置胃管及导尿管。

（二）术后护理

1.按外科手术后一般护理常规及麻醉后护理常规。

2.禁食，胃肠减压。

3.半卧位。

4.严密观察体温、脉搏、呼吸、血压、监测血尿淀粉酶、血糖与尿糖，了解重要脏器功能情况，遵医嘱对症治疗。

5.完全胃肠外营养以及肠内营养按有关章节护理常规。

6.各种引流管的护理：

胃管、尿管、腹腔双套管（冲洗引流管）、T 型管的护理参照有关章节。

肠造瘘管、胰引流管的护理：

（1）保持引流管的通畅。

（2）观察引流液的量、颜色、性质，并记录。

（3）更换引流袋及倾倒引流液时需注意无菌操作，防止逆行感染。

（4）空肠造瘘管早期作胃肠减压使用，待恢复肠蠕动后可给予要素饮食，2 周~3 周后恢复饮食可拔除空肠造瘘管。

（5）胰引流管待 2 周后引流液转为无色透明、量逐日渐少、腹部无阳性体征、切口愈合好即可予以拔管。

7.急性出血坏死性胰腺炎术后行腹腔冲洗时，要正确记录冲洗量及引流量，病情较重者记录出入量。

（三）健康指导

1.饮食宜清淡，忌油腻，勿暴饮暴食。

2.忌烟酒等刺激性的食物。

3.积极治疗肠道蛔虫、胆总管结石等病症。

4.遵医嘱服药。

九、腹部损伤护理

腹部损伤是指腹部受到外界各种致伤因素所致的损伤，主要是外界直接暴力作用于腹部引起的腹壁或内脏的损伤；利器或爆震作用于腹部引起的穿透性损伤。

常见的腹部损伤根据腹腔与外界是否相通分为开放性和闭合性损伤，根据损伤的脏器分为实质性脏器损伤（如肝、脾、胰、肾的损伤）和空腔脏器损伤（如胃、肠、膀胱、胆囊的损伤）。

临床以休克、急性腹膜炎及内出血为主要特征。

按外科疾病手术一般护理。

（一）术前护理

1.卧床休息，避免搬动。

2.观察期间应禁食、水，必要时行胃肠减压。

3.禁用镇痛剂，以免掩盖病情；禁止灌肠，以免加重病情。

4.病情观察：

（1）定时测量体温、脉搏、呼吸、血压，注意有无休克发生。

（2）观察腹痛的性质、部位、范围，有无压痛、肌紧张及反跳痛等。

（3）观察有无合并伤及程度和进展情况。

（4）监测各种相关的生化指标，必要时行腹腔穿刺，观察穿刺液的性状。协助诊断。

5.选择有效抗生素，防止腹腔内感染。

6.如需手术治疗，做好术前准备。

（二）术后护理

1.按麻醉后护理常规，血压平稳后取半卧位。

2.禁食、胃肠减压，并观察肠蠕动恢复情况，根据病情逐步恢复饮食。

3.观察生命体征、尿量和中心静脉压，若出现血压下降、高热、少尿、无尿时均应做出相应处理。

4.保持腹腔引流通畅，观察引流液的量、颜色及性质，同时了解腹痛情况及腹部体征的变化。

5.根据病情记录出入量。维持水、电解质及酸碱平衡。

6.鼓励患者早期离床活动。防止术后肠粘连，减轻腹胀，促进肠蠕动的恢复。

（三）健康指导

1.平时多食易消化、营养丰富的食物。

2.保持大便通畅，如有腹痛、腹胀、排气停止，应及时就诊。

3.适当活动，防止术后肠粘连。

十、脾破裂手术护理

（一）术前观察和护理

1.监测生命体征：每15分钟或30分钟测1次P、R、BP，有条件者使用监护仪。

2.患者平卧，休克者按休克体位。

3.保持呼吸道通畅，吸氧。

4.快速建立两组静脉通道：遵医嘱扩容、升压、止血等处理。

5.抽取血标本，进行血交叉试验、凝血试验、血常规测定等。

6.禁食、禁灌肠、禁止热敷。

7.快速完善术前常规准备：药物过敏试验、皮肤准备等。

8.安慰患者，减轻患者恐惧心理。

（二）术后观察和护理

1.根据麻醉种类，按全麻或硬膜外麻醉护理常规。

2.保持呼吸道通畅，吸氧。

3.检测T、P、R、BP，有条件者使用监护仪，了解SPO_2情况。

4.保持腹腔引流管通畅，观察、记录引流液的色、量与性状。一般术后24小时后。引流液的色变淡、量减少。

5.术后48小时内禁食。待胃肠道功能恢复，肛门通气后，可进少量流质、半流。鼓励患者进食利于机体恢复的高蛋白、高热量、高维生素的饮食。

6.患者卧床休息，术后72小时后适当下床活动，预防并发症及促进肠蠕动。

7.预防和及时处理便秘，保持大便通畅，防止有继发性出血。

8.注意口腔、皮肤卫生，观察体温，遵医嘱使用抗生素。避免和预防感染。

9.检测血小板、血象及血红蛋白等情况。

10.出现继发性出血迹象时，立即卧床休息，避免搬动患者，以免加重出血。

十一、门静脉高压症手术护理

正常门静脉压力约为1.27kPa~2.35kPa（$13cmH_2O$~$24cmH_2O$），当门静脉血流受阻，血液淤滞，压力大于$24cmH_2O$时，称为门静脉高压症。肝门静脉简称门静脉，主干包括4个交通支：胃底。食管下段交通支；直肠下端、肛管交通支；前腹壁交通支；腹膜后交通支。约90%以上的门静脉高压症由肝硬化引起。

主要临床表现有脾肿大、脾功能亢进，呕血和便血，腹水以及其他症状，如肝肿大、黄疸、蜘蛛痣等。

（一）术前准备

1.按外科术前护理常规。

2.观察出血倾向，防止曲张静脉破裂急性大出血；观察皮肤、牙龈有无出血及黑便等内出血的征兆；尽量避免使用肌肉注射，必须注射时，应尽量使用最小针头。注射后采用压迫法5分钟~10分钟，不能按摩。

3.合并有食管静脉曲张的病人，应特别注意指导病人避免食用粗糙或刺激性的食物，避免用力解便、打喷嚏、抬重物等增加腹内压的运动；观察病人是否有黑便、呕吐现象。及时发现异常，及时处理。必要时做好急症手术准备。

4.合理供给营养。给予高糖、高维生素和高蛋白（肝昏迷病人除外）易消化饮食，总热量一般在2000卡~3000卡。

5.适当补充液体和电解质，严密观察水、电解质紊乱的症状和征象。对腹水和水肿病人，记录出、入量，并依据医嘱限制钠的摄入量。对使用利尿剂的病人，严密观察其水电解质的变化，避免低钾低钠现象。

6.休息与活动。宜卧床休息，适度活动，避免劳累，以免加重肝脏负担。

7.协助病人做好心、肺、肝、肾等重要脏器功能的检查，术前一周起应用维生素 K_3。

（二）术后护理

1.按外科术后护理常规。

2.监测呼吸、脉搏、血压，观察面色、肢端毛细血管充盈时间等休克体征，并观察有无胃体出血等症状。

3.发热是术后常见的反应，一般38℃左右，2日~3日后恢复正常，如持续发热在38.5℃以上，多为并发症所致。如手术切口感染、胸膜炎或肺部感染、深静脉血栓性静脉炎、肝细胞损害等，须加以注意。

4.严防肝昏迷。手术和麻醉均可影响肝脏功能，尤其是分流术后，肝血流动力学改变，肠道所产生的氨等有害物质直接进入体循环。所以要注意有无肝昏迷的征象。如行为改变、嗜睡、冷淡、神志恍惚、瞻望、扑翼样震颤、肝性口臭等。紧急处理的措施有：

（1）限制牛奶、鸡蛋的摄入，采用低蛋白、糖类为主的食物，且应少量多餐。

（2）限制输入水解蛋白、库存血。

（3）减少客人来访，注意安全，定期呼唤并观察意识的改变。

（4）使用缓泻剂灌肠和口服乳果糖以促进氨气排泄，合理使用抗生素，防止感染。

5.门奇静脉断流术后可发生胃瘘，为结扎血管使局部胃壁缺血坏死所致，其表现为膈下引流液量增加，或引流管驱除后有左上腹疼痛、发热、白细胞增高，B超可协诊。可出现腹水或水肿，严重者可导致切口延迟愈合，感染。

6.补液注意事项：保持输液通畅，按医嘱注意补充葡萄糖、氨基酸、维生素 C及白蛋白、血浆等保肝药物，维持水电解质平衡。

7.做好病人的生活护理。

（三）健康指导

1.指导病人及家属认识门静脉高压症的症状和严重程度。

2.指导病人合理饮食。饮食要有规律，少量多餐，以糖类食物为主；无渣饮食，避免食用粗糙、坚硬、油炸和辛辣的食物；肝硬化者应根据病人不同病情、病程分别给予高蛋白饮食、低蛋白饮食或限制蛋白饮食。

3.指导病人建立健康的生活习惯。避免劳累和过度活动，保证充分休息；鼓励病人自我照顾；指导病人戒烟酒，认识其必要性；病人不能穿过紧衣服。

4.指导病人或家属学会发现出血先兆和主要护理措施。

十二、结肠、直肠癌根治术护理

（一）术前准备

1.按外科一般术前护理常规。

2.无结肠、直肠梗阻者术前 3 天进少渣半流质，术前 1 天流质，手术日晨前 12 小时禁食。

3.口服肠道抗菌药物，遵医嘱按时正确给药。

4.口服肠道灌洗液清洁肠道。

5.纠正营养状况，监测重要脏器功能。

6.手术日晨置胃管、导尿管。

7.术前心理护理及健康指导。

（二）术后护理

1.按外科术后一般护理常规。

2.按全麻或椎管内麻醉术后常规护理。术后 24 小时如病情稳定，改为半卧位，有利腹腔引流。

3.严密观察生命体征的变化，切口渗出情况，必要时记录出入量。

4.引流管护理：保持腹腔引流管或盆腔引流管、导尿管、胃管的有效引流。

5.会阴部护理：保持会阴部清洁、干燥，及时换药，预防褥疮的发生。

6.饮食：一般术后 3 天~4 天待胃肠道蠕动、恢复肛门排气或结肠造口开放后，给予流质，1 周后进半流质或软食。

7.有人工肛门者，按人工肛门护理常规。

8.化疗者按化疗护理常规。

（三）健康指导

1.指导病人正确进行造口护理

2.指导病人进行适量运动及社交活动。

3.发现人工肛门狭窄或排便困难者及时就医。

4.使用化疗者，定期复查白细胞及血小板计数。

十三、人工肛门护理

1.严密观察造口血液循环、颜色等情况，是否有出血、水肿、回缩、坏死等并发症。

2.观察造口袋内有无气体或粪便排出，了解肠蠕动恢复情况。

3.早期造口周围需用凡士林纱布保护，勤换药，直到周围切口愈合。

4.造口袋内排泄物要及时倾倒或更换造口袋，减少排泄物对造口周围皮肤刺激，周围皮肤用氧化锌外涂。

5.使用造口袋前，应测量造口大小，剪口要比造口大 1mm~2mm 左右，夹紧开口端。

6.饮食指导：术后由流质——半流—普食，饮食量均衡，避免刺激饮食（如辛辣、咖啡等），禁食坚果类食物（如：花生、杏仁等），少食洋葱、大蒜等易产气食物。进食应有规律，以便养成定时排便的习惯。

7.术后 3 个月内定期进行扩肛，动作轻柔，防止人工肛门狭窄。

8.术后适当活动，但避免超负荷运动，防止过度增加腹压，导致人工肛门结肠黏膜脱出。

9.指导患者及家属进行造口的基本护理和观察，教会其正确使用造口袋。

十四、阑尾切除手术护理

急性阑尾炎是外科最常见的急腹症之一，多发于青壮年，以 20 岁~30 岁为多，男性比女性发病率高。

根据急性阑尾炎发病过程的病理解剖学变化，分为四种类型：急性单纯性阑尾炎；急性化脓性阑尾炎；坏疽性及穿孔性阑尾炎；阑尾周围脓肿。

（一）术前护理

1.按外科手术前一般护理常规。

2.观察腹部症状与体征，防止阑尾穿孔并发腹膜炎。

3.术前 6 小时禁食禁水，禁服泻药和灌肠。

（二）术后护理

1.按外科手术后一般护理常规。

2.按麻醉后常规护理。

3.观察切口有无渗血渗液，敷料潮湿者及时换药。

4.饮食：手术当日禁食，第 2 天食流质，禁胀气食物。

5.鼓励早期下床活动，防止肠粘连。

6.鼓励老年患者咳嗽，防止坠积性肺炎。

（三）健康指导

1.慢性阑尾炎手术后更应加强活动，防止肠粘连。

2.术后近期内避免重体力劳动，特别是增加腹压的活动，防止形成切口疝。

十五、腹股沟疝修补术护理

（一）术前准备

1.按外科手术前一般护理常规。

2.术前 2 周禁止吸烟，有气管炎、支气管炎、慢性咳嗽等及时治疗控制。

3.注意保暖，防止感冒咳嗽。

4.多食粗纤维食物。保持大便通畅。

5.备小沙袋（约 500g 重）。

（二）术后护理

1.按外科手术后一般常规护理。

2.术后平卧位，膝下垫枕，使髋关节屈曲，减轻疼痛。

3.切口处置小沙袋，压迫 24 小时后阴囊抬高。

4.保持会阴部清洁干燥，防止切口感染。

5.术后 6 小时可进流质或半流质，第 2 天可进普食，多食粗纤维食物。

6.注意保暖，防止受凉引起咳嗽，保持大便通畅，若有便秘用通便药物。

7.术后卧床休息 3 天，3 天后可起床轻度活动，7 天后可适当活动。如行无张力疝修补术后第二天可下床活动。

（三）健康指导

1.出院后半年内避免重体力劳动，如提重物、抬重物及持久站立等。

2.多食粗纤维食物，如芹菜、笋等，保持大便通畅。

3.避免受凉感冒，防止咳嗽、打喷嚏致腹压升高导致疝复发。

十六、肠梗阻手术护理

肠梗阻是指任何原因引起的肠内容物通过障碍，统称为肠梗阻，是外科常见的急腹症之一。

按病因分为机械性肠梗阻、动力性肠梗阻和血运性肠梗阻；按肠壁血运有无障碍分为单纯性肠梗阻和绞窄性肠梗阻；按梗阻部位分为高位小肠梗阻、低位小肠梗阻和结肠梗阻。

临床以腹痛、呕吐、腹胀，排气、排便停止为主要特征。

（一）术前准备

1.禁食、胃肠减压，观察引流液的量与性质。

2.建立静脉通道，补液，纠正水、电解质紊乱及酸碱失衡，必要时输血或血浆等，防止休克。

3.病情观察：

（1）观察患者体温、脉搏、呼吸、血压的变化，注意有无休克先兆。

（2）观察腹痛的性质、程度及范围，有无腹膜刺激症状。

（3）观察呕吐物的量、颜色及性质等。

4.遵医嘱应用抗生素及解痉剂。

5.无休克者取半卧位，以减轻腹痛、腹胀，有利于呼吸及炎性渗液的局限。

6.如需手术治疗，做好术前准备。

（二）术后护理

1.按麻醉后护理常规，血压平稳后取半卧位。

2.禁食、胃肠减压，保持其效能，并观察肠蠕动恢复情况。根据病情进行饮食指导。

3.保持腹腔引流管通畅，注意其引流量、颜色及性质。

4.病情观察：

（1）监测生命体征变化。

（2）观察腹部体征，注意有无腹胀、腹痛、肛门排气等情况。

（3）注意有无肠瘘、腹腔感染等并发症发生。

5.维持水、电解质平衡，应用有效抗生素防止感染。

6.鼓励患者早期下床活动。防止肠粘连。

（三）健康教育

1.给予易消化的饮食，避免暴饮、暴食。

2.避免饭后剧烈活动。

3.养成良好的卫生习惯，保持大便通畅。

4.若有腹痛等不适，及时就诊。

十七、下肢大隐静脉曲张手术护理

（一）术前护理

1.按一般术前护理常规。

2.避免长时间站立及便秘，避免腹内压升高。

3.自足部开始穿上弹力袜或包扎弹性绷带，并抬高患肢。

4.协助医生处理静脉曲张性溃疡。

5.保护皮肤，预防受损。

6.了解深静脉回流情况。

（二）术后护理

1.按一般术后护理常规。

2.患肢弹力绷带加压包扎，并抬高患肢 20°~30°，以促进静脉回流，减少水肿。

3.注意患肢血液循环情况，观察足趾颜色、皮温、感觉及运动情况。

4.督促床上做足部背曲运动，促进血流速度。

5.术后 24 小时下床活动，防止深静脉血栓形成。

6.弹力绷带包扎 2 周~3 周。

7.术后避免长时间站立及重体力活动。

十八、胆囊胆道引流管的护理

1.妥善固定引流管。引流管安置部位，分别写明标志，如胆囊造瘘管、胆总管T 型管、胆肠吻合口内支撑管等，并分别接床边无菌引流袋，妥善固定引流管，防止滑脱。

2.保持引流管的通畅，如发现引流不畅，可以用手挤捏导管或用无菌盐水冲洗，但压力不宜过大，以免引起胆管炎。

3.严格观察引流量并记录。并注意其颜色、性质。定期更换引流瓶，注意无菌操作。

4.引流管长期放置会造成胆汁的大量丢失，影响消化功能，如单纯行 T 型管引流者术后 7 天左右即可用抬管方法，减少胆汁丢失。

5.胆道引流管的拔除。胆囊造瘘管一般在术后 2 周以后拔除。胆总管 T 型管于术后 10 天~14 天拔除，如体温正常，黄疸消失，胆汁每天减少至 200ml~300ml 左右.先行夹管 1 小时~2 小时，细心观察，若无饱胀、腹痛、发热、黄疸出现，全日夹管 1 天~2 天后拔管，或术后 10 天~14 天行常规 T 型管逆行胆道造影，开放引流胆道造影剂 1 天~2 天后拔管。拔管前先引流胆汁 1 小时~2 小时后再拔管，拔管时应注意用手下压腹壁，轻轻拔除，防止暴力，以免将导管窦道撕断，造成胆汁性腹膜炎。拔管后用无菌纱布包扎引流口处，并及时更换敷料，注意严格无菌操作。

十九、逆行性胰胆管造影术（ERCP）护理

（一）术前护理

1.详细向病人介绍操作步骤及术中可能出现的问题，以取得病人最大限度的配合。

2.详细询问病人有无碘过敏史，并做碘过敏试验。

3.对疑有胆道梗阻或胰腺假性囊肿者，术前 1 小时开始静脉滴注抗生素，如头孢类或喹酪酮类抗生素。

4.病人最好于术前一天晚上开始禁食，最少亦需要禁食 4 小时以上。

5.患者采取左侧卧位，以便于操作，减轻病人不适。

6.乳头切开术前常规检测血小板计数、凝血酶原时间和出血时间、凝血时间，若有异常应及时纠正。

7.常规准备好各种并发症的应急措施。

8.术前 1 小时常规应用广谱抗生素。

（二）术后护理

1.一般护理

（1）观察腹痛及体温情况。对腹痛较轻的患者，可予镇静和解痉剂，一般不主张使用强镇痛药；严重的腹痛，须观察腹肌紧张情况，防止胆管炎、胰腺炎等并发症。

（2）术后 6 小时后可进食流质。

（3）术后应用抗生素及有效的胆汁引流，可明显减少 ERCP 术后脓毒血症的发生。

2.乳头切开术后护理：

（1）24 小时内监测生命体征，禁食 48 小时后可予温凉流质。

（2）观察有无黑便，若有黑便，则为出血现象，应予止血剂应用。

（3）观察有无腹痛等穿孔征象。

（4）监测血清淀粉酶，预防术后胰腺炎。

（5）抗生素应用预防胆道感染。

二十、完全胃肠外营养（TPN）护理

完全胃肠外营养（TPN）是指完全从静脉供应患者所需的全部营养素，包括丰

富的热量、氨基酸、维生素、电解质及微量元素，使患者在不进食的情况下仍然可以维持良好的营养状况，增加体重，愈合创伤，幼儿可继续生长发育。

（一）适应证

1.各种原因不能从胃肠道正常摄入营养者，如胃、肠、胰外瘘、全胃或小肠大部分切除、胃肠道梗阻等患者。

2.严重创伤、烧伤及严重感染者。

3.溃疡性结肠炎及长期腹泻等患者。

4.特殊病例如肝、肾功能衰竭、急性出血性坏死性胰腺炎及恶性肿瘤接受化疗而全身情况极差等患者。

（二）置管前护理

1.心理护理：向患者解释营养支持的重要性，消除紧张和恐惧，配合治疗。

2.皮肤准备：用肥皂、清水擦洗干净，备皮。

3.营养液准备：在严格无菌操作条件下，将营养液高渗葡萄糖、氨基酸与脂肪乳剂等混合装入 3L 袋内备用。

4.物品准备：常规消毒物品、局麻药、导管、输液泵、终端过滤器、静脉营养液等。

5.了解患者肝、肾功能情况。

（三）置管时护理

1.妥善安置体位，常规消毒置管区皮肤。

2.指导患者呼气憋住，进行穿刺，并观察不良反应。

3.穿刺成功后连接输液管，观察输液是否通畅，导管位置是否合适。

4.穿刺点以碘酊、酒精消毒后无菌纱布覆盖，以透气透明膜外固定。

（四）置管后护理

1.密切观察患者生命体征及局部情况，注意有无胸闷、呼吸困难、肢体活动障碍等。

2.置管处敷料每日或隔日更换，导管人口处每周 2 次送细菌培养。

3.输液导管每日更换，并防止回血，避免堵塞导管。

4.输液过程中定期监测血糖、尿糖、电解质、肝肾功能。

5.输液完毕，正确封管。

6.准确记录出入量。

7.密切观察有无并发症发生。

（1）与导管有关的并发症：如空气栓塞、导管扭曲、折断、血气胸、血管神经损伤等大多在置管后即刻或 24 小时内发生，应严密监测生命体征变化及局部情况。

（2）感染：如导管败血症等，若发生应拔除导管并将导管尖端送细菌培养、药敏试验。

（3）糖代谢紊乱：注意有无口渴、多尿、头痛甚至昏迷等高糖、高渗性非酮性昏迷，如有，应立即停止营养液输入，协助处理；注意有无心慌、出汗、头晕、乏力等低血糖表现。

二十一、烧伤一般护理

1.预防感染：入室应戴口罩帽子，接触患者前应洗净双手，接触大面积烧伤患者时，须严格进行无菌操作。

2.病室要求：病室内保持清洁、舒适，布局合理，便于抢救，减少交叉感染，室温 28℃~32℃，温度 60%~70%。重症烧伤，暴露疗法除外。每日紫外线消毒 1 次。时间为 1 小时，病室内应备有翻身床及抢救用物。

3.心理护理：针对烧伤患者不同时期病情特点及心理状态、思想活动，积极做好心理护理。

4.病情观察：严密观察体温、脉搏、呼吸、心率、心律变化和呼吸频率、深度。发现异常及时通知医师，配合抢救。了解烧伤原因、面积、深度等，发现异常及时处理。

5.晨、晚间护理：严重烧伤患者做好晨间和餐后的口腔护理。头面部无烧伤的患者协助漱口、刷牙，保持皮肤清洁，衣服宜宽松、柔软。

6.褥疮护理：重视褥疮的预防，按时翻身，骨突处避免受压，保持床单干燥、平整，潮湿应及时更换。

7.营养护理：鼓励及协助患者进食，根据各阶段病情需要合理调节饮食。

8.做好静脉穿刺、输液护理：注意保护静脉，并按要求做好静脉切开、套管针穿刺护理。

9.护理记录：正确及时记录病情变化，包括生命体征、出入水量、神志、情绪、食欲、大小便及创面情况。

10.康复护理：尽早指导与协助患者进行功能锻炼，减少因瘢痕增生引起的功能障碍。

二十二、烧伤休克期护理

1.病室保持安静，治疗及护理应集中进行，以减少对患者的刺激。因休克期患者水分从创面蒸发.大量热量丧失，常出现畏寒，必须做好保暖，室温保持在 32℃~34℃。

2.严密观察体温、脉搏、呼吸、神志的变化，观察末梢循环、口渴症状有无改善。

3.有头、面、颈烧伤，吸入性损伤未行气管切开者，需密切观察呼吸，准备好气管切开的一切用物。

4.迅速建立静脉通道，如因静脉不充盈穿刺失败，应立即行深静脉穿刺插管或做静脉切开，快速输入液体，补充血容量，确保液体输入通畅。根据 24 小时总量及病情需要，安排补液，做到晶、胶体交替输入，水分平均输入。

5.留置导尿，准确记录每小时出入量，观察尿的颜色、性质和量，若有血红蛋白尿和沉淀出现，应通知医师，及时处理，防止急性肾小管坏死。在导尿管通畅的情况下，成人尿量应大于 30ml/小时，儿童 15ml/小时左右，婴幼儿 10ml/小时左右，可根据尿量调节输液的速度和种类。当发现少尿或无尿时。应先检查导尿管的位置，有否堵塞、脱出，检查时需注意无菌操作。

6.患者出现口渴时，表明血容量不足.此类口渴并不因喝水而减轻，因此，不应满足患者不断喝水的要求，否则可造成体液低渗，引起脑水肿或胃肠功能紊乱如呕吐、急性胃扩张等。大面积烧伤患者休克期应禁食，如无特殊原因，在第3天开始可给予少量饮水，以后根据情况给予少量流质、半流质饮食等，如有呕吐，应头侧向一边，防止误吸。

7.注意保护创面，四肢适当约束，保持创面干燥，避免污染。

8.对烦躁患者，应检查原因，有无呼吸道吸入性损伤。如因血容量不足引起，应加快补液速度；如因疼痛引起，在血容量充足的情况下应用冬眠药物，密切观察呼吸、心率、禁忌翻身和搬动。

9.对有心力衰竭、呼吸道烧伤、老年人或小儿，在补液时须特别注意速度，勿过快，必要时用输液泵控制滴速，防止短时期内大量液体输入。

10.出现高热、昏迷、抽搐，多见于小儿，尤其是头面部深度烧伤者，要加强观察，及时处理。

二十三、电击伤护理

电击伤是指人体与电源接触后电流进入人体，电在人体内转变为热能而造成大量的深部组织如肌肉、神经血管、骨骼等坏死。在人体体表上有电流进入人体时造成的深度烧伤创面，即电击伤的进口创面和出口创面。电击伤有特殊的并发症，护理中应严密观察。

1.休克期护理观察同一般烧伤。对严重电击伤患者，休克期尿量要求每小时30ml~50ml，并严密观察肌红蛋白、血红蛋白尿，发现尿量、尿色异常，应及时通知医师处理，避免引起急性肾功能衰竭。

2.严密观察电击伤后继发性出血：

（1）床边备放止血带、消毒手套、静脉切开包。

（2）加强巡回，特别是在患者用力、哭叫、屏气时容易出血，夜间患者入睡后更应严密观察。

（3）电击伤肢体必须制动，搬动患者时要平行移动，防止外力引起出血。

（4）出现大出血时，应根据出血部位及时给予正确紧急止血后，尽快通知医师。

3.严密观察受伤肢体远端的血液循环，并抬高患肢。如肢端冷、发绀、充盈差及肿胀严重时，应通知医师早期行焦痂和筋膜切开术，恢复肢体的血液供应，切开后的创面可用碘附纱条覆盖。

4.严密观察神经系统并发症：

（1）对电击伤伴有短暂昏迷史的患者，临床应严密观察生命体征，观察有无脑水肿、脑出血及脑膨出等征象。

（2）观察有无周围神经（正中神经、桡神经、尺神经）的损伤，以便通知医师及早诊断处理。

5.防止厌氧菌感染，受伤后应常规注射破伤风抗毒素和类毒素，及长期的大剂量青霉素应用（坏死组织彻底清除干净后停用）。应用前应进行药物过敏试验，试验阴性后方可给予。青霉素配制方法要正确，以达到药物的最佳疗效。

6.清除坏死组织和截除坏死肢体时，做好一切术后常规护理。

7.电击伤患者都有不同程度的伤残，要做好对患者的心理护理，鼓励患者增强战胜疾病的信心。

第四节　骨科护理常规

一、骨科手术一般护理

（一）术前准备

1.按一般外科护理常规。

2.皮肤准备：将准备范围内皮肤上的汗毛或毛发剃净，再清洗擦干。

（二）术后护理

1.选用硬板床按照一般外科术后护理常规及麻醉后常规护理。

2.卧位：

（1）四肢手术后，抬高患肢，以利于血液回流。

（2）对石膏外固定的肢体摆放，应以舒适、有利于静脉回流、不引起石膏断裂或压迫局部软组织为原则。

3.严密观察患肢血液循环。

4.骨科手术后一般 10 天~14 天拆线。

（三）健康指导

1.指导患者及时恢复功能锻炼，目的是恢复局部肢体功能和全身健康，防止并发症，使手术达到预期效果。

一般术后锻炼可分为 3 期：

（1）初期：术后 1 周~2 周，在医护人员的辅助下活动量由轻到重，幅度由小到大。

（2）中期：从手术切口愈合、拆线到去除牵引或外固定用物一段时间.可根据病情需要，在初期锻炼的基础上及时增加运动量、强度、时间。

（3）后期：加强对症锻炼，使肢体功能尽快恢复。

2.鼓励患者早期床上运动，手拉吊环，抬高身体，增加肺活量及促进循环，防止肺不张、肺部感染、下肢深静脉血栓形成。

二、石膏固定护理

（一）一般护理

1.凡行石膏固定患者应进行床头交接班，倾听患者主诉，并观察肢端皮肤颜色、温度、肿胀、感觉及运动情况，遇有血液循环障碍，立即报告医师，并协助处理。

2.石膏未固前需搬运患者时.须用手掌托住石膏，忌用手指捏压，预防变形与折断。寒冷季节，未干固的石膏需覆盖被毯时应用支架托起。

3.石膏包扎不宜过紧，以免产生压迫。将患肢抬高，预防肿胀、出血。寒冷季节更需注意石膏固定部位的保暖，以保障患肢远端的血液循环。观察和判断石膏固定肢体的远端血液、感觉和运动状况。密切注意患肢肿胀程度，皮肤温度、颜色及感觉的改变等。

4.会阴及臀部周围的石膏易受大小便污染，固除保持局部清洁外，该部位石膏开窗大小要适宜。有污染时，及时用软毛巾擦拭干净。换药时，及时清除分泌物，严重污染时，更换石膏。

（二）预防褥疮

经常观察和检查露于石膏外的皮肤，石膏边缘及足跟、肘部等未包石膏的骨突处，每日按摩2次以促进血循环，防止褥疮形成。

（三）出血观察

1.石膏内面切口出血时，应观察石膏表面、边缘及床单有无血迹。

2.判断石膏表面血迹是否扩大，若发现石膏表面有血迹渗出，应在血迹边缘用笔画圈标记，并注明日期和时间。如发现血迹边界不断扩大，应报告医师。

（四）功能锻炼。

指导病人加强未固定部位的功能锻炼及固定部位的肌肉等长舒缩活动。定时翻身，患肢置功能位。病情允许时，适度下床活动。

三、牵引术护理

牵引术是利用适当的持续牵引力和对抗牵引力达到整复和维持复位。包括皮牵引和骨牵引。

按骨科一般护理常规

1.做好心理护理，消除恐惧心理。

2.维持有效血液循环。加强肢端血液循环观察，重视病人的主诉；及时检查有无局部包扎过紧、牵引重量过大等所致的血液循环障碍，发现异常，及时汇报处理。同时，严密观察有无血管、神经损伤症状。发现相应临床征象，及时汇报处理。

3.保持有效牵引。皮牵引时，注意防止胶布或绷带松散、脱落。

颅骨牵引时，注意定期拧紧牵引弓的螺母，防止脱落。牵引时，应保持牵引锤悬空，滑车灵活。适当垫高病人的床头、床尾或床的一侧，牵引绳与患肢长轴平行。牵引治疗期间，必须保持正确的体位。明确告之病人及家属，不得擅自改变体位，达到有效牵引。牵引重量不可随意增减。不可随意放松牵引绳。

4.预防并发症。预防褥疮。骨突部位经常按摩，并保持皮肤、床单位清洁、干燥。皮牵引者，及时观察有无胶布过敏现象。预防牵引针、弓滑落。及时观察，发现有牵引针移位，牵引弓螺母松动现象，及时处理。预防牵引针眼感染。钉孔处每日滴75%酒精2次，避免牵引针滑动。预防关节僵直，应鼓励病人进行主动和被动运动，包括肌肉等长收缩、关节活动和按摩等。预防足下垂。下肢牵引时，在膝外侧垫棉垫，防止压迫腓总神经。应用足府托板，置踝关节于功能位，加强足部的主动和被动运动。预防坠积性肺炎，定期翻身、拍背、促进排痰，预防便秘。

（三）健康指导

1.坚持功能锻炼。

2.保持牵引的有效性。

3.做好出院指导。

四、关节镜术护理

（一）术前准备

1.心理护理：向患者解释手术的目的，取得配合。

2.按硬膜外麻醉术前常规护理。

3.根据医嘱备齐各项常规检查报告，如血常规、尿常规、出凝血时间测定、肝肾功能、心电图、患肢的 X 线片。

4.手术野皮肤准备：患侧肢体切口的上、下各 20cm 处。

5.手术前 1 天，根据医嘱做血型测定、备血，完成常规药物的皮肤敏感试验，手术前晚 10 时后禁食，12 时后禁水。

6.手术日晨按医嘱给术前用药。

（二）术后护理

1.腰麻后常规护理。

2.卧位：术后 6 小时平卧位，头侧向一侧。

3.根据医嘱定期观察并记录体温、脉搏、呼吸、血压。

4.患肢抬高约 20°，保持膝关节接近伸直位，减轻肿胀。

5.注意观察切口出血情况，一般切口采用加压包扎的方法。如果切口渗血较多，应及时通知医生更换敷料，并保持床单位的清洁。

6.观察足趾的末梢循环，温度、肤色和运动，防止因包扎过紧引起血液循环障碍。

7.功能锻炼：术后第 1 天开始练习股四头肌等长收缩，促进血液回流，减轻肿胀，为抬腿运动做好准备。术后第 2 天开始做抬腿运动。

8.如果关节腔内积液消退，可做膝关节伸屈练习，过早练习会加重关节腔内积液。

9.应早期下地活动，但不可过早负重。

（三）健康指导

1.膝关节保暖，夜间抬高下肢。

2.按照要求进行下肢的功能锻炼，直到关节的疼痛消失、下肢行走如常。

3.定期随访。

五、手外科一般护理

（一）术前准备

1.心理护理：向患者解释手术的目的、方法和注意事项。了解患者对手术的要求，取得患者密切配合。

2.按臂丛或全麻术前常规护理。

3.根据医嘱备齐各项常规检查报告，如血常规、尿常规、出、凝血时间测定、肝肾功能、B超、血管造影、肌电图、X线片等。

4.手术野皮肤准备：原则是超过手术部位上下两个关节以上。

5.手术前1天：

（1）根据医嘱做血型测定、备血，完成常规药物的皮肤过敏试验。

（2）手术前晚10时后禁食12时后禁水。

6.手术日晨按医嘱给术前用药.并将病历及患肢X线片带入手术室。

（二）术后护理

1.按臂丛或全麻术后常规护理。

2.体位：平卧位，患肢抬高20°~30°，以促进血液循环，减轻肢体肿胀。显微外科手术患者需绝对卧床10天~14天。

3.严密观察指端皮肤颜色、温度、肿胀、感觉、运动及切口渗血情况，如有异常情况应及时与医生联系。

4.按医嘱给予抗生素及扩血管药物，并观察药物反应。

5.如用石膏固定或用外固定支架者，按石膏固定或外固定支架常规护理。

6.恢复期必须进行早期功能锻炼，尤其是肌腱损伤者，术后3天~4天后应立即进行伸屈指运动。

（三）健康指导

1.带石膏固定出院者应按期来院拆石膏。

2.带外固定支架出院者，遵医嘱随访，并注意保持钉孔的清洁和干燥。

3.按医嘱定时服药。

4.加强主动和被动运动，并逐渐加大运动幅度和量，直至手的功能恢复为止（肌腱损伤手术后.以主动锻炼为主；周围神经损伤手术后，以被动锻炼为主）。

六、断指（肢）再植术护理

断肢（指）再植是指完全或不完全断离的肢体在光学放大镜的助视下重新接回原位，恢复血液循环，使之成活并恢复一定功能的高精细手术。

常见的致伤原因有切割伤、碾轧伤、挤压伤、撕裂伤及火器伤等。根据损伤程度不同.一般可分为完全性断离，不完全性断离，多发性断离。

临床以低血容量性休克、中毒性休克为主要特征。

（一）现场急救

1.注意伤员的全身情况，如有休克或其他危及生命的合并损伤，应配合医生迅速抢救。

2.做好现场急救处理，止血、包扎。

3.正确保存断离肢体。

（1）离体的肢体应用无菌敷料或清洁布类包裹。

（2）转送时间久或炎热季节，应将离断肢体保存在低温环境中。

（3）保持肢体干燥，切忌使用任何液体浸泡。

4.迅速转送有条件进行肢体再植的医院。

（二）急诊科处理

1.注意患者全身情况，遵医嘱严密观察体温、脉搏、呼吸、血压等。

2.如患者全身情况稳定，遵医嘱摄患肢 X 线片、配血及送必要的化验检查等术前准备工作。

3.连同离断肢体送手术室施行手术。

4.遵医嘱常规 TAT 预防注射。

（三）术后护理

1.病室要求：相对无菌，室温保持 23℃~25℃，湿度 60%为宜。

2.按臂丛或硬膜外麻醉后常规护理。

3.遵医嘱观察再植肢体的皮温、肤色、毛细血管充盈情况。

（1）皮温：正常应与健侧相似或略高 1℃~2℃。

（2）肤色：颜色应与健侧一般红润，皱纹明显，指（趾）腹丰满。

（3）毛细血管充盈时间正常：指压皮肤和甲床后，在 1 秒~2 秒内恢复充盈。

（4）观察伤口渗血情况。

（5）动态观察病情变化且详细记录，及时发现问题。

4.平卧 10 天~14 天。患肢略高于心脏水平。

5.保暖，促进血液循环：术后遵医嘱可用 60W~100W 照明灯照射再植的肢体，灯距约为 30cm~45cm，24 小时持续，一般约需 2 周左右。

6.防止血管痉挛，如有以下情况需及时处理：

（1）疼痛：给予止痛剂，禁用血管收缩剂。

（2）呕吐：镇静止吐。

（3）尿潴留：应及时导尿。

（4）便秘：禁用灌肠，可用开塞露通便，或口服泻药保持大便通畅。

7.术后 2 周~3 周，可做理疗以减轻患肢肿胀。

（四）健康指导

1.患肢保暖。

2.告诉患者术后 2 周~4 周经摄片证实骨折愈合，拔除钢针后，即可行主动或被动锻炼，并教会患者锻炼方法。

3.定期门诊随访，如有特殊情况，随时就诊。

七、游离足趾移植再造手指术护理

（一）术前护理

1.做好心理护理：告知患者手术名称、方法、效果及配合等，取得配合。

2.按医嘱对有脚癣或炎症患者进行处理。

3.术前 1 周训练床上大小便，以防术后大小便困难导致血管痉挛，影响手术成功。

4.术前遵医嘱做好各种检查，并做好配血准备及药物过敏试验。

5.皮肤准备：修剪指（趾）甲，剃去毛发。一般备皮范围上、下超过两个关节。

6.手术日晨测体温、脉搏、呼吸，如有病情变化，如发热、感冒、月经来潮应延期手术。双手缺失患者需留置导尿。

7.进手术室前，按麻醉要求遵医嘱常规给药。

（二）术后护理

1.按全麻护理常规。

2.遵医嘱密切观察再造手指的血循环，一旦发现血管危象，及时通知医生。

3.观察游离移植足趾端渗血情况，如有出血，加压包扎。

4.引起血管痉挛因素是多方面的，如剧烈疼痛、尿潴留、精神紧张、呕吐、大小便困难、经常翻身、身体压于患侧、寒冷刺激等，针对上述各种原因，要及时采取相应措施。

5.再造手指术后2周~4周，遵医嘱可做再造手指主动或被动锻炼。

八、游离皮瓣移植术护理

（一）术前护理

1.心理护理：手术后被动体位时间久，生活绝对不能自理，要有心理准备。

2.协助做好各种检查，肝肾功能、心电图、出凝血时间测定。

3.术前训练床上大小便，以适应术后卧床需要，劝其戒烟。

4.手术野皮肤准备：术前1天备皮，包括受区与供区皮肤。

5.术前1天，遵医嘱做血型测定、备血，完成药物过敏试验。

6.手术日晨按医嘱使用术前用药。

（二）术后护理

1.按硬膜外麻醉或全麻护理常规护理。

2.卧位：平卧14小时左右，患侧抬高，略高于心脏水平。双下肢桥式交叉皮瓣应四周垫稳，搬动时，双下肢同时抬高，防止皮桥血管蒂撕脱。

3.严密观察生命体征，定期记录体温、脉搏、呼吸，必要时吸氧。

儿童游离背阔肌皮瓣禁用呼吸抑制剂，如哌替啶等。

4.局部观察：遵医嘱局部烤灯照射14天左右，方法同上。注意观察皮温、肤色、毛细血管充盈，并与健侧对比。发现皮瓣血循环障碍，及时通知医生。

5.做好裸露部位的保暖，防止感冒及肺部感染发生。

6.预防皮肤感染：背阔肌皮瓣创面大、渗血多，无菌巾直接垫于床上。保持创面清洁及床单干净。

7.按石膏固定护理。

8.正确进行皮温测定，并定时定点与健侧皮温相比较。

九、臂丛神经损伤手术护理

（一）术前准备

1.心理护理：向患者解释手术的目的及手术后功能恢复情况，取得配合。

2.备齐各项常规检查报告，如血常规、出凝血时间、肝肾功能、心电图、X线片。

3.手术前 1 天，做好药物过敏试验，并做好记录。

4.皮肤准备：认真做好手术野皮肤的清洁，术前可沐浴 1 次，并修剪指甲，减少术后感染。清洁范围：患手、患肢，如臂丛神经损伤者，增加患侧颈部、胸部、腋下。

5.使患者掌握术后石膏固定的体位及注意事项。

6.手术前日晚 10 时后禁食，必要时给予镇静药物。

7.手术日晨，按医嘱给予术前用药。

（二）术后护理

1.按臂丛麻醉或全麻术后护理。

2.定时观察、记录体温、脉搏、呼吸、血压，按病情需要，认真做好分级护理。

3.患侧肢体保持功能位，可适当抬高。

4.做好石膏固定护理。注意患肢有无被石膏压迫的症状，如观察指端皮肤颜色、温度、肿胀及感觉运动情况，如果发现异常，及时向医师汇报。

5.臂丛神经损伤者。术后如上臂于内收位，屈肘置于胸前的固定者，应观察石膏是否过紧，影响呼吸。如发现异常，应向医师汇报，以便及早处理。

（三）健康指导

1.经常活动患肢手指，防止关节僵硬。

2.术后应遵照医嘱长期应用神经营养药物，促进神经再生。

3.石膏绷带一般固定 3 周~6 周，去除石膏托或石膏筒后逐步伸直锻炼。

4.在神经再生过程中，可同时进行物理治疗。

十、腰椎间盘突出症手术护理

（一）保守疗法护理

1.按骨科疾病一般护理常规。

2.卧硬板床。急性期严格卧床三周，禁止坐起和下床活动。卧床期间宜在腰部垫小枕，根据病人耐受程度逐日增高至 10cm~15cm。

3.给予局部热敷和按摩。

4.起床时使用腰围，睡倒时脱下，无症状即应除去。

5.加强腰背肌锻炼。

6.恢复期禁止举重和弯腰。

7.向病人讲解发病机理，防止复发。

8.进行牵引治疗的病人，按牵引护理常规。

（二）手术治疗护理

1.术前护理：

（1）按骨科疾病一般护理常规。

（2）卧硬板床。

2.术后护理：

（1）按骨科一般护理常规。

（2）平卧 6 小时后协助病人翻身。

（3）观察伤口渗血情况，若渗出液过多，病人有恶心、呕吐、头痛等症状，须考虑脊膜破裂。如脊髓液外流，应立即处理。

（4）做好病人生活护理。

（5）术后 1 周帮助病人锻炼腰背肌，做背伸活动，并指导病人做直腿抬高活动，避免术后神经根粘连。

十一、骨盆骨折护理

1.按骨科严重创伤护理常规。

2.卧硬板床。

3.观察有无腹胀、腹痛、肛门流血情况。

4.观察有无泌尿系统损伤表现，必要时行导尿术。

5.如有皮下出血和肿胀，应在皮肤上标记其范围，观察出血进展情况。

6.如骨折不移位或移位不显著，可使髋部屈曲，以减少疼痛。

7.骨盆悬吊牵引者，吊带应平坦，完整无褶，以防褥疮。吊带宽度要适宜，不应上下移动。大小便时注意清洁。

8.尿道损伤病人保留导尿应严格无菌操作。观察尿液性质、量及颜色并记录。

9.保持病人大便通畅，多饮水、多食水果、蔬菜，必要时服缓泻剂。

10.为防止骨折移位，勿随意搬动或更换体位。每 1 小时~2 小时用 50%红花酒精按摩尾骶部及其他骨突部位，以防褥疮形成。

11.行牵引的病人，按牵引护理常规。

12.指导病人做股四头肌收缩和踝关节伸屈等被动活动。

十二、全髋和人工股骨头置换术护理

（一）术前准备

1.按骨科手术一般护理常规。

2.按硬膜外麻醉或全麻术前常规护理。

3.备齐各项常规检查报告，如血常规、尿常规、出凝血时间测定、肝肾功能、髋部及胸部 X 线片、心电图等。

4.术前 2 天~3 天开始按医嘱使用抗生素。

5.手术野皮肤准备：上至剑突以下，下至膝关节以上，前面超过腹中线 6cm~7cm，后面超过脊柱 6cm~7cm。

（二）术后护理

1.按硬膜外或全麻术后常规护理。

2.保持患肢外展、中立位，术后 6 周内避免做如内收、屈曲动作，以防髋关节的脱位。

3.密切观察患者体温、脉搏、呼吸、血压等全身情况及局部切口出血情况。

4.切口负压吸引，保持引流管通畅，注意引流液的性质和量。

5.患肢皮肤牵引2周~3周。一般采用皮肤牵引，老年人皮肤易受到胶布粘贴而过敏、破溃，可使用海绵包扎做牵引，牵引重量应小于2kg。

6.功能锻炼：

（1）术后6小时~12小时后即进行股四头肌锻炼。

（2）牵引拆除后，可将上身抬高20°~30°，在膝关节下垫软枕1只，使膝关节保持微屈状态。同时可以活动踝关节，以防远端关节僵硬。

（3）6周内忌屈曲、内收及内旋，可在两下肢中间放软枕1只，以防止髋关节脱位。

（4）6周~8周后可下床，适当负重。

7.预防并发症及感染：

（1）预防肺炎、肺栓塞及血栓性静脉炎，鼓励患者利用牵引架上拉手抬高身躯，以促进呼吸及血液循环。

（2）经常保持床铺平坦、干燥、清洁、无渣屑，预防褥疮。

（3）预防泌尿系统感染。

8.预防髋关节脱位：术后6周内应嘱患者勿将两腿在膝部交叉放置，3个月内勿坐小矮凳，勿蹲下，勿爬陡坡。

十三、化脓性关节炎手术护理

化脓性关节炎是指化脓性细菌引起的关节内感染，多见于儿童。

常发生在大关节，以膝、髋关节为多。

最常见的致病菌为金黄色葡萄球菌，其次为溶血性链球菌、肺炎球菌等。主要是因关节开放性损伤、急性血源性感染或因关节疼痛封闭治疗时消毒不严而引起。

临床表现为起病急，高热、寒战等急性感染全身表现，关节局部红、肿、热、痛，表浅关节有波动感，活动受限，剧痛；关节多处于屈曲畸形位，久之发生关节挛缩，并发病理性脱位、半脱位。

按骨科疾病手术一般护理常规。

（一）术前护理

1.卧床休息，患肢给予制动，固定于功能位，搬动时动作要轻稳，以免引起疼痛。

2.给予高蛋白、高热量、多维生素、易消化饮食，必要时给予输血、血浆、白蛋白等。

3.密切观察神志、体温、脉搏等变化，注意有无高热、惊厥及转移性脓肿征象。

4.高热者按高热护理常规。

5.必要时协助做脓液培养、血培养、药物敏感试验。

（二）术后护理

1.密切观察患者生命体征变化。

2.局部开窗或钻孔冲洗引流护理。

（1）保持切口引流通畅，引流袋应低于患肢50cm，以防止引流液反流。引流袋每日更换1次。

（2）观察引流液量、颜色及性质，并记录。

（3）注意引流管内有无血凝块、脓液堵塞、管道受压、扭曲、松动及脱落，应及时处理。

（4）及时更换冲洗液及倾倒引流液，严格无菌操作，避免逆行感染。

（5）合理调节滴速，随着冲洗液颜色变淡逐渐减量，直至引流液澄清为止。

3.采用皮牵引或石膏托患者应限制患肢活动以减轻疼痛，防止病理性骨折和关节畸形。

4.应用大剂量抗生素时观察其疗效和不良反应。

5.功能锻炼：

（1）急性炎症期卧床休息，行股四头肌等长收缩、踝关节运动。

（2）急性炎症消退后，关节、骨质未见明显破坏，体温正常2周后可鼓励患者逐渐进行关节伸屈功能锻炼。

（3）必要时辅以理疗。

6.长期卧床者应防止肺部感染、泌尿系统感染及褥疮等并发症发生。

（三）健康教育

1.加强营养，增强抵抗力。

2.指导患者关节功能和肌肉锻炼。

3.定期复查，如有红肿等感染现象，应立即就诊。

十四、单纯性脊柱骨折手术护理

脊柱骨折是骨科常见的损伤，胸腰段骨折发生率最高，尤其为颈椎、腰椎。主要是由于外伤所致，如高处坠落、车祸、躯干部挤压伤等。

临床表现为局部疼痛和压痛。腰椎部肌痉挛，不能站立，翻身困难，腰椎骨折致腹膜后血肿，出现腹胀、肠蠕动减慢等。

按骨科手术一般护理常规。

（一）术前护理

1.平卧硬板床，保持脊柱的稳定性。搬动时保持脊柱水平位，并在一直线上，切忌躯干扭曲。

2.给予高热量、高蛋白、多维生素、富含粗纤维的食物。

3.急性症状未控制时切忌床上活动。胸、腰段脊柱骨折应鼓励患者床上行四肢主动运动。

4.训练床上排便习惯，切忌离床排便。

5.保持皮肤清洁，每2小时翻身1次，防止褥疮发生。

（二）术后护理

1.平卧硬板床，保持脊柱的稳定性，可垫海绵垫、水垫等，床铺要平整、干燥以防褥疮。

2.病情观察：

（1）观察患者生命体征变化及肢体活动度。

（2）注意切口部位渗血、渗液情况.保持引流通畅。

3.保持大便通畅，必要时给予缓泻剂。

4.根据病情鼓励患者行床上腰背肌锻炼，具体为仰卧位（挺胸、背伸）、俯卧位（飞燕点水姿势）。

5.给予心理支持，保持心理健康。

（三）健康教育

1.加强腰背肌锻炼，术后 6 周可协助患者离床活动。

2.嘱患者勿弯腰，逐渐增加运动量，必要时给予腰围保护。

3.定期复查。

十五、截瘫护理

截瘫是指脊柱的骨折和脱位、骨骼本身的病变、肿瘤等造成的脊髓平面以下的感觉、运动和反射丧失。

临床表现为不同平面节段的脊髓损伤，表现不同临床征象。颈髓损伤表现为四肢瘫；胸髓损伤表现为截瘫；腰髓、脊髓圆锥损伤表现为下肢肌张力增高、腱反射亢进；马尾损伤出现受伤平面以下感觉和运动障碍及膀胱和直肠功能障碍等。

按骨科疾病手术一般护理常规。

（一）一般护理

1.休息：平卧硬板床，保持脊柱的稳定性，翻身时头、颈、胸、腰段脊柱呈一直线，勿扭曲。高位截瘫者，颈部两侧给予沙袋制动。

2.饮食：给予高热量、高蛋白、多维生素、粗纤维饮食，鼓励多饮水。

3.心理护理：了解患者心理变化，有针对性地进行安慰，解除长期卧床、生活不能自理以及担心预后出现的焦虑、压抑的心理。

4.保持皮肤清洁，定时翻身.预防褥疮的发生。

5.保持大便通畅，必要时服缓泻剂或灌肠。

（二）保持呼吸道通畅，预防肺部感染

1.经常变换体位。

2.鼓励咳嗽、咳痰，协助拍背，痰液黏稠不易咳出给予雾化吸入。

3.对高位截瘫者早期行气管切开术者，按气管切开术护理常规。

4.若发生肺部感染，遵医嘱应用抗生素。

（三）长期保留导尿者应预防泌尿系统感染

1.保持尿管、引流袋无菌，必要时膀胱冲洗。

2.训练膀胱收缩功能。

3.导尿管每 2 周更换 1 次。

4.若发生泌尿系统感染，遵医嘱应用抗生素。

（四）正确估计截瘫程度，协助患者进行功能锻炼

1.肢体未瘫痪部位进行主动运动，如利用哑铃或拉弹簧锻炼上肢及胸背部肌肉；仰卧或伏卧位时锻炼腰背肌；借助辅佐工具练习站立和行走。

2.已瘫痪的下肢每日协助做充分伸直和外展，防止关节僵直的被动运动。

（五）行颅骨牵引者，按颅牵引护理常规。

（六）健康教育

1.教会正确搬动方法。

2.制订功能锻炼计划，使残存功能最大限度地发挥，增强日常生活自理能力。

十六、截肢手术护理

截肢是指通过手术切除失去生存能力、生埋功能及危及生命的部分或全部肢体。以挽救患者的生命。

适用于四肢严重毁损伤；肢体广泛挤压伤合并急性肾衰；肢体有严重特异性感染危及生命；冻伤或烧伤而致肢体坏死；血管疾病并发肢体坏死；四肢恶性肿瘤无远处转移；慢性骨髓炎久治不愈，肢体又难以恢复功能；四肢先天性畸形不能手术矫正，严重影响功能。

按骨科疾病手术一般护理常规。

（一）术前护理

1.危重患者应先抢救生命，纠正休克，并监测生命体征变化。

2.向患者及其家属介绍截肢的必要性，消除顾虑，配合手术。

3.患肢制动。

4.严密观察患肢局部皮肤色泽、伤口出血、渗出以及肢端血液循环等情况，及时为医生提供病情变化的动态信息。

（二）术后护理

1.床旁使用护栏，防止患者坠床。

2.病情观察。

（1）观察患者生命体征变化。

（2）观察残端伤口出血情况，若有大出血倾向，立即应用止血带止血，高位截肢发生大出血时应用沙袋压迫止血。

3.保持引流管通畅，观察引流液的量、色和性质。

4.抬高残端，2日后放平肢体。局部弹力绷带加压包扎固定，以防残端关节挛缩。

5.残肢疼痛时，遵医嘱适量应用镇痛剂、镇静剂。

6.残肢反应期后，鼓励患者床上行残肢后伸锻炼，2周后拆线可扶拐下地，并进行残肢肌肉、关节主动性运动，适度撞击、拍打增强皮肤耐受性。为安装假肢做准备。

（三）健康教育

1.术后6个月可装配假肢，教会患者残肢锻炼。

2.培养独立生活能力。

3.定期复查。

十七、先天性髋关节脱位手术护理

先天性髋关节脱位是一种常见的先天性畸形。主要是由于髋臼和股骨头先天发育不良或异常，胎儿在宫内位置不正常以及韧带、关节囊松弛所致，女性多见。

临床表现为会阴部增宽，患侧髋关节活动受限，肢体短缩.臀部、大腿内侧皮肤皱折增多、加深与健侧不对称。股骨大转子上移，牵拉患肢有弹响声或弹响感。

按骨科疾病手术一般护理常规。

（一）术前护理

1.骨牵引、皮牵引者按骨牵引、皮牵引护理常规。

2.备皮，局部有感染灶或破损不可手术。

3.做好各项术前准备。

（二）术后护理

1.按连硬外或全麻后护理常规。

2.病情观察。

（1）密切观察患者生命体征变化，警惕感染征象。

（2）行蛙式支架外固定或使用蛙式、单髋人字形石膏固定。应检查石膏的松紧度，肢体有无受压、卡压，边缘有无刺激及末梢血液循环等情况。

（3）注意石膏内有无出血、石膏表面渗血情况。

3.保持引流管通畅，防止扭曲、受压、松动、脱落等，并观察引流液的量、颜色及性质。

（三）健康教育

1.保持石膏清洁、干燥，防止大小便污染。

2.石膏或支架固定3个月后拆除，鼓励行主动伸屈髋关节锻炼，逐渐离床活动。

3.定期复查。

第五节　神经外科护理常规

一、神经外科一般护理

1.按外科一般护理常规。

2.给予高蛋白、高热量、高维生素、易消化饮食，但应限制水及钠盐摄入。不能进食者静脉补液。

3.卧位。颅内压增高清醒者及手术后清醒者取头高位（15°~30°），昏迷者侧卧位，休克者平卧位，躁动者加床档等。

4.有意识不清、走路不稳、视物不清或失明、定向障碍、精神症状、幻觉、复视及癫痫等病史者，应用床挡，防止坠床。

5.严密观察意识、瞳孔、血压、脉搏、呼吸及体温变化。

6.加强呼吸道管理，保持呼吸道通畅。

7.严密观察颅内压增高的临床表现。颅内压增高者，静脉输液速度宜慢，每分钟30滴~40滴，使用脱水剂、利尿剂时，速度应快。并注意观察血清钾变化。

8.休克、开放性颅脑损伤，以及脑脊液漏者，如出现有挤压性头痛、坐位或头高位时疼痛加剧、头晕、恶心、呕吐等症状，应警惕低颅压发生需及时处理。

9.严重颅脑损伤，有昏迷高热者，头部置冰帽或冰袋。

10.颅腔引流时，应严格执行无菌操作，并记录引流液的性质及量。

（1）脑室引流应将引流瓶悬挂于床头，距侧脑室的高度为 10cm~15cm，绝不可随意放低，以维持正常的颅内压。

（2）脓腔引流瓶应低于脓腔至少 30cm。

（3）硬膜外负压引流，注意保持负压状态。

11.保持大便通畅。

12.配合医生进行各项检查。

13.脑室引流者，搬动前应夹闭引流管，防止在短时间内流出多量脑脊液而出现颅低压症或小脑幕裂孔疝。

14.脑脊液耳、鼻漏者，护理见有关章节。

15.昏迷病人按昏迷护理常规。

16.癫痫者按癫痫护理常规。

17.昏迷、有脊髓压迫症状病人及肢体瘫痪或功能障碍者，应做好预防褥疮护理。

18.恢复期病人，应定时督促并协助做肢体功能锻炼，利于早日康复。

二、抽搐护理

（一）抽搐发作时的护理

1.应有专人护理，做好安全防护，防止病人坠床或摔伤。

2.口腔内放入牙垫，防止舌咬伤。

3.保持呼吸道通畅。防止误吸和舌后坠而引起窒息。及时清除呼吸道分泌物，必要时气管切开。

4.详细记录发作情况及肢体抽搐时间，对连续发作者要记录发作次数。

5.发作时不能强行喂食或用物理方法阻止病人的抽动，预防并发症发生。

6.维持合理的营养供给。持续发作者，给予鼻饲。

7.加强基础护理，保持病人舒适。

（二）抽搐发作停止后的护理

1.尽量让病人安睡以恢复体力。

2.持续发作停止后，应注意有无精神异常情况。

3.做好基础护理，保持病人舒适，预防并发症发生。

4.督促病人按时服用抗癫痫药物，无特殊情况不可减量或停药。

三、呃逆护理

呃逆多见于危重病人，常因脑干、颈髓病变、胃内大量积血等所引起的膈肌痉挛所致，多顽固而持续，常影响呼吸和进食，对病人体力消耗较大，故应密切观察和及时处理。

1.呃逆如系肺部感染或胃出血所致，应及时吸除呼吸道分泌物或胃内容物，以减少对膈肌的刺激。

2.维持合理的营养供给。应安排好进食时机，必要时给予鼻饲并做好护理。

3.呃逆持续时间较长者，病人常有上腹部疼痛（由于膈肌的腹壁肌长时间痉挛所致）可进行腹部按摩或热敷，以减轻病人的痛苦，必要时进行体针或耳针疗法。影响入睡者，可于睡前给予适当的安眠药物。

四、颅内压增高护理

颅内压增高是颅脑外科疾病的共有征象。颅内压是指颅内容物对颅腔所产生的压力，通常用脑脊液的压力来代表。

正常颅内压成人为。70~200mmH$_2$O，儿童为 50~100mmH$_2$O，颅内压持续地超过 200mmH$_2$O 时称为颅内压增高。

1.保持病人安静，嘱病人卧床休息，勿随意外出活动。

2.密切观察病人的意识、瞳孔、血压、脉搏、呼吸的变化，每 4 小时测量 1 次并记录。

3.如有阵发性剧烈疼痛，频繁呕吐，往往是脑疝的前驱症状，除加强观察、应用脱水剂外，需通知医师给予处理。禁用哌替啶、吗啡等麻醉类药物。

4.如有反复呕吐，遵医嘱应用止吐药物，暂禁食。

5.预防便秘，遵医嘱给予病人通便剂。注意不可高位灌肠，以免增加颅内压导致脑疝形成。

五、脑疝护理

（一）小脑幕切迹疝

1.病情观察：

（1）颅内压增高病人如头痛剧烈、呕吐频繁，可考虑为脑疝先兆，应立即报告医师。

（2）意识障碍者，初期可出现烦躁不安，嗜睡，继而出现浅昏迷至昏迷，通过谈话和疼痛刺激能判断意识情况。

（3）颞叶沟回疝，压迫动眼神经，表现病侧瞳孔散大，光反应消失，病危病人，可出现病变对侧瞳孔散大，光反应消失，为预后不良征象。

（4）脑干锥体束受累可引起病变对侧肢体瘫痪，病危者可出现去大脑强直。

（5）脑疝初期可表现为血压升高，脉搏缓慢，呼吸深慢，脑干功能衰竭时血压下降，脉搏快弱，呼吸不规则，或出现叹息样呼吸，最后心跳停止。

2.一旦出现脑疝症状，按医嘱快速静滴 20%甘露醇，降低颅内压。

3.迅速做好手术前准备，及早进行手术治疗。

（二）枕骨大孔疝

1.除观察头痛（常见枕顶部疼痛）、恶心呕吐外，还须注意延髓受压症状，如呼吸变慢、意识不清等，发现异常应及时通知医生。

2.立即给脱水药物。

3.对呼吸骤停者立即行人工呼吸和给氧，必要时，配合医师气管插管，使用呼吸机辅助呼吸。

4.配合医师进行脑室穿刺，实施脑室持续引流术，以降低颅内压。

5.脑疝症状缓解后，做好颅后窝开颅探查术的准备。

六、中枢性高热护理

1.凡易引起中枢性高热的手术或颅脑损伤手术后，应每小时测体温 1 次，如体温逐渐升高，应及早采取降温措施。

2.预防手术后中枢性高热，可手术前使用肾上腺皮质激素或手术后使用冬眠疗法。

3.冬眠疗法常遵医嘱首先给予足量冬眠药物，如冬眠 I 号合剂（包括氯丙嗪、异丙嗪及哌替啶）。用冬眠药期间护理上应注意下列事项：

（1）专人监护。严密观察病情变化，在治疗前应观察并记录生命体征、意识状态、瞳孔和神经系统病征，作为治疗后观察对比的基础。

（2）取平卧位。注意保持血压平稳，防止体位性低血压。

（3）保持呼吸道通畅，预防肺部并发症。

（4）加强皮肤护理，预防褥疮。但翻身动作应缓慢、轻稳。

（5）观察有无冬眠药物不良反应，如皮疹、白细胞减少、黄疸等，及时发现异常。

（6）做好饮食护理。

4.降温还可用冰帽或冰袋，放置于头、颈、腋窝、腹股沟大血管附近，但要注意预防冻伤。

七、脱水疗法护理

脱水疗法主要是经静脉输入各种高渗性药物，减轻脑水肿，从而使颅内压下降，故常用以防治颅内压增高。但病人如合并有休克、肾功能衰竭、心力衰竭等禁用。

1.常用的脱水药物的用法：

20%甘露醇每公斤体重 1.5g~2g，在 15 分钟~30 分钟内点滴完，紧急情况下可加压推注，注射 10 分钟~20 分钟后起降压作用，可维持 5 小时~8 小时。室温低时，溶液析出结晶，需加热溶解后使用。

2.高渗性脱水药物，应快速滴注，否则影响作用效果，滴注时要防止药物漏出血管外，以免引起皮下组织坏死。

3.用药时要密切观察血压、脉搏及呼吸、意识、瞳孔变化。

4.记录 24 小时尿量，应注意及时调整水与电解质的平衡，特别注意有无低血钾。

5.多次用药时应变换静脉穿刺部位，以免引起静脉炎。

八、大脑半球肿瘤切除术护理

颅内肿瘤是指包括来自脑、脑血管、脑垂体、松果体、颅神经和脑膜等组织的颅内原发性肿瘤.也包括一小部分来源于身体其他部位转移到颅内的继发性肿瘤。

（一）术前准备

1.患者入院按医嘱做常规检查，如肝肾功能，血尿常规。出、凝血时间，配血、备血，药物过敏试验。

2.有癫痫病史患者禁用口表测量体温。

3.有颅内压增高者切忌灌肠，3天无大便者可用开塞露等。

4.有精神症状者。为预防意外需家属陪伴，并做好交接班。

5.患者需做特殊检查（如CT、脑电图、超声波及各种造影）应由医院工作人员陪同前往。

6.皮肤准备：术前1天备皮并仔细检查手术野有无感染及破损处。

7.女性患者月经期停止手术，有发热或腹泻者通知医生另作决定。

8.做好心理护理。消除对手术的恐惧心理。术前晚，必要时给予适量的镇静药或安眠药。

9.手术前12小时禁食（针麻、局麻除外），哺乳婴儿术前4小时禁食。备齐手术中用物。

10.术日晨按医嘱给药。

（二）术后护理

1.按神经外科一般护理常规及麻醉后护理常规。

2.卧位：全麻患者在麻醉未醒之前取平卧位，头转向一侧。意识清醒、血压稳定后，宜抬高床头15°~30°。

3.手术日禁食，第2天可进流质、半流质或遵医嘱。

4.病情观察：观察意识、瞳孔、脉搏血压每半小时~1小时1次，连续6次以后每2小时1次，连续12次。如观察过程中有异常发现（如瞳孔大小、意识改变、肢体瘫痪、血压不稳）应及时与医师联系。

5.注意切口引流液情况。经常保持敷料干燥，拔出引流管后须注意有无脑脊液渗漏，发现渗漏者及时通知医师。

6.术后当日不用镇静剂或安眠药。

7.手术后6小时~8小时仍不能排尿者，可给予导尿。

（三）健康指导

1.树立恢复期的信心，对疾病要有正确的认识。避免因精神因素而引起疾病的变化，加强全身支持疗法。多进高蛋白食物，保证良好的营养。

2.按时服药，切忌自行停药。定时门诊随访，了解病情的转归。

3.术后放射治疗的患者，一般在出院后2周或1个月进行。放疗期间定时查血象，放疗治疗中出现全身不适、纳差等症状，停药后可自行缓解。

4.如去颅骨骨瓣患者，术后要注意局部保护，外出要戴帽，尽量少去公共场所，以防发生意外，出院后半年可来院做骨瓣修补术。

5.为防肿瘤复发，一般每年须做CT检查，以了解病情变化。

九、后颅肿瘤摘除术护理

（一）术前准备

1.按神经外科手术一般护理常规。

2.皮肤准备：备皮范围除了全部头发外还需包括后颈部至肩胛皮肤，备皮方法按神经外科手术一般护理常规。

（二）术后护理

1.按神经外科护理常规。

2.卧位：根据手术时的卧位，坐位手术患者回病室后给半卧位，侧卧位手术患者回病室仍给侧卧位，麻醉未醒前可向健侧卧。

3.手术当日禁食，第2天按医嘱给饮食。

4.病情观察：观察意识、瞳孔、脉搏、血压等情况，定时测量并记录，及时发现异常。

5.保持呼吸道通畅，备好吸痰用具，以备急用。

6.搬动患者时双手应托住颈部，保持水平位置。

7.绝对卧床休息。

8.注意切口渗液情况，拔除引流条后观察有无脑脊液漏。

9.尿潴留患者要及时给予导尿。

（三）健康指导

1.做好患者及家属的健康教育.使其对疾病要有充分的认识，积极配合术后治疗和护理。

3.术后仍有眼睑闭合不全者按时滴眼药水或涂金霉素眼膏。加用眼罩或纱布覆盖；有步态不稳、吞咽困难等症状的患者，需按时门诊随访，定时服药，加强功能锻炼。

4.户外活动须有人陪护，防止发生意外.并注意保暖.以防感冒而引起并发症。

5.手术不能全部切除肿瘤的患者，一般在术后1个月内需进行放疗，放疗期间定时查血象，注意营养与休息。

6.定期门诊随访，每年CT复查1次。

十、经蝶垂体瘤切除术护理

（一）术前准备

1.按神经外科手术一般护理常规。

2.皮肤准备，不需剃头，剪清双侧鼻毛。必要时准备右大腿外侧皮肤。

3.垂体或鞍区病变者，需做垂体功能测定。

（二）术后护理

1.按神经外科护理常规。

2.手术日禁食，记录24小时尿量1天~3天。

3.注意观察双鼻孔内渗液情况。

4.术后24小时后可进流质饮食，并做好口腔护理。

5.24小时后去除唇部压迫绷带，鼻腔内指套纱条48小时后拔除。随时观察鼻孔内有无清水样液体流出，同时用呋喃西林麻黄素液滴鼻每日 4 次，连续 14 天。鼻腔干燥者可根据需要用消毒液状石蜡滴鼻。

6.避免术后剧烈咳嗽和用力擤鼻涕，以防脑脊液鼻漏。

7.术后绝对卧床 1 周。

8.术后第 10 天复查垂体功能，检查内容同术前。

（三）健康指导

1.做好心理护理，垂体瘤属脑内良性肿瘤，手术效果好，痊愈后可参加正常工作。

2.加强营养。多食新鲜的、高蛋白质的食物，增强体质，促进早日康复。

3.放疗时间一般在术后 1 个月左右，放疗期间少去公共场所，注意营养，定期查血象。

4.按医嘱服药，1 年 CT 复查 1 次。

十一、脑血管（动静脉畸形、动脉瘤）手术护理

颅内动静脉畸形为先天性脑血管异常，主要缺陷是脑的局部缺少毛细血管，使脑动脉与脑静脉之间形成短路，引起一系列脑血循环动力学的改变。

颅内动脉瘤是指颅内动脉管壁上的异常膨出部分，80％发生在大脑动脉环的前部或邻近的动脉主干上。

（一）术前准备

按神经外科手术前的一般护理常规。

（二）术后护理

1.按神经外科术后护理常规。

2.密切观察生命体征的变化，常规记录 24 小时出入量。

3.卧位：根据手术时的卧位，血压平稳可给予翻身，翻身动作应轻稳。

4.根据医嘱控制血压在正常范围，防止术后再出血。

5.做好中心静脉导管的护理。

6.保持大小便通畅，小便不能自解者，保留导尿。2 天无大便，需给予通便剂。

7.保持呼吸道通畅，及时清除呼吸道分泌物，防止误吸而引起吸入性肺炎。

8.注意保暖，预防手术后并发症。

（三）健康指导

1.按神经外科一般护理常规。

2.保持大便通畅，便秘可适当用些通便剂。多食粗纤维食物，切忌用力过度，避免再次发生出血。

3.外出须有陪护，预防发生意外。

十二、脑损伤护理

脑损伤是指因遭受钝击、穿通伤、爆炸或下坠后间接伤害所造成的损伤（包括头皮损伤、颅骨骨折、颅内血肿和脑挫伤），根据受伤情况可分为闭合性和开放性

两大类。

临床以意识障碍、休克、生命体征改变、脑病灶症状及颅内压增高为主要特征。

（一）术前准备

按神经外科术前一般护理常规。

（二）术后护理

1.按神经外科术后护理常规。

2.密切观察病情变化如血压、意识、瞳孔等，观察72小时，稳定后再酌情根据医嘱观察。

3.颅底骨折耳鼻腔有液体流出者，用消毒纱布覆盖，切忌用棉球填塞。

4.保持呼吸道通畅，准备好吸痰用具，随时准备做好气管切开的配合和护理。

5.注意口腔内有无松动牙齿，如有应拔去。若有假牙应取下交给家属保管。

（三）健康指导

1.饮食以高蛋白、高维生素、低脂肪易消化的食物（如鱼、瘦肉、鸡蛋、蔬菜、水果等）为宜。

2.注意劳逸结合。

3.告之患者颅骨缺损的修补，一般需在脑外伤术后的半年后。

4.按医嘱服药，不得擅自停药，出院后一个月门诊随访。

5.加强功能锻炼。必要时可行一些辅助治疗，如高压氧等。

6.外伤性癫痫患者按癫痫护理常规。

十三、脊髓肿瘤（髓内、外）切除术护理

（一）术前护理

1.按神经外科术前一般护理常规。

2.皮肤准备：以病变为中心上、下五个椎体的皮肤范围备皮。

3.手术前夜给开塞露通便，术前12小时禁食禁水，哺乳婴儿术前4小时禁食。

4.术晨保留导尿。

（二）术后护理

1.搬动患者时要保持脊髓水平位，尤其是高颈位手术，更应注意颈部不能过伸过屈，以免加重脊髓损伤。

2.卧位：根据手术定卧位，高颈位手术取半卧位，脊髓手术取侧卧位，脊髓修补取俯卧位。术后2小时翻身1次，翻身时注意保持头与身体的水平位。宜睡硬板床。

3.麻醉清醒后可进流质或半流质，呕吐暂不进食。

4.观察：血压每小时测量1次，连续3次，平稳后改为每2小时1次，至停止。

（1）高颈位手术：麻醉清醒后观察四肢肌力活动，注意呼吸情况，术后可能会出现颈交感神经节损伤症（霍纳综合征：患侧瞳孔缩小，眼睑下垂，眼球凹陷）一般不需处理。

（2）胸椎手术：上肢不受影响。术后观察下肢肌力活动，术后常会出现腹胀，排泄困难，可肌肉注射新斯的明0.5mg或肛管排气。

（3）马尾部手术：观察下肢肌力活动度情况及肛周皮肤感觉有否便意，在观察过程中如发现感觉障碍平面上升或四肢活动度有减退，应考虑脊髓出血或水肿，应立即通知医师采取紧急措施。

5.截瘫患者按截瘫护理。

6.术后 6 小时~8 小时不能排尿者给予保留导尿。并按保留导尿护理常规。

（三）健康指导

1.了解患者心理反应，应给予鼓励，树立战胜疾病的信心。

2.预防褥疮：按时翻身，避免局部长期受压。并保持皮肤及床单的清洁平整。

3.预防并发症发生。感觉麻木或消失的肢体应忌用热水袋，防止烫伤，瘫痪肢体要保持功能位，预防关节畸形、足下垂等。

4.保持大小便通畅，保留导尿者，应保持尿道口的清洁，做好保留导尿护理。便秘时可用通便剂。大便稀薄者，肛门周围皮肤可涂用金霉素油膏。以保护肛周皮肤。

5.指导患者肢体功能锻炼，做到主动运动与被动运动相结合。促进肢体功能恢复。并教育患者自我护理的方法。

6.加强营养，进高蛋白、高维生素、高热量的饮食。多食水果、蔬菜，以增加肠蠕动。

7.按时服药，定期门诊随访。

十四、脑脓肿护理

脑脓肿是指化脓性细菌侵入脑组织引起化脓性炎症，并形成局限性脓肿，主要原因有慢性中耳炎或乳突炎引发的耳源性脑脓肿、脓毒败血症引发的血源性脑脓肿以及外伤鼻源性和原因不明的隐源性脑脓肿。

临床以全身感染症状、颅内压增高及局灶症状为主要特征。

按神经外科疾病手术一般护理常规。

（一）术前护理

1.给予心理支持，当患者出现失语、视野缺损、偏瘫时给予安慰，避免情绪激动。

2.取平卧位，抬高床头 15°~30°，避免颅内压增高的因素，如咳嗽、用力排便等。

3.密切观察患者神志、瞳孔及生命体征的变化。

4.高热者按高热护理常规。

5.合理使用抗生素及脱水剂，注意药物副作用及效果。

6.小脑脓肿可引起步态不稳，应注意安全，防止意外发生。

7.协助各项检查。

8.术前常规皮肤准备。

（二）术后护理

1.麻醉未清醒前取平卧位，头偏向健侧；清醒后取头高位 15°~30°，躁动者加床档。

2.给予高蛋白、高热量、易消化饮食。鼓励多饮水。

3.病情观察。

（1）观察神志、瞳孔、生命体征变化，注意切口渗血情况。

（2）观察脓腔引流的量、颜色及性质，保持各引流管通畅，防止扭曲、挤压，冲洗引流管后需夹管 2 小时再开放。

（3）高热者按高热护理常规。

（4）观察头痛程度，注意有无颅内压增高症状。

4.合理使用抗生素及脱水剂，注意药物副作用及效果。

（三）健康教育

1.加强营养，增强体质。

2.注意头痛情况及体温变化。

3.治疗原发病，加强功能锻炼。

4.遵医嘱服用抗生素并注意有无不良反应。

5.定期复查。

十五、听神经瘤手术护理

听神经瘤为颅内常见的良性肿瘤，约占颅内肿瘤 10%，发生于第Ⅷ脑神经的前庭支，一般位于桥小脑。主要原因是由于前庭神经鞘细胞增生，逐渐形成肿瘤。发病年龄 30 岁~60 岁，女性多于男性。

临床以听神经、面神经及三叉神经为主要的颅神经损害症状，如耳鸣、耳聋、面部感觉减退、轻度面瘫、共济失调、颅内压增高等为主要特征。

按神经外科疾病手术一般护理常规。

（一）术前护理

1.注意安全，对步态不稳的患者，嘱勿自己行走，必要时须有人搀扶，以免摔伤；对喝水呛咳的患者给予饮水、进食指导，以免误吸。

2.训练床上排便习惯，增强术后的适应性。

3.协助各项检查。

4.常规皮肤准备。

（二）术后护理

1.密切观察患者神志、瞳孔、生命体征变化，注意切口有无渗出等。

2.保持呼吸道通畅，鼓励患者深呼吸，协助排痰。

3.眼睑闭合不全者，用 0.25%氯霉素眼药水滴眼或金霉素眼药膏涂眼，覆盖凡士林纱布，防止角膜溃疡。

4.后组颅神经损伤进食吞咽困难、呛咳者给予鼻饲流质。

5.保持皮肤清洁，定时翻身，按轴线翻身方法进行。

6.患侧面部及口角出现带状疱疹时遵医嘱涂干扰素或消炎软膏。

（三）健康教育

1.指导患者早期配合康复锻炼，提高自理能力。

2.步态不稳者外出活动须有人陪伴，防止发生意外。患侧面部感觉减退者应防止烫伤。

3.术后仍有眼睑闭合不全者按时滴眼药水或涂金霉素眼药膏。

4.定期复查。

十六、颅骨缺损修补手术护理

颅骨缺损是指由于先天性、外伤性或手术后引起的缺损，当直径大于 2cm 时，造成外形或功能受影响者，应行颅骨缺损修复术。

临床表现以局部可触及颅骨缺损，可见脑组织外膨、搏动为主要特征。

按神经外科疾病手术一般护理常规。

（一）术前护理

1.向患者讲解颅骨修补的重要性，使之消除不良心理，配合治疗。

2.注意安全，避免缺损处碰撞及强光照射。

3.遵医嘱服用抗癫痫药物，并观察药物作用及副作用。

4.密切观察病情变化，注意有无癫痫发作先兆。

5.协助各项检查。

6.保持头皮清洁，检查头皮有无炎症性病变。

7.准备修补材料，材料塑形时应注意患者形象美观。

（二）术后护理

1.麻醉未清醒前取平卧位，头偏向健侧，清醒后取头高位 15°~30°。

2.病情观察

（1）密切观察患者神志、瞳孔及生命体征变化。

（2）注意切口渗血情况，观察局部有无肿胀、积液，以防排异反应发生。

3.遵医嘱服用抗癫痫药物，并观察药物作用及副作用。

（三）健康教育

1.加强营养，增强体质，促进头皮伤口生长。

2.保持头皮清洁，如皮下有积液应及时就诊。

3.按时服用抗癫痫药，并注意药物不良反应。

4.定期复查。

十七、脊髓压迫症手术护理

脊髓压迫症是一组由不同病因产生的脊髓及神经根受压的疾患，是神经系统的常见病。主要是由于脊髓先天性疾病、外伤性脊髓疾病、脊髓炎症、脊髓肿瘤、脊髓血管畸形、寄生虫等所致。

脊髓受损平面的不同，临床表现也各异。上颈段受损可出现四肢痉挛性瘫痪；颈膨大损害可出现上肢弛缓性、下肢痉挛性瘫痪；胸段损伤表现下肢痉挛性瘫痪；腰膨大损害可出现下肢弛缓性瘫痪；马尾圆锥损害可出现马鞍区感觉障碍及双下肢弛缓性瘫痪等。

按神经外科疾病手术一般护理常规。

（一）术前护理

1.向患者讲解治疗目的、意义，使其消除顾虑，配合治疗，树立战胜疾病的信心。

2.训练床上排便习惯。

3.协助各项检查。

4.感觉障碍者注意避免烫伤。

5.肢体运动障碍者应置功能位，防止畸形，协助更换体位，预防褥疮发生。

6.术前一日备皮。

7.如病变在骶尾部，术前1日晚及次日晨各灌肠1次，术晨留置导尿管。

8.术前6小时~8小时禁食、水。

（二）术后护理

1.卧硬板床，取仰卧位或侧卧位，防止脊柱畸形。

2.高颈髓占位及受累脊髓节段较多的患者翻身时，应注意保持头、颈、躯干一直线，防止引起呼吸及脊柱功能的改变。

3.病情观察。

（1）观察患者生命体征的变化。

（2）观察肢体感觉、运动状况。

（3）注意切口渗液、渗血情况。

4.高位颈髓占位者须颈托固定，保持呼吸道通畅，吸氧。

5.肢体感觉障碍者，防止烫伤等意外发生；肢体运动功能障碍者，置功能位，术后10日~14日进行肢体功能锻炼。

6.给予高热量、高蛋白、多维生素、粗纤维饮食，禁食辛辣、刺激性食物，多饮水。

7.保持大便通畅，便秘者给予缓泻剂。

8.保留导尿者，做好保留导尿的护理。

9.保持皮肤清洁，预防褥疮发生。

（三）健康教育

1.防止肢体畸形，上肢瘫痪者恢复先从屈伸运动开始；下肢瘫痪者进行健侧肢体肌力练习，诱发患侧无力肌群的收缩；坐起锻炼术后1个月左右开始，从仰卧逐渐改为半卧，再转为床上坐起；下地前锻炼术后2个月左右开始，练习腹肌、背肌、臂力等。

2.配合理疗、针灸、推拿，促进功能恢复。

3.排尿障碍留置导尿管者，试夹管4小时开放尿管1次，训练膀胱功能。便秘者应增加粗纤维饮食或缓泻剂。

4.感觉功能异常者，应防止烫伤、冻伤、压疮、扭伤。

第六节　泌尿外科护理常规

一、泌尿外科一般护理

1.按外科手术前后护理常规。

2.正确、及时地收集送检新鲜尿液标本及肝。肾功能测定。

3.如需留取 24 小时尿液标本，必要时加入防腐剂。

4.鼓励病人多饮水。肾功能不良、高血压、水肿者应控制水、钠盐、蛋白质摄入量。

5.有尿瘘或尿失禁病人，注意会阴部皮肤清洁干燥，防止发生湿疹，床单保持清洁干燥。

6.注意尿液的颜色、性质及量，如有异常，留取标本，通知医师。

7.保留导尿护理：

（1）引流管长短适宜，用别针固定于床单上，引流袋固定于床旁。

（2）保持引流管通畅。

（3）注意尿的颜色、性质，记录 24 小时尿量。

（4）保持尿道口清洁，每日会阴擦洗 2 次。

（5）严格无菌操作，导尿管每周更换 1 次，如滑出，应及时更换。定时更换尿袋。

二、肾脏损伤护理

肾脏损伤是指外来暴力直接或间接作用于肾区所致，分为开放性损伤、闭合性损伤、医源性损伤。临床以休克、血尿、疼痛以及腰腹部肿块为主要特征。

按泌尿外科疾病手术一般护理常规。

（一）一般护理

1.休息：取平卧位，绝对卧床休息 2 周~4 周，减少搬动。

2.心理护理：消除患者紧张情绪，增加其安全感。

3.注意保暖，防止呼吸道感染。

4.预防便秘，常规使用缓泻剂，防止腹压增加引起继发性大出血。

（二）病情观察

1.观察患者生命体征变化，注意有无出血性休克发生。

2.注意尿液的量、颜色及性质，如尿色加深且腹部包块增大伴血压下降，应积极做好术前准备。

3.观察肾区及腹部体征变化，注意有无腹痛、腹胀等腹膜刺激征。

4.定时测量体温，如体温升高持续不退，警惕肺部及。肾周感染。

（三）健康教育

1.3 个月内勿参加重体力劳动。

2.注意血压变化。

三、肾脏手术护理

（一）术前护理

按泌尿及男性生殖系统外科一般护理常规。

（二）术后护理

1.按泌尿及男性生殖系统外科一般护理常规。

2.卧床休息 2 天~3 天后逐步下床活动。对肾修补、肾盂切开的病人，有继发出血可能，应卧床至 1 周。肾部分切除术患者应卧床 2 周，取头低脚高位，以防肾下垂。

3.术后 24 小时禁食。如肠功能恢复良好，可逐步进食，注意少进易胀气食物。如有腹胀，可行肛管排气或按医嘱给药物。

4.观察出血和排尿情况：定时测量生命体征；注意伤口引流物量、性状及有无出血；密切观察，防止肾切除后肾蒂血管结扎线脱落而危及生命；注意尿少或尿闭情况的发生，观察有无血尿。

5.保持各引流管通畅。肾造瘘病人引流不畅需要冲洗时，每次量不超过 5ml，压力不可过大，严格无菌操作。拔管前一天，应夹管观察，并做肾盂造影，证实尿路通畅后拔管。造瘘口盖无菌敷料，侧卧位，以防漏尿。

6.肾切除病人，补液速度宜慢，以免增加唯一肾脏的负担。

7.保持切口周围皮肤的清洁干燥，敷料浸湿及时更换。

8.一肾切除的女病人，在病情稳定药物治疗结束后 2 年内，应避免妊娠。

四、全膀胱切除手术护理

全膀胱切除手术用于多发性膀胱癌浸润者，复发快、每次复发肿瘤时期肿瘤体积大且明显边界者等。手术方式是切除整个膀胱，前列腺、精囊，并清扫盆腔淋巴组织，同时行尿液改道或行回肠代膀胱术。

（一）术前护理

1.按泌尿及男性生殖系统外科疾病一般护理常规。

2.做好心理护理。术前向病人充分说明手术的必要性和自我管理尿液的方法，使其配合手术。

3.给予高热量、高蛋白饮食，以增加机体的抵抗力。

4.术前 3 天给尿路消毒剂，必要时冲洗膀胱，鼓励病人多饮水，以冲淡尿液。

5.肠管代膀胱者，做好肠道清洁准备。术前 3 天每晚灌肠 1 次，术晨清洁灌肠，按医嘱给肠道杀菌剂。

（二）术后护理

1.按泌尿及男性生殖系统外科疾病一般护理常规。

2.标明各种引流导管在体内引流的部位和作用，保持通畅，注意无菌操作.定时更换引流装置。观察各引流液的量和性质，分别记录引流量，并及时倒空。

3.观察腹壁造瘘口肠管的血运，及时更换敷料，保护瘘口周围皮肤。如系肛门排尿者.亦应保护肛周皮肤。

4.直肠代膀胱术后，因肛门括约肌的作用，尿液潴留在直肠内，增加了肠道对尿液电解质的吸收，可造成高氯性酸中毒，故术后定期测血电解质，及时纠正。

5.注意观察术后肠梗阻、肠瘘等并发症。对尿粪合流的病人，注意泌尿系逆行感染的发生。

五、前列腺摘除手术护理

前列腺增生症是以排尿困难为主要特征的老年男性疾病。可能与老年激素代谢异常有关。临床表现为尿频、尿急、进行性排尿困难、急性尿潴留等。

（一）术前护理

1.按泌尿及男性生殖系外科疾病一般护理常规。

2.有尿潴留或并发尿路感染、肾功能不良时，术前应留置导尿1周左右。

3.手术日晨留置导尿，用生理盐水冲洗膀胱至冲出液体澄清后，保留100ml在膀胱内，使之稍充盈，以利于手术操作。冲洗完毕拔出导尿管，清洁阴茎及周围皮肤。

4.加强老年人的安全及心理护理。对合并高血压、心脏病、肺气肿、糖尿病等患者，按内科护理常规。

（二）术后护理

1.按泌尿及男性生殖系外科疾病一般护理常规。

2.立即将耻骨上膀胱造口管及尿道内气囊导尿管连接于密闭式冲洗装置，气囊导尿管的充水管与引流管切勿接错。

3.膀胱冲洗时，冲洗速度应视出血情况而定，出血多加快冲洗速度，出血少则慢，防止导管阻塞。

4.手术后出血可随尿液引出，应严密观察血压、脉搏变化。出血较多时，可按医嘱在冲洗液中加入止血药物，注入后夹管半小时，或用低温冲洗液冲洗，亦可全身应用止血剂。

5.耻骨上膀胱造瘘4日~6日拔管后可有漏液，及时更换敷料，保护好造瘘口周围皮肤，并保持床单干燥。

6.按医嘱给抗生素。定时清洁尿道外口的分泌物，防止感染。

7.术后1周内，禁肛管排气或灌肠，以免损伤前列腺窝引起出血。便秘时可口服缓泻剂。

六、肾盂切开取石术护理

肾结石位于肾盂和肾盏中，较小的结石常聚集在。肾下盏，上尿路（肾输尿管）结石好发于20岁~50岁，常与年龄、性别、职业、社会经济地位、饮食成分和结构、水分摄入量、代谢和遗传等因素有关，它的主要临床表现为疼痛（肾盂内大结石及肾盏结石可无明显临床症状，仅表现为活动后镜下血尿）、血尿、脓尿及无尿。

（一）术前护理

1.按泌尿外科手术前常规护理。

2.若有尿路感染，术前应按医嘱应用抗生素控制感染。

3.术前 1 小时摄定位片，然后嘱患者卧床。

（二）术后护理

1.按泌尿外科手术后常规护理及麻醉后常规护理。

2.术中肾脏完全游离者，术后应卧床 1 周~2 周。

3.注意观察尿液颜色，有无血尿发生。

4.注意切口渗出情况，术后如有渗尿，应及时更换敷料，以免切口感染。

5.有负压引流管者，应持续负压吸引，并记录引流量，负压袋（或负压瓶）每日更换 1 次。

6.结石疏松、多发性结石者，术后排尿时用纱布过滤，以了解有无残石排出。

7.术后 7 天，摄尿路平片，了解有无残留结石或碎片及其部位。

（三）健康指导

鼓励患者多饮水，多运动，多食新鲜蔬菜、水果、酸性食物，以防结石再发。

七、输尿管切开取石术护理

输尿管结石绝大多数来自肾脏，由于输尿管的直径自上而下、由粗变细。结石常停留在输尿管解剖上的 3 个狭窄部位：肾盂输尿管交界处、输尿管越过髂血管处、输尿管的膀胱壁段，由于下段输尿管比上段窄，所以结石大量在输尿管下 1/3 处停留。肾和输尿管结石单侧为多，双侧占 10%。主要临床表现为疼痛、呈现阵发性绞痛，病人常常疼痛难忍，辗转不安，并伴有恶心、呕吐。根据结石对黏膜损伤的程度不同，可表现为肉眼或镜下血尿，以后者更为常见。

（一）术前准备

1.按泌尿外科手术前常规护理。

2.做好中段尿培养，有尿路感染者，根据医嘱甩抗生素控制感染。

3.监测血肌酐、尿素氮、肌酐清除率，了解对侧肾脏功能。

4.术前 1 小时拍摄定位片，然后患者卧床。定位片与以前拍摄的 X 线片一起带入手术室，以做比较。

（二）术后护理

1.按泌尿外科手术后常规护理及麻醉后常规护理。

2.注意观察尿液颜色，有无血尿，记录 24 小时尿量。

3.注意观察切口渗出情况及有无漏尿发生，如有漏尿可于漏尿处插入一根多孔之硅胶管，并须用负压吸引。经常更换切口敷料，保持局部清洁干燥。

4.术后腹胀明显者可予肛管排气。

（三）健康指导

鼓励患者多饮水，以防结石再发。

八、钬激光输尿管下段结石碎石术护理

钬激光是一种脉冲式激光，对周围组织的损伤小，可通过软光纤维传递，具有切割、气化、凝固、止血等功能，与输尿管镜相结合，是治疗输尿管结石的有效方法。它是一种微创技术，具有住院时间短、痛苦小等优点，碎石效率高，结石排净率高，可粉碎任何结石，可同时处理狭窄、息肉等并发症，具有良好的可重复性，可用于各种方法治疗后的复发性结石及排石、体外震波碎石等保守治疗失败的病人。

（一）术前护理

1.按泌尿外科手术前常规护理。

2.做好中断尿培养，有尿路感染者，根据医嘱用抗生素控制感染。

3.向患者简要介绍此项技术的原理、方法、手术效果、并发症及注意事项，使患者以最佳心态接受手术。

4.术前 1 小时摄定位片，嘱患者卧床。定位片与以前拍摄的 X 线片一起带进手术室，以做比较。

（二）术后护理

1.按泌尿外科手术后常规护理。

2.病人术后常规放置三腔导尿管，妥善固定，24 小时内严密观察尿液颜色、性状并计量。

3.观察有无并发症发生：疼痛（输尿管穿孔）、发热、尿血等，如有异常，及时通知医生并给相应处理。

4.观察有无留置双"丁"管引起的不良反应，如尿路刺激症状及尿液逆流等。给予解痉治疗，调整体位，指导患者站立排尿，定时排空膀胱等。

5.拔尿管后.鼓励患者多饮水、勤排尿，并观察尿中有无细小碎石排出。

6.出院后半月来院拔除双"丁"管。

九、耻骨上膀胱造瘘术护理

（一）术前准备

1.按泌尿外科手术常规护理。

2.协助做好腹部平片和静脉肾盂造影，以了解有无合并膀胱占位、结石等。

3.按医嘱应用抗生素控制膀胱内感染。

4.如有留置导尿管，应加强冲洗。

5.患者送手术室后，备好膀胱冲洗用物1套及消毒引流瓶（或引流袋）。

（二）术后护理

1.按泌尿外科手术后常规护理及麻醉后常规护理。

2.耻骨上膀胱造瘘管接消毒引流瓶（袋），妥善固定，保持引流管通畅。

3.遵医嘱定时行膀胱冲洗，每次注入量为20ml~50ml，反复低压冲洗，至冲出液澄清为止。

4.经常观察尿色及尿量变化，鼓励患者多饮水，以利冲洗尿路。

5.观察瘘口处有无尿液渗漏，保持局部切口干燥。如冲洗通畅，而无尿液引出时，可能为造瘘管深度不宜所致，可适当调整位置。

6.拔除造瘘管后，如有漏尿，应留置导尿数日，待造瘘口愈合后，再行拔管。

（三）健康指导

1.指导患者学会膀胱冲洗，告知其操作的注意要点，以便带管出院者自行冲洗。

2.多饮水，以利冲洗尿路。

3.保持造瘘口周围清洁、干燥。

4.每月来院更换造瘘管1次。

十、同种异体肾脏移植手术护理

（一）术前护理

1.按泌尿外科手术前护理常规。

2.做好心理护理，向患者讲解手术方式及术后注意事项，了解患者病情及生活习惯。指导患者学会床上大小便。

3.术前除做好常规检查外，还应做好尿肌肝、尿素氮、供血者血型、淋巴细胞毒素试验、HL-A位点配型等。

4.术前1天给少渣饮食。

5.术前给服骁悉1g，以抗排斥反应。

6.患者送手术室时，带入药品包括：甲强龙、地塞米松、呋塞米、VitC、VitK1、10%葡萄糖酸钙，备齐病史及各项化验报告。

7.做好病房清洁消毒工作。病房彻底打扫后，用乳酸熏蒸消毒，准备好消毒床单及一切用具，包括血压表、听诊器、量杯、口表、消毒引流瓶、便器、痰杯、坐浴盆等。

（二）术后护理

1.按一般外科护理常规及麻醉后护理常规。

2.了解患者一般情况，手术经过、尿量多少、补液量及输液速度、激素用量等，并及时执行各项术后医嘱。

3.术后2天内每小时测量体温、脉搏、呼吸、血压各1次，平稳后每2小时测量 1 次，记录每小时尿量及颜色。

4.术后第一个 24 小时内补液原则：排尿量小于 200ml/时，补液量为尿量的全量；排尿量为 200ml/时~500ml/时，补液量为尿量的 70%；排尿量大于 500ml/时，补液量为尿量的 1/2；补液种类为 5%葡萄糖与乳酸林格氏液各 50%，两者交替使用，以缩短多尿期

5.取平卧位，移植侧下肢屈曲 15°~25°，减少切口疼痛，降低手术血管吻合处张力。以利愈合。但应避免过度屈曲，并禁止做静脉注射。

6.术后肠蠕动恢复，肛门排气后，给高热量、高蛋白、多维生素、易消化的软食，鼓励患者多饮水。

7.观察切口渗血情况及有无外科并发症（切口出血、血肿、尿瘘、淋巴瘘、肾破裂等）。保持局部清洁干燥，腹带要高压灭菌后使用。

8.准确记录 24 小时出入液量、饮食情况及计算蛋白含量。

9.每日早晚各测体重 1 次，并记录。

10.应用大剂量免疫抑制剂时，注射部位要严格消毒，并保持皮肤清洁干燥。

11.加强基础护理，预防呼吸道感染，鼓励患者做深呼吸，痰液黏稠时，给予雾化吸入。

12.移植后 1 个月内，应重点观察有无急性排斥反应发生，注意防止感染，严格执行无菌操作，加强病室消毒隔离工作，注意口腔卫生。

（刘美菊 陈晴 刘海芹 冯慧 孙希玲 陈启凤 周云）

第十三章 手术室护理常规

第一节 舒适护理在手术室护理中的运用

随着社会快速发展，人类对健康生活要求越来越高。医学护理模式的改变，手术室护理不是单纯的配合手术步骤完成。是注重以人为本，患者为中心的手术过程的整体护理。舒适护理内容是指通过护理使患者达到最愉快状态或降低不愉快的程度，从心理、生理、社会、精神方面达到舒适目 C 下面将某院舒适护理应用手术室护理工作中，取得满意护理效果报告如下：

1.资料与方法

（1）一般资料

80 例患者，其中男性 49 例，女性 31 例，手术种类外科手术 58 例，妇科手术 22 例。

（2）护理方法

①手术前探访

护士接到手术通知单后，首先看阅患者病例和资料，初步了解患者情况。手术前到病房探访患者。态度和蔼，语言亲切。介绍手术室环境，告知患者在整个手术过程中全程陪伴。告知患者晚餐进食容易消化食物。手术前清洁全身皮肤。术前刷牙保持口腔清洁。仔细回答家属和患者提问。讲解手术成功案例。时间以 5-10 分钟为适宜。以免造成患者紧张疲劳。

②手术中舒适护理

创造舒适环境，手术室提前半小时调好手术间温度和湿度，室温控制在 22~24 度，老年身体虚弱者温度可提高 1~2 度，湿度在 40%~60%，手术整洁干净，物品排列有序，检查仪器设备可以正常应用。

心理护理：护上手术前一天去病房，主动热情迎接患者。与愚者亲切交谈。问候患者内容有休息如何，是否紧张。焦虑等。告知患者家属不要过于紧张担心手术情况。家属在手术室外放心等待。

病人进入手术室后会有紧张、焦虑、恐惧等心理。护士对不同患者实施心理护理。督促鼓励患者不要有负担，说出自己想法，尊重隐私。知道患者需求。合理要求给予满足。紧张过度患者，用语言劝导。可以握住患者的手，用无声语言，让其感受到体贴和关爱。护理过程中，护士熟练的操作技术和自信心，赢得患者信任。

患者消除顾虑。自信心增强，用最佳的心态配合手术。

体位护理：摆放体位之前和患者进行沟通,解除患者疑虑，取得患者理解和配合。患者麻醉时，协助麻醉时摆放体位，用双手扶住患者肩关节、膝关节。告诉患者会有一些不适感，不要担心，配合麻醉。麻醉成功根据手术要求摆放合适手术体位。平卧位将头部垫薄枕，双手臂不要过度外展，和身体呈 80 度角合理。避免损伤臂丛神经。侧卧位时前胸和后背防置软枕，腋下放置软枕，两大腿之间防置软垫，患者舒适稳定。患者截石位，自己会有害羞心理，做好解释工作，保护患者自尊心。腿支架高度和患者仰卧曲髋高度一致，大腿托上放置后垫，以免外展不适。以 80 度角合适。保护关节和腓总神经不受损伤。根据患者舒适情况及时调整。膝部使用约束带固定，松紧度适宜。

操作时舒适护理：医生和护士进行操作前让患者知道技术操作目的，征得患者配合。操作稳、准、轻柔、娴熟，不要带来不良刺激。防置胃管、留置导尿管操作轻柔，最好麻醉有效后操作。观察喊着生命体征，及时执行医嘱。手术中使用电刀、吸引器、监护仪、电钻等器械发出声音，让患者知道对身体没有损伤。减轻患者恐惧心理，保护患者隐私，消毒区域以外暴露身体部位用包布遮盖。腹腔冲洗液加温至 40 度，预防低体温。护士手术中观察患者，紧张不安表情，及时给予关注安慰。医护人员不要大声讲话、谈论与手术无关的话题。患者认为医护专心致志在完成医疗和护理工作，患者有舒适、安全感。

手术后护理：手术后使用温盐水纱布，擦拭血迹。敷料贴好，引流管固定。患者意识清晰，告知手术成功，安心康复。使用平车缓慢送患者回病房。放置好引流管和引流袋，防止脱落。观察患者是否出现不适。与病房护士交代好患者麻醉不同体位不同。引流管和引流袋的护理。手术后 3 天到病房回访。指导患者手术恢复，询问是否下床活动，利于切口愈合。切口疼痛严重，和麻醉师沟通，将疼痛缓解。愉快心情患者能早日康复，

2. 结果

护士在手术前、手术中、手术后给予患者舒适护理，患者在生理、心理都获得安全感。患者满意度提高.手术后无不良反应，没有因为特殊体位发生神经麻痹和损伤,没有因为心理因素使心率加快、血压升高。

3.讨论

舒适护理是个性化、创造性、整体化、有效的护理模式，有生理舒适、心理舒适、社会舒适、灵魂舒适，舒适护理使基础护理和护理研究注重患者舒适感和满意感。手术室室为患者提供救治手术场所，手术室护理工作极其重要。舒适护理应用于手术室护理，改变传统医学模式影响，提高患者心理、生理舒适程度。获得安全感和满足感,手术的顺利进行提供良好条件。患者心理和生理舒适度提高，感受到人文关怀的温暖。对手术充满信心。减少不良反应和并发症发生。护士提高自身业务素质带来目标，满足护士学习积极性，提高护理质量。

第二节　手术室护理缺陷管理

手术室担负着手术治疗和抢救的重要业务，业务面广、技术性强，极易发生护理缺陷，轻者给病人造成痛苦，重者威胁病人的生命安全，这就要求手术室护士必须具有扎实的理论基础，熟练的操作技能，高度的责任心，较强的法律意识。

从事手术室护理工作 20 年来，在工作中不断总结和积累，现将常见的护理缺陷、原因、预防措施和对策介绍如下：

1.手术室常见的护理缺陷：（1）手术不正确（病人、手术、部位、侧向错误）。（2）用错药物。（3）消毒液灼伤。（4）压伤（体位摆放不正确或支撑物过硬）。（5）坠床。（6）手术室火灾。（7）电灼伤、烧伤。（8）异物遗留。（9）手术感染。（10）病理标本遗失、搞错、变质。（11）输错血.（12）仪器设备出故障。（13）输液管脱落。（14）新生儿性别鉴定错误。（15）用错气体。（16）收费项目、金额错。

2.发生护理缺陷的主要原因

（1）执业作风不严谨，护理工作量大，由于疏忽大意、精力分散或缺责任感和同情心，或对本质工作产生厌倦心理等，均是易致护理缺陷的原因。

（2）护理规章制度执行不力，尽管在护理管理中有明确的规章制度和质量要求，但在具体的实施过程中，没有采取严格的监控措施，不能常抓不懈地进行检查、督促，甚至出现问题后隐瞒、护短，轻描淡写，都是酿成护理缺陷的隐患。

（3）业务素质差、技术水平低，一些护理人员缺乏严格训练和考核，基础护理知识和基本技能较差，从事专科护理工作由于经验少，不求甚解，不能胜任专业工作，特别是刚从事临床工作不久的青年护士，技术操作不熟练、不规范，缺乏老师的指导、帮助，容易忙中出错。

3.防范护理缺陷的措施

（1）错误的病人、部位要求巡回护士手持通知单接病人，并仔细核对。

（2）用错药物认真落实三查七对；麻醉药不离开麻醉操作台和麻醉药物台；肾上腺素、丁卡因等剧毒药品，一旦吸出，注射器上也必须贴有明显标签；抢病人，执行口头医嘱时，须大声重复--次；手术病人术中使用的药物瓶、安瓿保留到病人离开手术间。

（3）跌伤、皮肤损伤、压伤护士协助督促检查消毒部位的脱碘是否完善；消毒液是否流到其他部位；消毒纱球是否遗落在身体周围。进入到手术室的病人尽可能避免去厕所，而是使用便器。手术期、麻醉复苏期必须固定好病人以免坠床。

采用柔软的手术体位垫。手术室护士经过手术体位安全舒适摆放训练，将手术体位摆放作为专科考核项目之一。

（4）手术室火灾、电灼伤、烧伤手术室内禁止使用明火。使用电外科设备时避免局部有易燃性液体和气体，避免用电刀切开肠腔、胸腔、气管等腔脏，注意病人有无安装心起搏器，有无内置人物。使用电刀极板时，选择合适的部位。所有护士经电外科安全培训和考核，仪器设备专人负责,定期检查，清洁、维护、保养，保持正常运转。

（5）异物遗留、手术感染术前 、关闭体腔、手术结束认真核对器械用物，特别注意缝针、敷料、器械螺钉。手术中使用所有敷料，必须能 X 光显影。按规定对手术器械、敷料、环境进行消毒、灭菌和监测，并保留原始记录资料。

（6）标签，术后由巡回护士及时交与手术医生并签名。

（7）输液管脱落近手术区的静脉输液部位应使用带螺旋接口延长管，肢体和管道要妥善固定好。

（8）新生儿性别鉴定错误未确切婴儿性别时别随便说。及时戴上识别婴儿的手

（9）用错气体各种气体放在规定的位置，并有明显的标志。

4.预防护理缺陷对策

（1）强化医德教育，提倡敬业精神抓好医德教育的同时，针对不同的人和具体思想状况，做详细的工作，不断完善手术室护理规章制度和质量要求、考核标准、采取措施、严格监控护理的环节质量，如查对制度、交接班制度和操作规程落实情况等，一定要做到经常化和具体化。

（2）加强基础理论和专业技能的培训，有计划地训练手术室护士，结合科室特点，合理安排业务学习的时间和内容。

（3）定期做好安全教育和安全检查针对节假日夜班和重危抢救中的薄弱环节，不失时机地强化安全意识，警钟长鸣，认真检查抢救器械、设备和药品是否完善，内外药是否分开放置，及时发现漏洞，予以弥补。

（4）合理调配技术力量因为手术室护理工作是持续性、大量的技术性劳动，所以在人手紧张和排班不合理时，就会削弱护理质量，很容易出现缺陷，对上岗不久的青年护士，须经过一定时间的培训和考察，不要过于放心。当夜班和抢救工作量大，人手不够或技术力量薄弱时，须及时合理调配。

（5）重视患者及手术科室评价开展术后病人随访和征求手术科室意见，收集患者及家属和手术医生的意见，进行整理和综合分析，从中发现问题，不断改进工作。

第三节　手术室常见手术配合

一、胆囊切除术手术配合

【适应证】

胆囊炎反复发作，胆管、胆囊结石，肿瘤。

【麻醉方式】

全麻。

【手术体位】

仰卧位，肋缘下垫海绵垫。

【特殊用物准备】

扁桃腺血管钳、长剪刀、直角钳。

【手术配合】

1.常规消毒皮肤，铺巾。取右上腹直肌切口或右肋缘下斜切口，切开皮肤，皮下组织，直血管钳止血。

2.按切口方向切开腹直肌前鞘及腹外斜肌，分离腹直肌的内外侧缘，依切口方向将其切断。分离腹内斜肌及腹横肌，切开腹直肌后鞘及腹膜，显露胆囊。

3.探查后，用盐水纱垫保护切口，用深部拉钩和蒂氏拉钩显露肝外胆道和十二指肠韧带，进一步探查肝脏和胆囊。

4.用盐水纱垫隔开周围脏器组织，艾力斯钳夹住胆囊底部向上牵引，切开胆囊管前面的腹膜，推开周围的疏松组织，显露胆囊管及其相连的胆总管及肝总管。

5.分离胆囊管，用直角钳从其后方引过一根4号线，将胆囊管提起，分离胆囊动脉并结扎。

6.游离胆囊，切开胆囊边缘浆膜，用组织剪、电烧将胆囊从胆囊床上剥下，出血点中线结扎。切断胆囊管，近端再结扎1次。

7.用小圆针中线缝合胆囊床两侧腹膜，彻底止血。

8 清点用物，关闭腹腔，常规逐层缝合，伤口覆盖纱布包扎。

二、胃大部切除术手术配合

【适应证】

胃、十二指肠溃疡，胃癌。

【麻醉方式】

全麻。

【手术体位】

仰卧位。

【特殊用物准备】

3-0可吸收线、吻合器、荷包钳及荷包线。

【手术配合】

1.常规消毒铺巾，取上腹部正中切口，常规进入腹腔，探查病变部位，决定手术方式。

2.用深拉钩显露手术野，分离大小网膜，游离胃大弯，将胃提起，在大弯稍左处选出一无血管区，剪开胃结肠韧带，切断并结扎胃网膜血管通往胃壁的各分支。

3.沿大弯向左游离至胃网膜左血管临近无血管区的最后1或2个分支，再向右切断并结扎胃网膜右血管各分支，直至幽门部。用剪刀将右侧胃后壁与横结肠系膜、胰腺之间及胃结肠韧带与横结肠系膜之间的粘连分开。

4.将胃向上翻开，切断并结扎走向胃幽门部的各分支。

5.游离胃小弯，剪开肝胃韧带，结扎胃右动脉，将胃翻向左侧，游离胃小弯及胰腺之间的粘连。

6.分离十二指肠球部，切断并结扎胃十二指肠动脉的分支，用两把直可可钳在近幽门处夹住十二指肠，并在两钳间切断，络合碘消毒残端，胃残端用纱垫包裹。十二指肠残端（毕Ⅰ式吻合时，纱垫覆盖。毕Ⅱ式吻合时，闭合器闭合）。

7.将胃向下方牵引，向左切断肝胃韧带，结扎胃左动脉，清除胃小弯的脂肪约2cm以利缝合。

8.在预定切除胃大弯侧夹两把直可可钳，小弯侧夹1把直可可钳并用闭合器闭合，两钳间将胃切除，移去标本，络合碘消毒残端，小弯侧闭合的残端1号线缝合浆肌层。

9.胃肠道重建。将十二指肠残端用荷包钳及荷包线缝制荷包，将涂有络合碘的吻合器伞形头置入并收紧荷包线，放开胃残端，吸净胃内容物，络合碘消毒，并用吻合器将胃后壁与十二指肠残端吻合，将大弯侧残端用闭合器闭合，并用1号线将肌层缝合。

10.用1号线缝闭后腹膜与肠系膜的空隙。

11.冲洗伤口，止血，清点用物，常规关闭腹腔。

三、右半结肠切除术手术配合

【适应证】
回盲部结核、盲肠及升结肠癌。

【麻醉方式】
全麻。

【手术体位】
仰卧位。

【特殊用物准备】
3-0可吸收缝线、吻合器、引流管。

【手术配合】
1.常规消毒铺巾，取右上腹直肌切口，切开腹膜，探查病变。

2.腹腔牵开器显露腹腔，剪开升结肠后外侧的后腹膜，分离结缔组织，向下剪开升结肠后及末端回肠系膜下的腹膜，向上剪开肝结肠韧带，游离右半结肠。

3.分离回盲系膜血管、升结肠血管，结扎中结肠动脉、静脉及右结肠动静脉。

4.在末段回肠的近端夹肠钳，下夹直可可钳，切除回肠末端、盲肠、升结肠及右半横结肠。

5.回肠、横结肠端端吻合，以小圆针细线做间断缝合，3-0可吸收缝线缝合全层，或用吻合器做功能性对端吻合。

6.冲洗腹腔，仔细止血，放置引流管，清点物品后常规关闭腹腔。

四、肝切除术手术配合

【适应证】
肝肿瘤、囊肿、肝破裂、肝癌。

【麻醉方式】
全麻。

【手术体位】
仰卧位，背部胸腰段垫高。

【特殊用物准备】
肝针、粗引流管、超升刀、氩气刀、肝拉钩、血管阻断钳。

【手术配合】
1.常规消毒铺巾，做右肋缘下斜切口或右上腹直肌或正中切口，切口上端至剑突左侧，常规进入腹腔。

2.保护周围组织，用深拉钩充分显露，进行腹腔内探查。

3.游离肝脏。用肝拉钩显露手术野，分离肝周围韧带，用扁桃腺血管钳和组织剪依次分离切断肝圆韧带、镰状韧带、冠状韧带、三角韧带和肝胃韧带，中线缝扎或7号线结扎。切缘的预计可通过扪诊和用电灼画出界限。也可同时行胆囊切除（有利于肝门血管显露）。

4.显露肝门。分离肝、十二指肠韧带上段，分离肝动脉、肝管及门静脉分支，用阻断套管和长气门芯环绕肝门并钳夹气门芯两端准备阻断（阻断肝门时间不超过20min）。用扁桃腺血管钳和直角钳先分离和夹住动脉和肝管，切断动脉，近端用7号线结扎，切断肝管后用7号线缝扎，门静脉分支用7号线结扎切断。

5.结扎肝静脉。分离冠状韧带内侧，显露肝上的腔静脉，用肝针或7号线缝扎肝静脉主干。

6.沿下腔静脉左缘与胆囊右缘的平面用CUSA离断肝脏，先切开肝包膜，逐步离断肝实质，遇有血管和肝管分支时用蚊式血管钳夹住切断，1号线结扎或缝扎。

7.肝断面止血。肝针或7号线作褥式缝合，并用氩气刀烧灼肝断面，以大网膜缝合覆盖在肝断面上，左膈下放置引流管于切口旁引出。

8.仔细止血，清点用物，常规关腹。

五、腹股沟斜疝修补术手术配合

【适应证】

腹股沟斜疝。

【麻醉方式】

硬膜外麻醉。

【手术体位】

仰卧位。

【特殊用物准备】

布带子、疝补片。

【手术配台】

1.常规消毒皮肤，铺巾，自腹股沟韧带中点上方2cm处至耻骨结节做一与腹股沟韧带相平行的切口，切开皮肤、皮下组织，直血管钳止血。

2.保护切口，铺皮垫，用巾钳固定。甲状腺拉钩牵开显露腹外斜肌腱膜及外环。

3.用弯血管钳或手指将皮下脂肪组织及筋膜从腹外斜肌腱膜上推开，内达腹直肌前鞘，外至腹股沟韧带。

4.在外环的外上方切开腹外斜肌腱膜，用弯血管钳在腱膜下潜行分离，剪开腱膜，显露并分离髂腹股沟神经及髂腹下神经。用弯血管钳提起腱膜，在深面分离，内达腹内斜肌与联合肌腱，外至腹股沟韧带。

5.沿纤维方向切开提睾肌，显露精索及疝囊，疝囊一般在精索的内前方。如果疝囊小，就不用切开疝囊；如果疝囊大且进入阴囊，则自精索中部横断疝囊，远端旷置，近端向上钝性剥离达内环口。小疝囊向内翻转推至腹腔内，大疝囊断端4号线缝扎后推至腹腔内，然后将伞状填充物放入内环口，伞端用4号线固定于内环边缘和附近的腹横筋膜上。提起精索将补片平铺于精索深层，补片预留缺口包绕精索间断缝合缺口，修剪补片，用4号线将补片固定于联合肌腱和腹股沟韧带上，还纳精索间断缝合提睾肌。止血，还纳髂腹下和髂腹股沟神经于精索浅层，间断缝合腹外斜肌腱膜达外环口。

6.缝合皮下、皮肤。

六、阑尾切除术手术配合

【适应证】

急、慢性阑尾炎，阑尾黏液囊肿。

【麻醉方式】

硬膜外麻醉、全麻。

【手术体位】

仰卧位。

【特殊用物准备】

麻头吸引器、石炭酸、棉棍。

【手术配合】

1.常规消毒，铺巾。取右下腹麦氏切口，切开皮肤，皮下组织，保护皮肤切口铺护皮垫。

2.切开腹外斜肌腱膜，切开肌膜，甲状腺拉钩牵开肌层。

3.切开腹膜，直钳将腹膜固定在皮垫上。

4.用长平镊、卵圆钳找出阑尾，用艾力斯钳提起阑尾，依次切断阑尾系膜，中线结扎，用小圆针中线在阑尾根部做荷包缝合，阑尾根部用7号线结扎。手术刀涂以苯酚切除阑尾，分别用苯酚、乙醇、盐水棉棍擦拭阑尾残端。将阑尾残端埋入直肠，扎紧荷包线，做褥式缝合。

5.检查腹腔有无出血，清点物品，关腹。

6.更换干净的器械，逐层缝合。

七、乳癌改良根治术手术配合

【适应证】

乳腺癌。

【麻醉方式】

全麻。

【手术体位】

仰卧位，患侧腋下垫高。

【特殊用物准备】

棉垫、线头、引流管×2、头皮针×2。

【手术配合】

1.常规消毒铺巾，做一梭形切口，切皮后用大巾钳依次夹住皮肤边缘，大刀向两侧潜行分离，干纱垫止血。

2.显露遮盖腋窝的胸锁筋膜，剪开并清除腋窝的淋巴组织，干纱垫止血。

3.切除乳腺组织，止血，放置引流，做减张缝合。

4.纱布、棉垫、线头覆盖伤口，弹力绷带包扎。

八、甲状腺次全切除术手术配合

【适应证】

甲状腺肿瘤、甲状腺功能亢进。

【麻醉方式】

颈丛神经阻滞、全麻。

【手术体位】

仰卧位（垫高肩部，头后仰）。

【特殊用物】

30Dn（可吸收缝线）、皮片引流、显纱、布带子、扣线。

【手术配合】

1.常规消毒铺巾，在胸骨切迹上两横指沿颈部皮肤横纹作弧形切口。依次切开皮肤、皮下组织、颈阔肌，出血点直钳钳夹，电凝止血。

2.分离皮瓣。上至甲状软骨，下至胸骨颈静脉切迹，两侧达胸锁乳突肌缘，弯钳电凝止血。两块干纱垫保护切口。

3.牵引颈阔肌。直钳钳夹上侧颈阔肌边缘，并用布带子及艾力斯钳将其固定在头部托盘上。

4.用电刀沿颈白线正中切开颈阔筋膜，上下扩大颈白线切口。

5.切断颈前肌群（视甲状腺大小决定牵开或横形切断甲状腺前肌群）。出血点中线结扎或缝扎。

6.由上级至下级游离甲状腺组织小圆针中线缝扎甲状腺作牵引，弯钳、组织剪分离甲状腺组织，小直角钳分离甲状腺上、下动静脉，7号线结扎并切断，远端中线结扎，近端中线缝扎。

7.切断甲状腺峡部中线或7号线结扎。

8.切除甲状腺弯钳数把钳夹甲状腺四周，并切除甲状腺体，细线结扎，3-0可吸收线缝合包埋腺体残端，止血。

9.同法切除另一侧甲状腺。

10.冲洗切口，清点物品。

11.中线缝合甲状腺前肌群，并放置皮片引流。

12.细线或。号线缝合颈阔肌和皮下组织，并清点物品。

13.扣线缝合皮肤。切口覆盖纱布及棉垫并加压包扎。

九、大隐静脉高位结扎剥脱术手术配合

【适应证】

下肢大隐静脉、小隐静脉曲张。

【麻醉方法】

硬膜外麻醉。

【手术体位】

仰卧位。

【特殊用物】

大隐静脉剥脱器、绷带、显纱、棉垫、弹力绷带。

【手术配合】

1.常规消毒铺巾，于卵圆窝处做一平行于腹股沟韧带的斜切口。

2.切开皮肤及皮下组织，于卵圆窝内下缘找到大隐静脉主干，分离、中线结扎其分支并切断。

3.7 号线结扎并切断大隐静脉，近端中线缝扎，远端插入剥脱器至膝下，并于该部位做一小切口，用 7 号线将远端静脉与剥脱器绑扎后切断。

4.拔出剥脱器，同时抽出大隐静脉，干纱垫压迫止血。

5.膝部以下静脉需剥脱时，将剥脱器从膝部静脉插入，将曲张静脉全部抽出。

6.冲洗切口，清点物品，缝合筋膜。

7.细线缝合皮下组织及皮肤。

8.切口覆盖纱布及棉垫，弹力绷带加压包扎。

十、腹腔镜胆囊切除术手术配合

【适应证】

同一般胆囊切除术，如单纯的胆囊结石、慢性胆囊炎、胆囊息肉等。

【麻醉方式】

全麻。

【手术体位】

半卧位，头高脚低，右侧抬高 30°，双膝关节上 1/3 处制约束带，脚部放置脚挡。

【特殊用物】

腹腔镜器械、冲水管、钛夹。

【手术配合】

1.常规络合碘消毒皮肤，铺无菌巾。

2.在脐部刺人气腹针并注入 CO_2 气体建立气腹，插入电视镜头。

3.在剑突部、右肋缘下穿刺，置入 Trocar（穿刺套管锥），经腹腔镜直视做腹腔探查和胆囊切除术。

4.分离胆囊管、胆囊血管，用钛夹夹闭并切断。将胆囊从肝床分离，彻底止血，并探查胆总管。

5.取出胆囊，冲洗腹腔，清点用物，关闭切口。

十一、经腹腔镜乙状结肠癌根治术手术配合

【适应证】

乙状结肠癌、高位直肠癌。

【麻醉方式】

全麻。

【手术体位】

膀胱截石位。

【特殊用物】

腹腔镜器械、吻合器、闭合器、超声刀、钉仓、钉仓钳、荷包钳等。

【打孔及 Trocar】

1.脐上方 3cm，中线，插入气腹针先气腹，后经 l0mm Trocar 置人 30。摄像头。

2.右髂前上棘至脐连线外侧 1，3 处，置入 10mm Trocar，使用超声刀、钛夹钳等（主刀操作）。

3.脐右侧 3cm 处，置入 5mm Trocar，使用无创分离钳，用于牵拉（主刀操作）。

4.左髂前上棘至脐连线外侧 l/3 处，置入 5mm Trocar，使用无创分离钳（助手操作）。

5.脐左侧 3cm 处，置入 5mm Trocar，使用无创分离钳（助手操作）。

6.气腹压力：12~14mmHg。

【手术配合】

1.气腹后，置入摄像头，观察腹腔和盆腔情况，是否适合腹腔镜手术，分别置入上述 Trocar。

2.用超声刀分离乙状结肠和侧腹壁。此过程中同时解剖出左侧输尿管，并注意保护。

3.剪开乙状结肠系膜前叶并与左侧术野会合后，用超声刀继续向上解剖，直至肠系膜下动脉根部。将①号孔的 Trocar 换为钉仓钳匹配的 Trocar，置＾血管钉仓，夹住肠系膜下动脉根部后将其切断。

4.向下游离直肠，于拟切断肠管的位置用超声刀游离肠管周围的系膜和脂肪组织，从①号孔内置入钉仓，夹住肠管，切断直肠。

5.于脐与耻骨联合水平之间行左下腹 3~4cm 的腹直肌旁切口，逐层进入腹腔，用直桶型的无菌塑料袋保护切口，将近段结肠提出腹壁外。于腹壁外修剪乙状结肠系膜，并切除、移走病变肠段。荷包钳夹住结肠近断端，荷包线缝合结肠断端，并于其中置人吻合器的钉砧头，收紧荷包线并打结。将其放回腹腔内，缝合左下腹切口的腹膜及后鞘，重新气腹。

6.助手经患者肛门放入吻合器，腹腔内直视下旋出钻钉，主刀用胆囊抓钳将钉仓与钻钉对台，扣动扳机吻合，确认吻合口无张力后，放置引流管，分别置人吻合口的前后方。

7.冲洗腹腔，清点纱布器械无误后，分层缝合。

十二、肾切除术手术配合

【适应证】
单侧肾脏严重损伤、肾肿瘤、肾结核、巨大肾积水、肾尤功能等。

【麻醉方式】
全麻。

【手术体位】
侧卧位。

【特殊用物】
肾蒂钳、开胸去肋器械。

【手术配合】
1.常规消毒皮肤，铺无菌单。取腰部切口，探查肾脏。

2.用纱垫推开腹膜，打开肾周筋膜，用一深直角拉钩将其牵向内侧再用手分离肾蒂脂肪组织，以充分显露肾蒂。

3.手指钝性分离肾周围脂肪及粘连处，出血点用中线结扎，直至显露肾动静脉，应先处理肾动脉，找到输尿管，用扁桃腺钳夹住，待肾蒂处理完后再切断。

4.肾脏厦上段输尿管全部分离清楚，用3把肾蒂钳夹住肾血管，两把位于近端，1把位于远端，用手术刀在肾蒂间切断，用7号线结扎肾蒂残端，再用7号线缝扎。

5.切下的肾脏用纱垫包好，此时只有输尿管与其相连，沿输尿管向膀胱方向分离，用两把血管钳夹住，周围以湿纱垫保护、切断。将离体肾脏放人弯盘内，输尿管残端用中线双重结扎，缝合。

6.清点物品，冲洗伤口逐层缝合，盖无菌纱布。

十三、前列腺摘除术手术配合

【适应证】
前列腺增生。

【麻醉方式】
硬膜外麻醉。

【手术体位】
仰卧位。

【特殊用物】

热盐水。

【手术配合】

1.常规消毒铺单，取下腹部正中切口。

2.用盐水纱布将腹膜反折向上推，显露膀胱，用艾丽斯钳提起膀胱从中间切开吸尽尿液。

3.用组织剪扩大膀胱切口，手指由膀胱插入直至前列腺内，在前列腺体及包膜间作钝性分离。

4.助手将手指伸入肛门内，向前上顶起前列腺，术者剥离腺体将前列腺摘除的腺体应仔细察看是否完整，如有残缺遗留部分未摘除应进一步摘除干净。

5.用热盐水纱垫压迫前列腺窝，暂时止血，用3-0可吸收线将膀胱作荷包缝合止血，缝线应穿过前列腺包膜及膀胱壁肌层和黏膜。

6.放置尿管冲洗伤口，清点用物缝合伤口。

十四、 腹腔镜下肾上腺切除术手术配合

【适应证】

各类肾上腺占位性病变。只要病人全身条件许可，肿瘤不大于10cm，肿瘤无转移、无局部重要脏器及大血管的浸润和粘连均适合行腹腔镜手术切除。

【手术路径】

侧位经腹腔和侧位腹膜后径路最为常用，经腹腔途径具有充分的操作空间，而侧位或70°侧位使肠道下垂，利于肾上腺的暴露。

常见的经腹膜后径路肾上腺切除术。

【麻醉方式】

采用气管插管全身麻醉。

【手术体位】

摇桥侧卧位体位。

【特殊用物】

20ml空针、粗引流管、中粗引流管、三通、无菌引流袋、18A#（16#）尿管各1根，手套多备一副（用来做水囊），超声刀、1000mL/袋生理盐水、体位垫。

【消毒范围】

上至同乳房下缘水平线，下至大腿上1/3处，左右各至腹中线及背中线。

【手术配合】

1腔镜的手术在进Trocar前需要通过水囊将皮下组织撑开，以免进Trocar时造

成损伤。所以要求洗手护士在手术前做以下准备：①将引流袋头端剪下，连接三通一端；②把中粗引流管连接三通一端，三通另一端连接 20ml 空针；③同时与一位医生配合将一只无菌手套用 7 号线结扎成一个圆囊固定在三通引流袋头端；④在需要打水囊时，递水盆，将中粗引流管放入水盆中，利用三通的转换，将水囊打起。

2.铺巾。先在胸腰段两侧各铺一小手巾，再以切口为中心铺 4 块小手巾，然后铺腹单。在铺单完成后，将平车放于与床同一水平线上，并用 1 块大手巾将平车与手术床连接。

3.连接腹腔镜镜头、冷光源线、单极线、二氧化碳通气管、超声刀等。

4.尖刀自脐与髂前上棘连线与腋前线交点处做第一个切口，依次切开皮肤、皮下、肌层，用弯钳分离筋膜，并把打水囊的一套用物递与医生。

5.气腹建立后，由于切口太漏气，用皮针 7 号丝线缝两针到切口直径大约为 1.5cm 后，置入 10mm 套管针，建立人工 CO_2 气腹，压力为 13~15mmHg，引入摄像头。

6.腹腔镜监视下于术侧锁骨中线肋缘下约 1 cm 及 7cm 分别穿刺置入 5mm、10mm 套管针作为第 2、3 穿刺孔，分别引人器械，腋中线肋缘下建立第 4 穿刺孔。横行切开侧后腹膜及肾上腺筋膜，提起肾周筋膜并行钝性分离。自第 4 穿刺孔引入一钝性器械，牵开肝脾以暴露肾上腺。

7.提起肾上腺内侧面，仔细分离肾上腺门区，显露肾上腺上、下动脉并用超声刀切断，分离肾上腺中央静脉，置双肽夹闭后切断。右肾上腺静脉较短，只有 lcm 可置 1 个钛夹。然后用超声刀于近端切断，仔细止血并检查脾、胰、结肠有无损伤，冲洗和清理手术区。

8.用无菌橡胶手套剪掉手指后用 7 号丝线结扎成兜状，把标本经第 1 穿刺孔从腹腔中取出（主要是因为肾上腺组织比较松散脆弱，容易被弯钳夹碎而不能取出）。

9.肾上腺窝放置粗引流管，经腋后线套管引出缝合切口。

十五、全子宫切除术手术配合

【适应证】
子宫及其邻近组织的各种良性和恶性疾病。

【麻醉方式】
全麻、硬膜外麻醉。

【手术体位】
仰卧位。

【特殊用物】
双爪钳、有牙血管钳、普通纱布 1 块、可吸收缝线。

【手术配合】
1.常规铺巾，探查盆腔。

2.分离子宫两侧圆韧带、阔韧带、主韧带、宫骶韧带，并用胖圆针 7 号丝线缝扎或结扎。

3.切断宫颈阴道穹隆处，将半块酒精纱布放人阴道残端内，用可吸收缝线封闭残端。

4.常规关闭伤口，取出阴道内纱布。

十六、卵巢癌细胞减灭术手术配合

【适应证】

卵巢癌。

【麻醉方式】

硬膜外麻醉、全麻。

【手术体位】

仰卧位（头低 20。）。

【特殊用物】

深部手术器械 1 套。

【手术配合】

1.常规铺巾，探查腹腔。

2.按全子宫切除术切除子宫。

3.切除大网膜，4 号线结扎，清扫腹腔各淋巴结，1 号线结扎。

4.按常规方法切除阑尾。

5.放置引流管，常规关闭腹腔。

十七、卵巢囊肿剔除术手术配合

【适应证】

卵巢囊肿。

【麻醉方式】

硬膜外麻醉。

【手术体位】

仰卧位。

【特殊用物】

0 号可吸收缝线，3-0 可吸收缝线，弯有齿血管钳。

【手术配合】

1.常规消毒铺巾，铺护皮膜及无菌单，探查腹腔。

2.将囊肿拉出腹腔，用10号刀片在囊肿上划1小口，蚊式钳夹住小口边缘，以纱布钝性分离并取出囊肿，3—0可吸收缝线缝合切口。

3.探查对侧卵巢。

4.清点用物，常规关腹，覆盖伤口。

十八、阴式子宫切除及阴道前后壁修补术手

术配合

【适应证】

子宫脱垂。

【麻醉方式】

硬膜外麻醉。

【手术体位】

膀胱截石位。

【特殊用物】

重锤、阴道拉钩两个、窥具、海绵钳、宫颈钳。

【手术配合】

1.消毒会阴和阴道。第1块络台碘海绵消毒会阴部皮肤，第1块络合碘刷洗阴道。

2.三角针1号线将小阴唇缝于小手巾上，螺旋拉钩拉开阴道后壁，艾利斯钳夹住宫颈向外牵引，金属导尿管排尿并测定膀胱底部位置。

3.游离膀胱腹膜反折并做标记。20号刀片在膀胱子宫颈交界下肯的阴道膜上做1横切口。环形延长后分离阴道黏膜，将膀胱向上推开，暴露膀胱宫颈韧带并剪开，7号线结扎。拉钩牵开可见膀胱腹膜反折，用弯血管钳提起腹膜，用剪刀剪1小口，向两侧延长。在腹膜中点用小圆针1号线缝1针，蚊式钳固定末端，剪开后穹隆进入子宫直肠陷窝，在腹膜处剪小口延长并缝1针固定。

4.切开双侧宫骶韧带及主韧带。双爪钳夹主宫颈作牵引，暴露宫骶韧带用妇科有牙血管钳或弯血管钳夹住切断，小胖针7号线缝扎，4号线加固，主韧带处理同上。

5.分离并切断双侧子宫动脉和静脉、圆韧带、卵巢固有韧带，切下子宫，并以0号可吸收缝线缝合残端。

6.修补前壁。在阴道前壁用手术刀做三角形切口，用剪刀和盐水小纱布将阴道黏膜剥离。用4号刀柄20号刀片背面分离膀胱表层及筋膜，并剪去多余的阴道黏膜，再用３０可吸收缝线缝合阴道黏膜。

7.关闭后腹膜。小圆针 1 号线将阴道前壁及前壁腹膜与韧带残端做荷包状缝合，使韧带残端固定于腹膜两侧。呈两个半环状，在中间放置 T 型管引流。

8.修补后壁。在后壁及皮肤交界处切口，用剪刀及纱布将阴道后壁向上作钝性分离，再用 3-0 可吸收缝线缝合后壁，三角针 1 号线缝合会阴部皮肤。

9.油纱卷填塞阴道，压迫止血，置尿管。

十九、腹腔镜卵巢囊肿剔除术手术配合

【适应证】

卵巢囊肿。

【麻醉方式】

全麻。

【手术体位】

头低脚高位。

【特殊用物】

妇科腔镜器械。

【手术配合】

1.消毒腹部、会阴和阴道。第 1 块络合碘海绵消毒会阴部皮肤.第 2 块刷洗阴道，更换卵圆钳及消毒垫用碘酒、酒精消毒腹部皮肤。

2.导尿，消毒宫颈，上举宫器。

3. 11 号刀片切开脐部皮肤，大巾钳夹并提起脐周皮肤，气腹针脐部穿刺，人工气腹。左下腹、右下腹、脐部 3 个小切口分别放置 3 个打孔器。

4.切开卵巢囊肿表面包膜、囊皮，吸净内容液体。剥离卵巢囊肿之囊壁，取出囊壁及内容物，卵巢剥离面电凝止血，冲洗。

5.缝合腹部切口。

（孙希玲）